第2章 部位別処置法
イラスト・インデックス

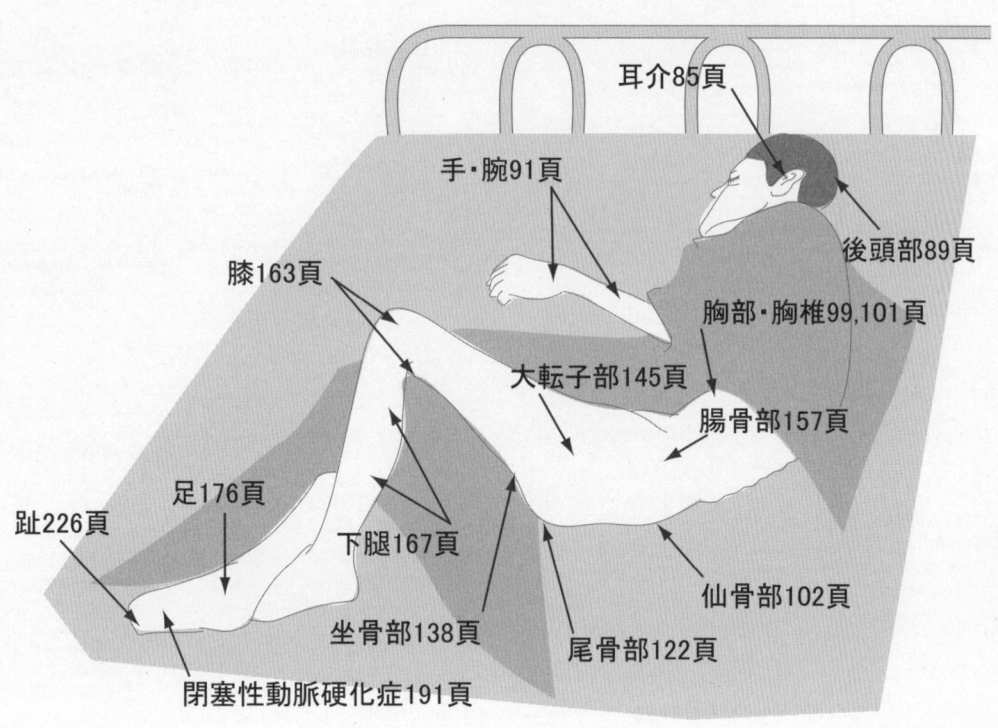

これでわかった!
褥創のラップ療法
部位別処置事例集

大崎市民病院鹿島台分院
鳥谷部俊一
Shunichi Toriyabe

三輪書店

編著者
鳥谷部俊一 　大崎市民病院鹿島台分院

執筆者（執筆順）
兼古　稔 　上富良野町立病院
恩田啓二 　リハビリテーション中伊豆温泉病院
山下倫徳 　整形外科医
武内謙輔 　外科医
李　由紀 　内科医
中野一司 　ナカノ在宅医療クリニック
恒松景子 　ナカノ訪問看護ステーション

Ⓒ 2007 by Shunichi Toriyabe
Wrap Therapy of Pressure Ulcers／Shunichi Toriyabe.
ISBN 978-4-89590-263-2 C3047

Visit the Wrap Therapy Website at
http://www.pressure-ulcer.net
For information about permission to reproduce selections
from this book, write to permissions, Miwa Publishing Co.,
Hongo, Bunkyoku, Tokyo, Japan 1130033.
or visit the Miwa Publishing Co. Website at
http://www.miwapubl.com

はじめに

「あれ，褥創は治るんだ！」ラップ療法を初めて体験した方の率直な感想です．「研修会にも行った．学会にも参加した．高価なドレッシングや外用薬もいろいろ試した．体位変換もやった．栄養管理もやった．それでも治らなかった褥創が，水で洗ってラップを貼るだけで治った．」

ラップ療法は，それほどに画期的な治療法です．「ラップでなぜ治るのか」を考えることから，新しい治療理論が誕生しました．それが**開放性ウエットドレッシング療法：OWT**です．

■ラップ療法の10年の歩み

1996年のこと，自治体病院に勤務する筆者は，褥創（最大径14～17 cm）が3カ所もある患者を前に，途方にくれていました．そのころすでに，消毒をしないで生理食塩水で洗い，医療用フィルムを貼ると褥創が治ることを経験していました．しかしこんなに大きな褥創に使えるような医療用フィルムは市販されておりません．当時評判になっていた商用ドレッシング（ハイドロコロイド®やハイドロサイト®など）の健康保険で許される使用期間は，わずか3週間に制限されていました．

いろいろ考えた末（倫理上の問題もありましたが），3カ所ある褥創のうち1カ所に思い切って食品用ラップを貼ってみました．するとどうでしょう．創がどんどんきれいになっていくではありませんか．患者さんも傷の痛みを訴えなくなりました．傷がだんだん小さくなってきたので残りの褥創も同じように治療してみました．結果は満足いくものでした．

症例をまとめて，1997年に全国自治体病院学会（山形市）で発表しました．1999年には第1回日本褥瘡学会（東京都）で発表しました．反響はさまざまで，**褥創の新しい治療法**として受け入れる方がいる一方で，褥創の専門家には，**新味のない治療法**という受け止め方をされました．その後，ラップ療法は全国の病院，施設，在宅医療の現場で静かに広まっていきました．日本褥瘡学会学術集会でのラップ療法関連の発表は会を重ねるごとに増え，2005年の大会では約20演題に達しました．そして，多くの方の創意工夫によりラップ療法は進化を続けています．

2005年8月，「褥創治療の常識非常識」を三輪書店より上梓したところ大きな反響がありました．その一方で，症例集を出して欲しいとの強い要望が相次ぎました．その後1年をかけ，共著者の協力を得て症例を集積しできあがったのが本書です．本書が褥創に悩む患者・家族および医療者のお役に立てれば幸いです．

2006年はラップ療法10周年です．この節目の年に，ラップ療法が褥創の標準治療として日本の医療現場に受け入れられることを願ってやみません．

ラップ療法を始めたいと思った方，ラップ療法で「困った」と感じた方，ラップ療法についてもっと知りたいという方には，ラップ療法のサイト http://www.pressure-ulcer.net/ を訪問することをお勧めします．「掲示板」はラップ療法の交流の場です．

2006年12月

鳥谷部俊一

C·O·N·T·E·N·T·S

これでわかった！　褥創のラップ療法　部位別処置事例集 ── 目次

第1章　初めてラップ療法を試みる方へ

1．ラップ療法の名称について ……………………………………………………………3

2．99％失敗しないラップ療法入門 ……………………………………………………4
　①症例を選びます……………………………………………………………………………5
　　症例1　仙骨部Ⅱ度褥創＞Ⅳ度 ………………………………………………………5
　②部位を選択します…………………………………………………………………………8
　　症例2　踵の褥創？　実は閉塞性動脈硬化症でした………………………………8
　③赤色期の創を選びます …………………………………………………………………10
　④市販のウエットドレッシングで治療してから，ラップ療法で治療します …………13
　⑤医療用フィルムを使ってラップ療法を行います ……………………………………13
　⑥生理食塩水で洗浄します ………………………………………………………………13
　⑦除圧を確実にします ……………………………………………………………………13
　⑧季節を選びます …………………………………………………………………………14
　⑨説明と同意をします ……………………………………………………………………14
　⑩感染したらすみやかにデブリドマンをして抗生物質を全身投与します …………14

3．正しい創の見方 ………………………………………………………………………15
　1 その創は本当に褥創ですか？　─褥創と紛らわしい病気 …………………………15
　2 これは良性肉芽，不良肉芽，過剰肉芽？　─切る，切らない？……………………15
　　症例1　仙骨部Ⅲ度褥創 ………………………………………………………………16
　　症例2　仙骨部Ⅳ度褥創 ………………………………………………………………17
　3 これは感染？　感染ではない？ ………………………………………………………19
　　感染例1　褥創における感染 …………………………………………………………19
　　感染例2　感染合併 ……………………………………………………………………20
　4 これは悪化？　悪化ではない？ ………………………………………………………23
　　①ラップ療法を行うと浸出液が多くなります ………………………………………23

|　　症例1　背部にできた慢性皮膚潰瘍..23
|　②多量の膿性浸出液が見られたが悪化？..26
|　　症例2　仙骨部の褥創．デブリドマン後，多量の膿性浸出液が見られた症例..26
|　③ラップ療法を行ってもなかなか治らない..28
|　④一度治ったが悪化した..28
|　　症例3　背部Ⅲ度褥創..28
5 浸軟の本当の理由..33
6 浸出液によるかぶれ？　真菌症？..34
|　　症例1　真菌症合併例1..34
|　　症例2　真菌症合併例2..35
|　　症例3　真菌症合併例3..36
7 ドレッシング交換の目安（医療職でない方のために）..38
8 デブリドマンのコツ..38
|　　症例1　Ⅲ度褥創．黒色期..39
|　　症例2　Ⅳ度褥創．黒色期..42
|　　症例3　仙骨部Ⅳ度褥創..48

4．ラップ療法で使うドレッシングのいろいろ.................51
1）ドレッシングの4分類..51
2）ラップ療法で使うドレッシング..52
|　a．台所用穴あきポリエチレン袋を使ったウエットドレッシング..53
|　　穴あきポリエチレン／紙おむつ..53
|　　穴あきポリエチレン／母乳パッド..56
|　b．医療用フィルムを使ったウエットドレッシング..56
|　　医療用フィルム／尿とりパッド..56
|　　医療用フィルム／リハビリパンツ..57
|　　医療用多孔性ウエットドレッシング..58
|　　医療用多孔性フィルム..58
3）ラップ療法による創処置..60
|　a．仙骨部・尾骨部褥創..60
|　b．坐骨部褥創..63
|　c．大転子部褥創..63
|　d．踵部褥創..64
|　e．足趾の褥創..65
4）ウエットドレッシングの吸収能..66

5．ラップ療法/開放性ウエットドレッシングの基本的処置.................67
1 ラップを使うラップ療法..67

② ラップを使わないラップ療法..70
▶ Q&A. 1　栄養についてどう考えますか..74
▶ Q&A. 2　糖尿病性壊疽，閉塞性動脈硬化症にもラップ療法は有効でしょうか.................76
▶ Q&A. 3　乾燥させる処置（ドライドレッシング）とはどのようなものですか.................77
▶ Q&A. 4　ラップ療法でおむつかぶれができました..77
▶ Q&A. 5　ラップ療法にはエビデンスがあるのですか..79
▶ Q&A. 6　海外でもラップ療法のような治療が行われていますか.............................79
▶ Q&A. 7　ウエットドレッシング療法の歴史を簡単に解説してください.....................80

第2章　部位別処置法

A：耳介の潰瘍..85
①酸素マスクの固定のゴムひもやカニュラが当たってできる潰瘍.....................85
②枕に耳介が押し付けられてできる潰瘍..87

B：後頭部の潰瘍..89

C：手や腕の表皮剥離..91
①抑制帯で生じた表皮剥離..92
②表皮剥離—過剰肉芽形成例..93
③抑制メガホンの固定部位（手首）に表皮剥離を生じた例.............................95
④高齢者皮膚剥離に対するラップ療法（OWT）の応用...................兼古　稔　95

D：胸部の褥創..99
①側胸部の褥創..99
②肋骨部の褥創..100

E：胸椎の褥創..101

F：仙骨部の褥創..102
①60代男性　仙骨部Ⅱ度褥創　脳出血後遺症...102
②70代男性　臀部Ⅱ度褥創　パーキンソン症候群...................................106

③90代女性　仙骨部Ⅱ度褥創　脳梗塞後遺症，著しい低栄養，白癬症，
　　　消化管出血...109
　　④80代女性　仙骨部Ⅱ度褥創　骨突出例...111
　　⑤70代女性　仙骨部Ⅲ度褥創　血液透析...113
　　⑥70代男性　仙骨部Ⅳ度褥創　四肢麻痺，長期治療例.................116
　　⑦70代男性　仙骨部Ⅲ度褥創　長期治療例..................恩田啓二　119

G：尾骨部の褥創..122
　　①70代女性　尾骨部Ⅱ度褥創　脱脂綿による皮膚損傷.................123
　　②60代男性　尾骨部臀部に多発するⅡ度褥創　脳梗塞.................124
　　③70代男性　尾骨部Ⅱ度褥創　びらん例...125
　　④80代女性　リハビリパンツを履いてできた尾骨部褥創.............127
　　⑤80代男性　尾骨部Ⅱ度褥創　認知症...128
　　⑥80代男性　尾骨部Ⅲ度褥創　肺癌，ポケット形成.....................130

H：坐骨部の褥創..138
　　①坐骨部に生じたⅣ度褥創...139
　　②皮弁術後に創離解を生じた坐骨部褥創...142

I：大転子部の褥創...145
　　①70代女性　左大転子部Ⅱ度褥創...145
　　②80代男性　右大転子部Ⅳ度褥創　寝たきり，感染合併例..........山下倫徳　147
　　③80代女性　右大転子部Ⅳ度褥創　治療に難渋した例..................山下倫徳　151
　　④80代女性　左大転子部Ⅳ度褥創..................................恩田啓二　153

J：腸骨部の褥創..157
　　①80代女性　右腸骨部Ⅳ度褥創，左腸骨Ⅱ-Ⅲ度褥創
　　　悪条件下での治療例...兼古　稔　157

K：膝の褥創..163
　　①膝蓋Ⅲ度褥創...163
　　②膝の裏側にできた褥創...165

L：下腿の褥創..167
　　①70代女性　腓骨に沿って生じたⅢ度褥創.....................................169
　　②弾力ストッキングによるⅢ度褥創...172

M：足の褥創..176
　　①踵の褥創―水疱がある症例...178

②踵のⅣ度褥創―感染例..180
③装具で踵に褥創ができた例...182
④足外側のⅣ度褥創―感染例...184
⑤足外果のⅢ度褥創..188
⑥足趾のⅢ度褥創..189

N：閉塞性動脈硬化症（ASO）..191
1 ラップ療法で治療できる ASO...武内謙輔 191
①90代男性　足外側潰瘍形成例......................................武内謙輔 192
②50代女性　左第Ⅰ趾潰瘍形成例..................................武内謙輔 194
③閉塞性動脈硬化症..恩田啓二 196
2 ラップ療法で治療できない ASO 症例..199
①90代女性　右前脛骨動脈閉塞症例の緩和ケア........................199
②右前脛骨動脈閉塞　自然離断例...204
③70代男性　左足第Ⅳ趾潰瘍形成例..............................武内謙輔 205

O：糖尿病性壊疽..209
①40代男性　糖尿病性腎症，左足靴ずれ，発熱................李　由紀 209
②50代女性　左足潰瘍，発熱..李　由紀 213
③60代男性　両足趾先熱傷..李　由紀 215

P：低温熱傷..219
①電気コタツで低温熱傷を発症した例...219

Q：がん終末期患者の皮膚ケア（悪性皮膚潰瘍，浮腫）....221
①乳癌の皮膚浸潤...221
②乳癌の仙骨転移性骨腫瘍...223
③下肢の癌性リンパ管浮腫...224

R：趾（あしゆび）の潰瘍...226
①趾間Ⅱ度褥創　爪白癬症合併..226

S：在宅治療例..229
①在宅で治療している閉塞性動脈硬化症症例...........中野一司・恒松景子 229

T：気管切開..236
①気管切開孔周囲の皮膚潰瘍..236

資料：褥創の予防・治療についての説明と同意書.....................................238

■コラム■

褥創？　褥瘡？ 3
褥創治療と感染制御の基本的な考え方 22
水道水は清潔です 50
新名称募集！ 81
皮弁壊死や治癒不良の原因（兼古　稔） 98
褥創往診とOpWT（兼古　稔） 162
足の傷を見たら…パルスオキシメータを当ててみましょう（恩田啓二）.................207
在宅での取り組み（中野一司）..233

装丁：臼井デザイン事務所

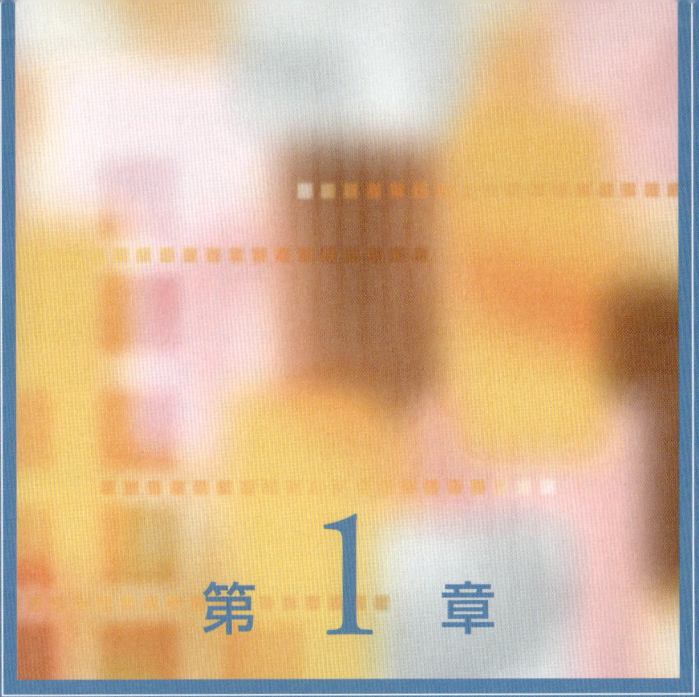

第 1 章

初めてラップ療法を試みる方へ

1．ラップ療法の名称について ——— 3

2．99％失敗しないラップ療法入門 ——— 4

3．正しい創の見方 ——— 15

4．ラップ療法で使うドレッシングのいろいろ ——— 51

5．ラップ療法／開放性ウエットドレッシングの基本的処置 ——— 67

第1章 ラップ療法の名称について

　ラップ療法は多くの方々の手で改良され，いまや**ラップを使わないラップ療法**にまでに進化しております．治療の基本的な考え方（食品用ラップなどのプラスチックフィルムで傷を包むウエットドレッシング）は一貫して変わりませんが，もはや「ラップ療法」の一言でひとくくりにするのは無理があるので，開放性ウエットドレッシング療法 Open Wet-dressing Therapy：OpWT という新名称を提唱しました．

　「開放性」の一語を付け加えたのは，「閉鎖療法（ODT）」との治療理論上の違いを区別するためです．いつの日かラップ療法が褥創の標準治療として定着して閉鎖療法という用語が過去のものとなった暁には，簡単に「ウエットドレッシング療法 Wet-dressing Therapy：WT」とよんでもいいでしょう．

　ラップ療法という呼称も捨てがたいものがあり，当分の間この名称を使わせていただきます．ラップ（wrap）には包むという意味があり，傷を優しく包む治療と解釈できます．二つの名称は，商品名と学名の関係のようなものと考えてもいいでしょう．例えていうならば，ラップ療法が味の素®，開放性ウエットドレッシング療法が化学調味料といったものでしょう．本書では，特に断わらないかぎり両者を区別しないで使います．

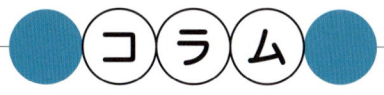

褥創？　褥瘡？

　本書では「褥瘡」のかわりに「褥創」の用語を使用します．瘡は「カサブタのある治りにくい傷」の意ですが，ラップ療法で治療すると「カサブタのない治りやすい傷」になると考えているからです．ちなみに，日本褥瘡学会発足（1998年）以前は，看護系と形成外科系領域では「褥創」の語が使われていました．

　英語圏では pressure ulcer が一般的で，decubitus はほとんど用いられておりません．

　註）褥瘡：カナ漢字変換では，褥（シトネ）瘡（カサ）と入力します．

第1章
2　99％失敗しないラップ療法入門

　ラップ療法では，急性期から治癒まですべての褥創を同じ方法で治療します．感染創，骨膜に達する創，壊死組織のある創，深いポケットのある創もラップ療法で治療できます．
　しかし，ラップ療法でも治らない褥創があります．いきなり難しい症例に試みて「失敗」したら，せっかくのラップ療法の芽が摘み取られてしまうことでしょう．
　そこで，初心のうちは症例を厳選することをお勧めします．下記のようにすれば，ほとんど失敗しません．
　それぞれにつき，詳しく説明します．

初めてラップ療法を試みる際のポイント
①症例を選びます．
②部位を選択します．
③赤色期の創を選びます．
④市販のウエットドレッシングで治療してから，ラップ療法で治療します．
⑤医療用フィルムを使ってラップ療法を行います．
⑥生理食塩水で洗浄します．
⑦除圧を確実にします．
⑧季節を選びます．夏季は，おむつかぶれ，あせもなどに悩まされるので，避けましょう．
⑨説明と同意をします．
⑩感染したらすみやかにデブリドマンをして抗生物質を全身投与します．

❶ 症例を選びます

　全身状態の良い症例を選びます．肺炎を繰り返す症例は避けましょう．褥創が一時期よくなったとしても，肺炎を起こすとあっという間に悪化します（**図1-1**）．最初は感染がなく，壊死組織のないⅡ-Ⅲ度赤色期褥創を選んで治療しましょう．症例の創の評価については，**表1-1**〔NPUAP〕および**表1-2**〔色による分類〕を参照してください．

症例1　仙骨部Ⅱ度褥創＞Ⅳ度（図1-1）

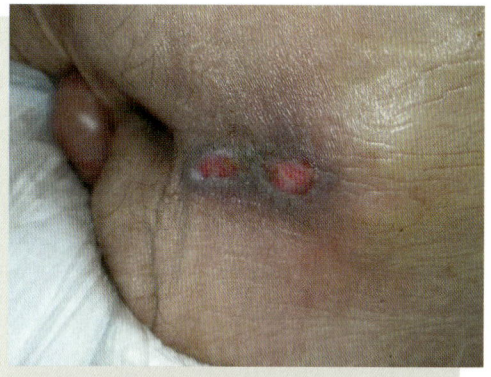

図1-1-①　仙骨部Ⅱ度褥創
　低酸素脳症のため四肢麻痺を生じました．
　低栄養です．TP 4.9/Alb 1.8
　穴あきポリエチレン/紙おむつを当てて処置しました．

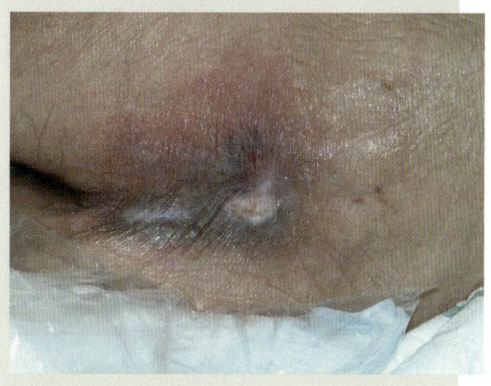

図1-1-②　2週経過
　低栄養状態ですが，表皮形成が見られます．

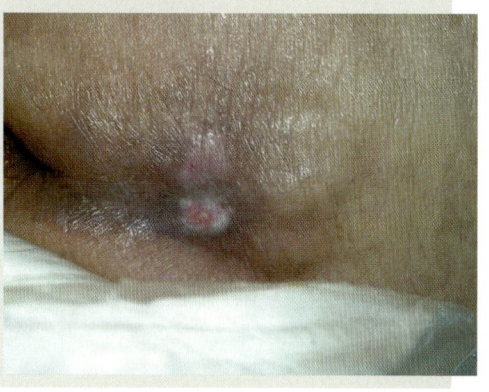

図1-1-③　4週経過
　表皮形成が進んでいます．創閉鎖は目前と考えていましたが…

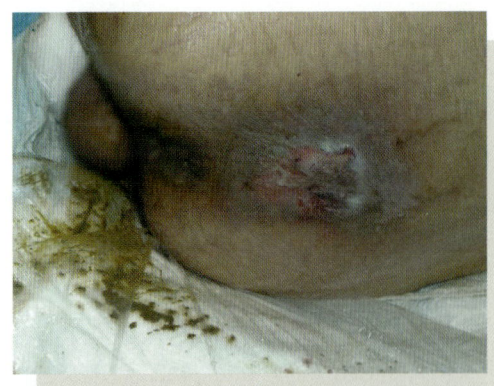

図1-1-④ 6週経過．Ⅲ度褥創
その後全身状態が悪化しました．腎不全を合併したため，血液透析を開始しました．下痢が持続しています．
仙骨部に新たなⅢ度褥創を生じました．

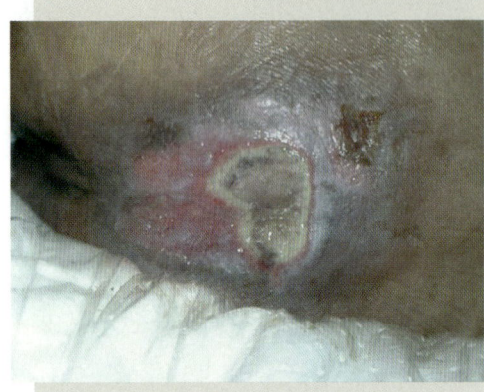

図1-1-⑤ 8週経過．仙骨部全層壊死Ⅳ度褥創感染合併
TP 6.0/Alb 2.7
14週目に多臓器不全のため死亡されました．

表1-1 褥創の深達度分類：NPUAP（National Pressure Ulcer Advisory Panel）

| NPUAP Ⅰ度 表皮までの損傷．指で押しても消えない発赤 | 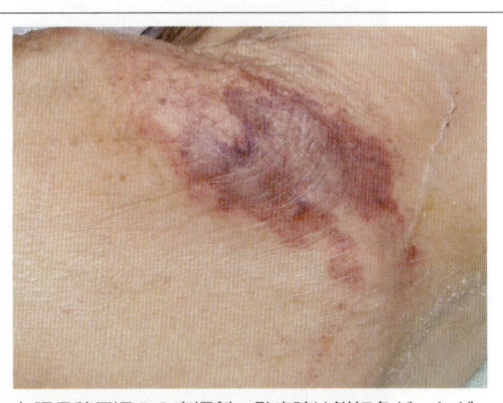 左腸骨稜周辺のⅠ度褥創．発症時は鮮紅色だったが，1週間経過後紫色に退色している． | 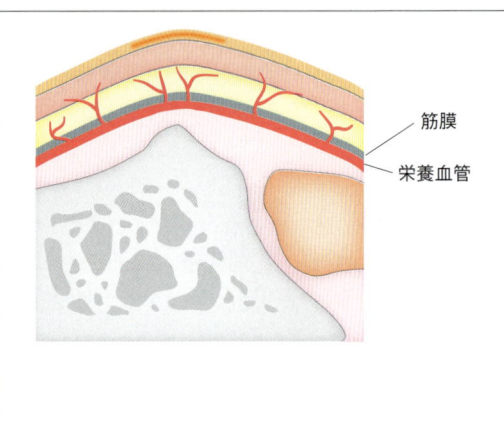 筋膜／栄養血管 |

NPUAP Ⅱ度 真皮に及ぶ損傷．浅いものは，表皮剥離，水疱形成を伴う．深いものは，赤い創底が見られる	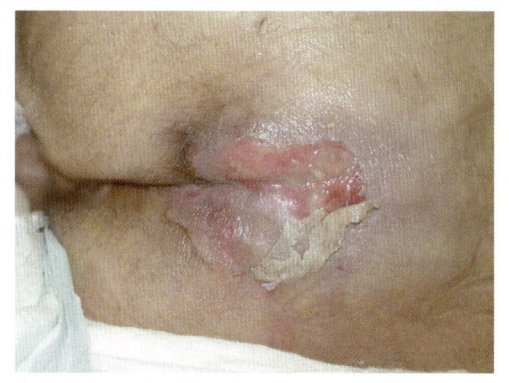 水疱が破れて赤い創面が見える．	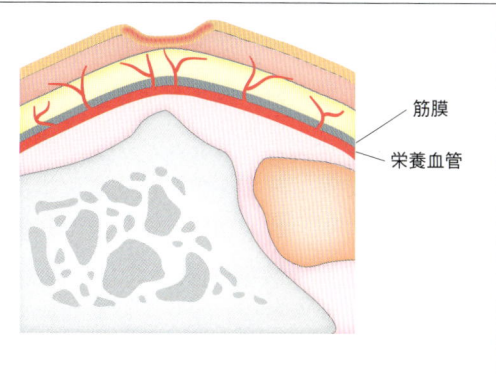
NPUAP Ⅲ度 皮膚全層の損傷．皮下組織，脂肪組織，筋膜にまで及ぶものを含む．初めは発赤のみでNPUAP Ⅰ度と紛らわしいが，しだいに厚い壊死組織が明確になっていく	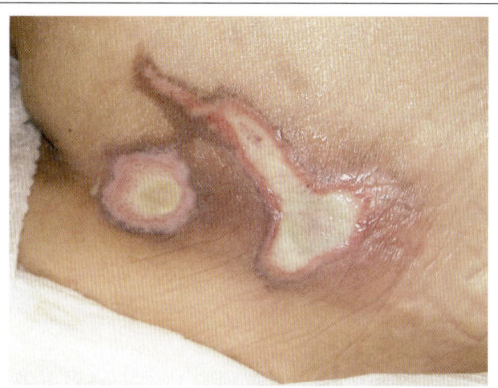 黄色期． ⇒仙骨部の褥創（114頁）参照	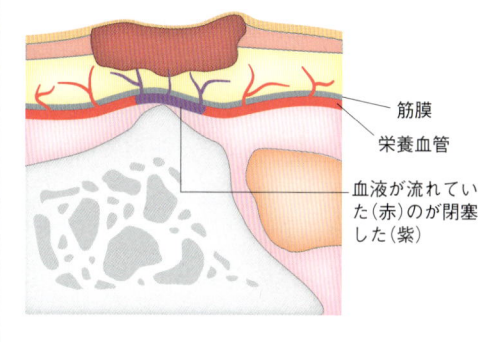
NPUAP Ⅳ度 筋肉，骨，支持組織に及ぶもの	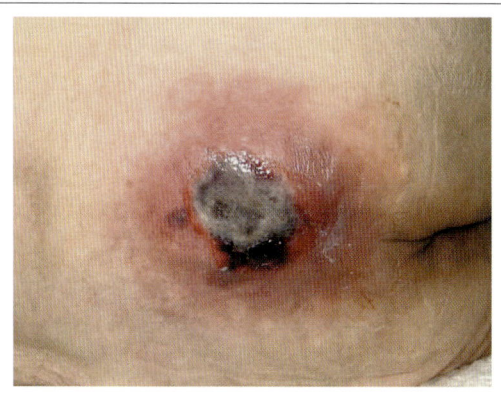 仙骨部褥創．膿瘍形成あり，創周囲に炎症を認める． ⇒感染例（20頁）参照	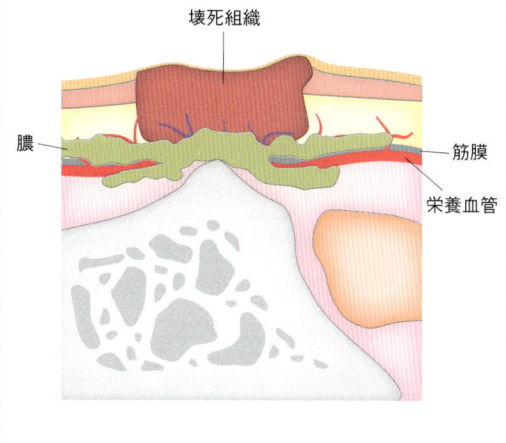

※NPUAP分類は発症時の深達度に応じた分類です．例えば，NPUAPⅢ度は治癒するまでⅢ度であり，Ⅲ度がⅡ度やⅠ度になって治癒するわけではありません．

❷部位を選択します

できれば，足の褥創は避けましょう．足の閉塞性動脈硬化症（ASO）や糖尿病性壊疽は，褥創とよく似ているのですが，ラップ療法などのウエットドレッシング療法で悪化する場合が少なくありません．ラップ療法は，皮膚の再生を助ける治療法です．褥創は，圧迫が原因で循環障害を生じた皮膚欠損創です．圧迫を除去して血流を回復し，壊死した皮膚をデブリドマン（切除）すれば傷が治るというわけです．

糖尿病性壊疽やASOの場合，動脈の閉塞によって皮膚だけでなく深部組織（筋，骨など）の壊死を生じます．壊死組織を除去しないと，深部組織の感染をコントロールできず敗血症を生じます．この点を十分認識せずにウエットドレッシングで処置すると，「失敗した」ということになります．壊死組織が除去されて血流が改善して創が赤色期になった段階で，初めてラップ療法を行いましょう．

ASOや糖尿病性壊疽症例は重症化しやすく死に至ることが少なくありません．ASOが疑わしい場合は，専門医の診断が必要です．

ASOや糖尿病性壊疽は以下の場合に疑われます．
ⅰ）潰瘍の原因が，圧迫で説明できない．
ⅱ）下腿や足の潰瘍．
ⅲ）深い潰瘍．
ⅳ）難治性の潰瘍．
ⅴ）チアノーゼ，冷症，炎症，浮腫の強い場合．

191頁「閉塞性動脈硬化症（ASO）」で症例ごとに詳しく解説します，ASO＋骨髄炎の症例は保存的治療では治りません．外科的治療，すなわち肢切断治療が必要になりますので，患者・家族に肢切断術の適応であることを初診時にはっきり説明しましょう．このような症例では，創をウエットではなくドライにする処置をします．

症例2　踵の褥創？　実は閉塞性動脈硬化症でした（図1-2）

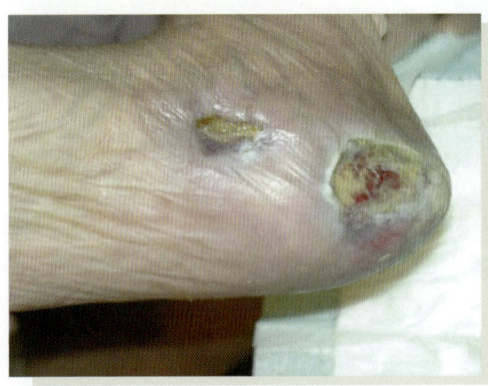

図1-2-①　踵の褥創として穴あきポリエチレン/紙おむつで処置，1週間経過
　ラップ療法を行っていますが，足底内側の小さな潰瘍は「圧迫」では説明できないので，褥創ではない可能性があります．

図1-2-②
足背に浮腫を認めます．

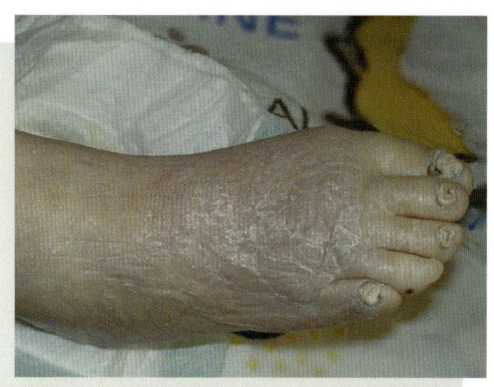

図1-2-③　2週経過
踵と足底の浮腫が強くなりました．

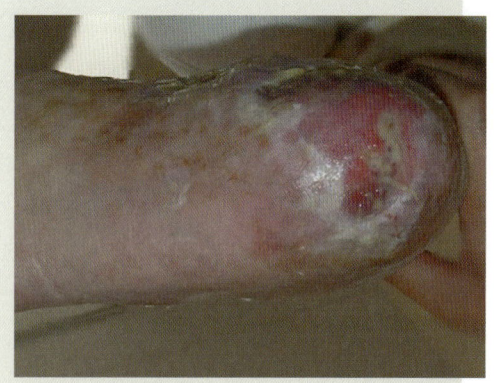

図1-2-④　4週経過
踵と足底の血流が悪くなりました．浮腫も強くなっています．超音波血流計で，左後脛骨動脈，左足背動脈の血行途絶が観察されました．

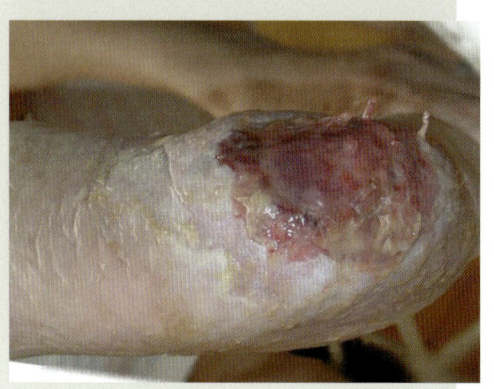

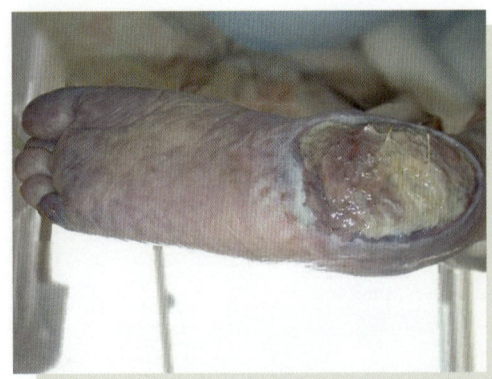

図1-2-⑤　6週経過
壊死の範囲が広がっています．

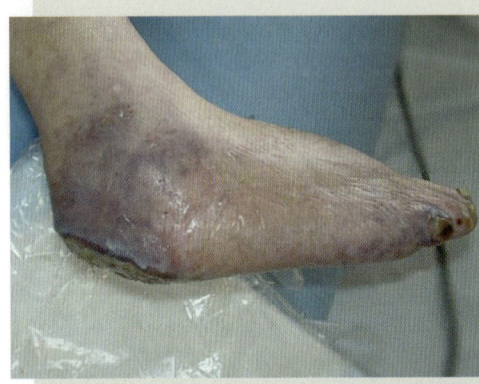

図1-2-⑥　6週経過
足関節，右第Ⅴ趾のチアノーゼを認めます．

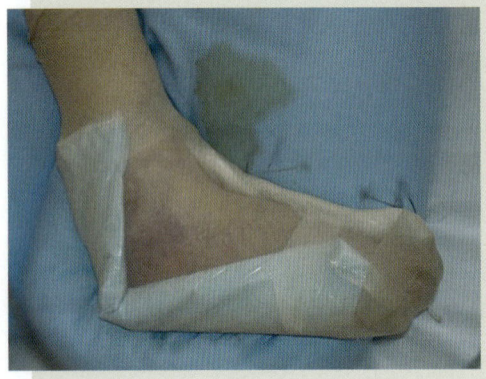

図1-2-⑦
肢切断術の適応ですが，全身状態不良であり，外科的治療を希望されないので保存的処置を続けます．紙おむつで直接足全体を包む乾燥処置をします．穴あきポリエチレンは使いません．

❸赤色期の創を選びます

　壊死組織が融解消失し，感染のない赤色期（**表1-2「色による分類」参照**）の褥創は，悪化の可能性が少ないので安心してラップ療法で処置できます．

表1-2 色による分類（福井基成氏による）

急性期, 炎症期 褥創ができて間もなくの状態. 発赤, 紫斑, 出血, 浮腫, 水疱, びらんなどの多彩な症状が次々と出現することがある. 発赤が強くても感染を伴わないのが通例である	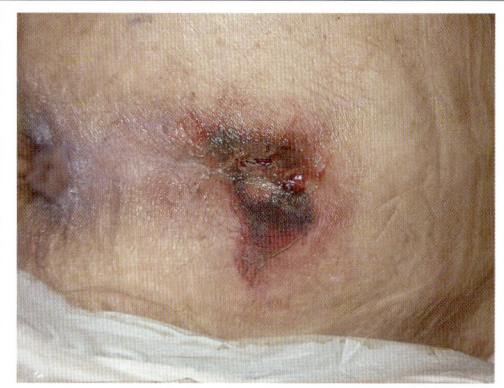 ⇒仙骨部Ⅱ度褥創（109頁）参照	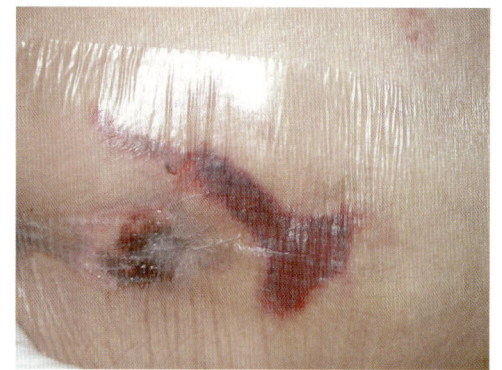 ⇒仙骨部Ⅲ度褥創（113頁）参照
黒色期 急性期を過ぎ, 黒色壊死組織が形成されている. 皮膚全層および皮下組織が壊死している. この時期に感染を合併することが多く, 十分な観察が必要である	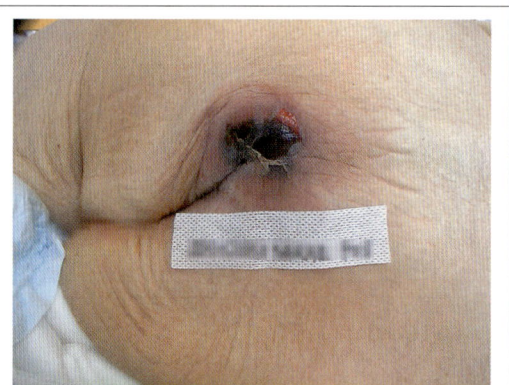	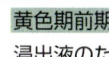 ⇒感染例（20頁）参照
黄色期前期 浸出液のために黒色壊死組織が軟化脱色して, 黄色壊死組織になる. この時期に感染を合併することが多く十分な観察が必要である	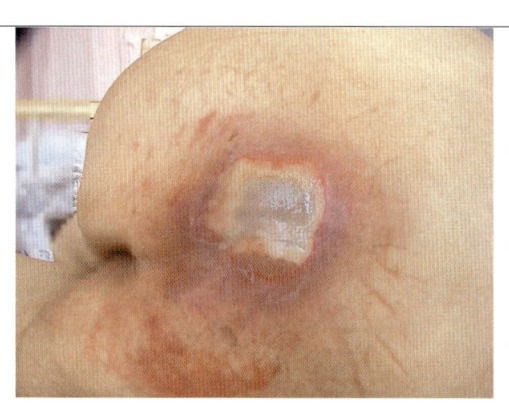 ⇒感染例（19頁）参照	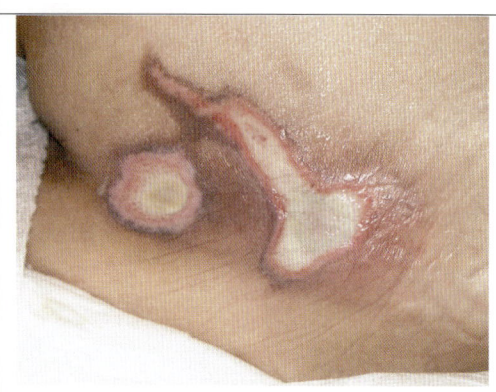 ⇒仙骨部Ⅲ度褥創（114頁）参照

2：99%失敗しないラップ療法入門　11

黄色期後期 黄色壊死組織がスラフ（slough）とよばれる柔らかな壊死組織に変わり，自己融解が進む	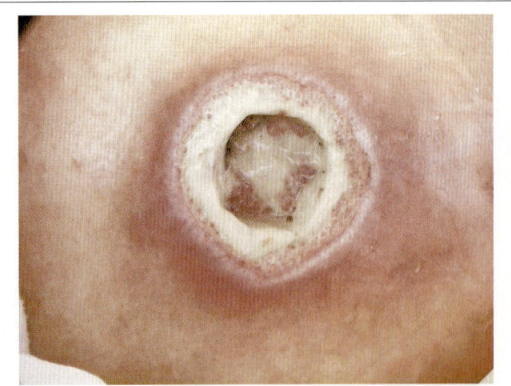 ⇒感染例（21頁）参照	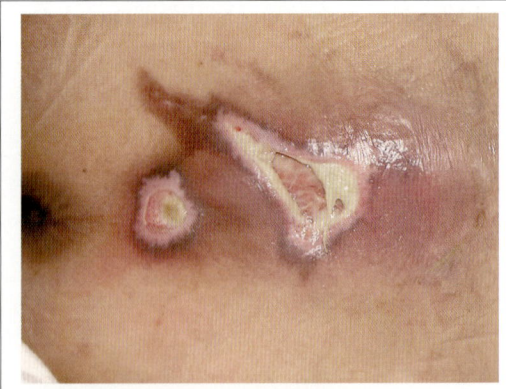 ⇒仙骨部Ⅲ度褥創（114頁）参照
赤色期 スラフが消失し，赤色肉芽が形成される	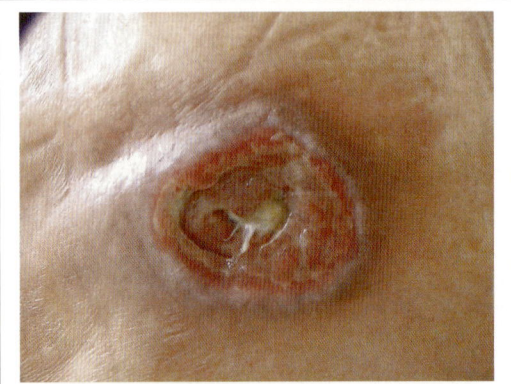 ⇒感染例（21頁）参照	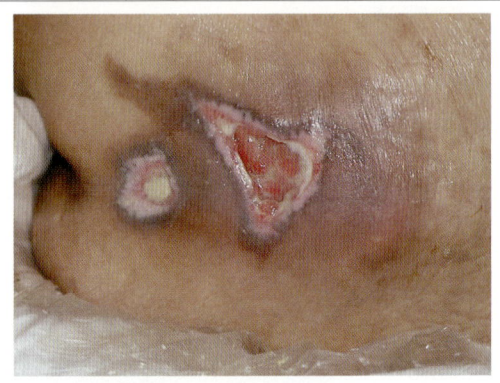 ⇒仙骨部Ⅲ度褥創（114頁）参照
白色期 赤色肉芽が十分形成されて，創の辺縁が平坦になると，表皮化が始まる．表皮形成が進むと，創の表面が白っぽく見える	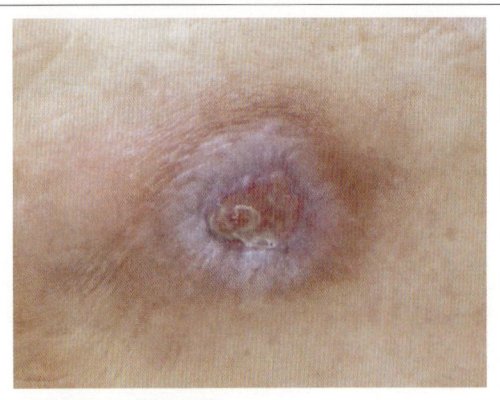 ⇒感染例（21頁）参照	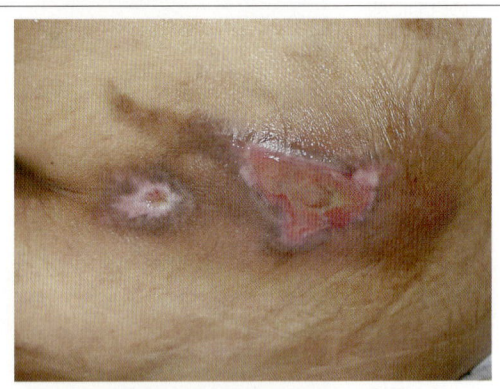 ⇒仙骨部Ⅲ度褥創（115頁）参照

治癒期
創が表皮で閉鎖される

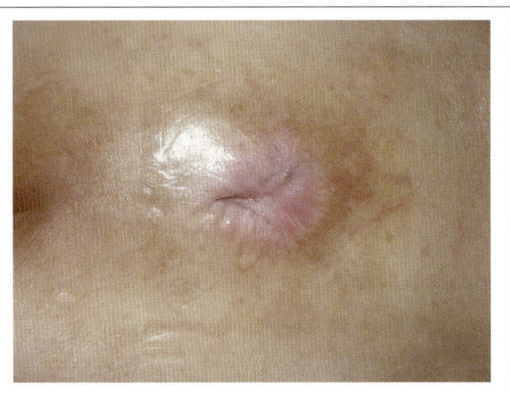

⇒感染例（22頁）参照

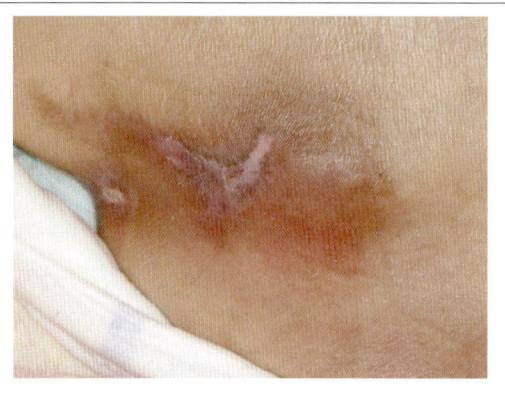

⇒仙骨部Ⅱ度褥創（115頁）参照

※色による分類は，創の治癒過程を時間を追って評価する考え方です．主にNPUAPⅢ-Ⅳ度の褥創に適用されます．黄色期前期と黄色期後期に分けるのは，ラップ療法の治療法に合わせた考え方です（参考文献：福井基成：最新褥瘡治療マニュアル，照林社，東京，1993）

❹市販のウエットドレッシングで治療してから，ラップ療法で治療します

　市販のドレッシング（デュオアクティブ®，ハイドロサイト®など）を保険診療で許される2〜3週間使用した後，ラップ療法で治療します．「市販のウエットドレッシングで治療できた創」＝「壊死組織が融解し，感染のない赤色期の褥創」ですから，悪化の可能性が少ないというわけです．

❺医療用フィルムを使ってラップ療法を行います

　日用品（食品用ラップ，穴あきポリエチレン）を使うことに抵抗がある場合は，医療用フィルム（「優肌」パーミロール®，オプサイト®など）を使いましょう．医療用フィルムは紙おむつに貼付して使います．

　治療に習熟してから，日用品（食品用ラップ，穴あきポリエチレンなど）を使用します（51頁「ラップ療法で使うドレッシングのいろいろ」，67頁「ラップ療法/開放性ウエットドレッシングの基本的処置」を参照してください）．

❻生理食塩水で洗浄します

　水道水には塩素系消毒薬が含まれており衛生上の問題はないはずなのですが，いまだ創の洗浄に使用することを反対する方が少なくありません．そのような場合は生理食塩水を使うことをお勧めします．

❼除圧を確実にします

　高機能エアマットを使いましょう．踵の褥創の場合は，膝関節の拘縮を考慮して広い範囲にクッションを当てて除圧します．創の上に体重をかけるような体位変換をしてはいけません．大転子の褥創は，体位変換をしないほうが確実に除圧できます．

❽ 季節を選びます

夏季は，おむつかぶれ，あせもなどに悩まされるので，避けましょう．

ラップ療法にはおむつかぶれ，あせもの少ない処置もありますので，参考にしてください（61頁）．

❾ 説明と同意をします

褥創の治療は医療行為です．必ず主治医の指示のもとで実施してください．

❿ 感染したらすみやかにデブリドマンをして抗生物質を全身投与します

全身状態の悪化，圧迫による循環障害や浸出液の貯留などが感染のきっかけになります．感染コントロールは創傷治療共通の課題であり，ラップ療法固有の問題ではありませんが，感染が深部に及ぶ場合はコントロールに苦慮する場合が少なくありません．

いろいろと細かな注意点をあげましたが，ラップ療法は実のところそんなに難しい治療法ではありません．

ラップ療法を始めるということは，従来の処置に慣れ親しんだ「創の見方」をラップ療法の「創の見方」に180度転換することです．「難しい」と感じるのは，はじめのうちだけです．最初の数例でうまくいけば，「うまくいかない」創はどんなものか予想がつくようになります．「誰でも簡単にできるラップ療法」を期待していた方は，過去の治療経験を思い出してください．従来の治療で失敗しなかったことはなかったのでしょうか．どんなに症例を選んでも，どんなにケアに細心の注意を払っても，消毒・軟膏・ガーゼの治療で「一度も失敗したことがない」と断言できる人はいないはずです．ラップ療法にも，「失敗」はあります．従来の治療法とは異なり，ラップ療法では傷の観察が容易なので，治療経過がだれにでもよくわかります．患者・家族と一緒にラップ療法をすれば，「失敗」が治療のせいなのか病気の経過のせいなのかを容易に理解していただけるはずです．ラップ療法は見える治療法であり，患者参加型の治療法です．ラップ療法をきっかけに，わかりやすい高齢者医療を心がけたいものです．

症例を重ねて「ラップ療法における創傷治癒の特徴」を理解したら，壊死組織のある創を治療しましょう．ラップ療法では，消毒・軟膏・ガーゼによる治療とはまったく異なった経過で傷が治ります．経験を積み重ねることにより，ラップ療法に対する確信が深まることでしょう．水道水で洗うことや，日用品を使うことに対する不安もなくなります．

それでも感染創の治療は困難なことが少なくありません．ラップ療法による感染創の処置は十分経験を積んでから行ってください．

第1章

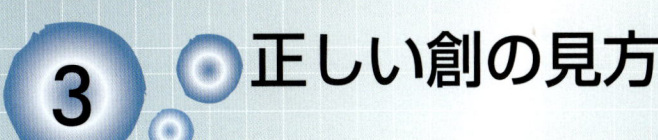

3 正しい創の見方

1 その創は本当に褥創ですか？ ――褥創と紛らわしい病気

　褥創は，圧迫で生じる皮膚潰瘍（pressure ulcer）です．褥創の部位，重症度，大きさ，深さ，周囲の皮膚の状態（しわ，すれ），分布，患者の姿勢，肢位，関節の拘縮の様子を観察します．どのような力が皮膚に加わったかを想像すれば，たいていの場合発生のメカニズムが説明できます．傷のでき方が説明できない場合は，糖尿病性壊疽や閉塞性動脈硬化症などの血管病変を考えます（4頁「99％失敗しないラップ療法入門」，191頁「閉塞性動脈硬化症（ASO）」，209頁「糖尿病性壊疽」参照）．

2 これは良性肉芽, 不良肉芽, 過剰肉芽？ ――切る, 切らない？

　褥創の標準的な教科書[1)2)]の記載や症例写真を見るかぎりでは，「不良肉芽」とは白っぽい浮腫状の肉芽のことを指すようです．そして，「不良肉芽は創傷治癒を妨げる原因なので，切除して新しい創底を露出しなくてはいけない」と主張しています．これは，wound bed preparation といわれています．

　この「不良肉芽（とよばれるもの）」をラップ療法で治療すると，しだいにピンクの引き締まった肉芽「良性肉芽」に置き換わっていきます（図1-3，1-4）．「不良肉芽」をラップ療法で処置すると，①「不良肉芽」は自己融解して消失し，②「良性肉芽」がその直下で増殖して，あたかも入れ替わったかのように見えます．①と②は，同時に起きます．ですから，「不良肉芽」を目の敵にして切除する必要はなく，「良性肉芽」で置き換わるのを待っていればよいのです．「良性肉芽」は増殖し，いずれ創を閉鎖します．

　一方，過剰肉芽とよばれる，創面よりさらに盛り上がった軟らかい肉芽があります．出血したり，圧迫により壊死を起こしたりと，処置に困難を生じる場合が少なくありません．消毒薬やガーゼなどのドレッシングによる刺激が原因で生じることが多いようです．副腎皮質ホルモン軟膏（アンテベート軟膏®など）を塗布してラップ療法で処置すると肉芽が収縮し，すみやかに表皮で覆われます（94頁，188頁）．メスなどで鋭的に切除してからカルトスタット®などで止血処置するのもよい方法です．

　肉芽の自然経過を考慮して，不良肉芽＝「放置しておいても良性肉芽に置き換わる」と

過剰肉芽＝「放置しておくと表皮形成が進まない」を定義してみました（**表1-3**）．

表1-3　不良肉芽と過剰肉芽の新しい定義

不良肉芽	過剰肉芽
圧迫などにより循環障害を生じて壊死しつつある肉芽．ラップ療法で処置するとわざわざ切除しなくとも，自己融解し，良性肉芽に置き換わる	創面よりさらに盛り上がった軟らかい肉芽．出血しやすく，圧迫により循環障害を起こして壊死を生じる．放置すると表皮形成が進まないので，切除するか，副腎皮質ホルモン軟膏塗布などの処置をする

症例1　仙骨部Ⅲ度褥創（図1-3）

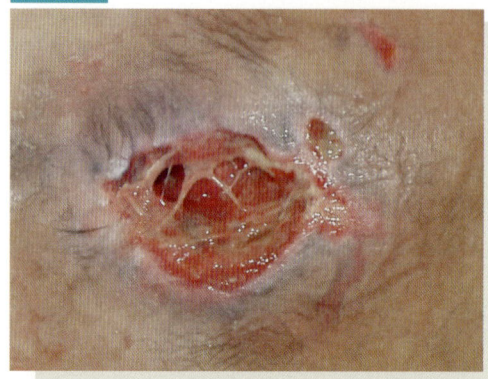

図1-3-①　黄色期後期
赤い肉芽の表面に付着している黄色のネバネバした液体は融解した壊死組織と白血球などの細胞成分です．創周囲の炎症を認めないので，感染合併ではありません．
食品用ラップで処置しました．

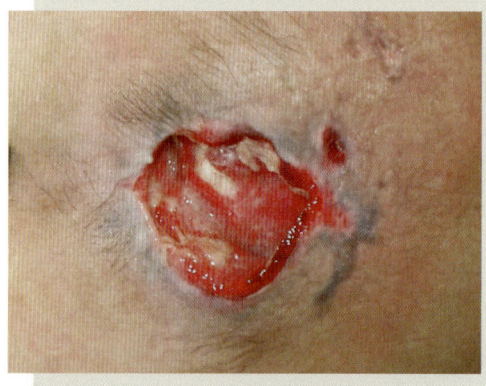

図1-3-②　1週経過．赤色期
壊死組織が融解して創底が見えます．
浸出液が多量にあっても皮膚は浸軟しません．

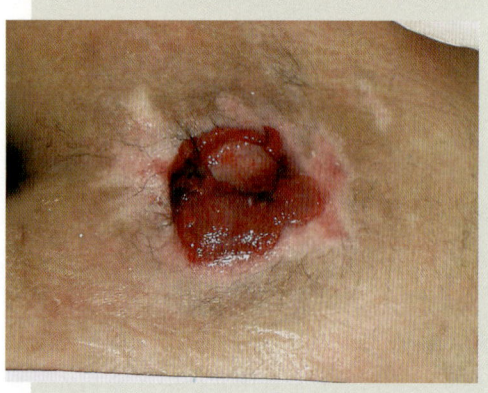

図1-3-③　16週経過．赤色期
肉芽が増生しています．いわゆる過剰肉芽ですが，ラップ療法を続けます．
肉芽は切らずに経過を見ます．

図1-3-④ 27週経過．赤〜白色期
　過剰肉芽はいつのまにか正常の肉芽に置き換わっています．創周囲より表皮形成が生じています．

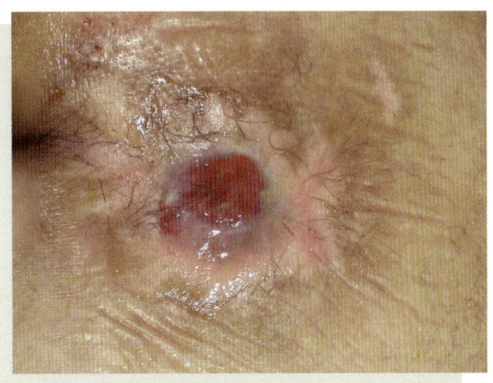

図1-3-⑤ 32週経過．治癒期
　創が表皮で覆われました．

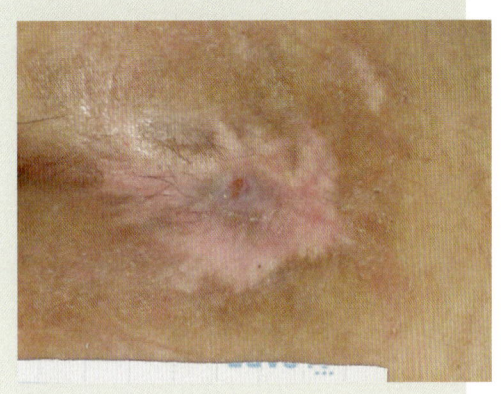

症例2　仙骨部Ⅳ度褥創（図1-4）

図1-4-① 70代男性．赤色期．脳梗塞．低栄養（TP7.0/Alb 2.0）
　膿性の浸出液が見られます．創の辺縁部に圧迫壊死組織を認めます（→）．
　穴あきポリエチレン/紙おむつで処置をします．

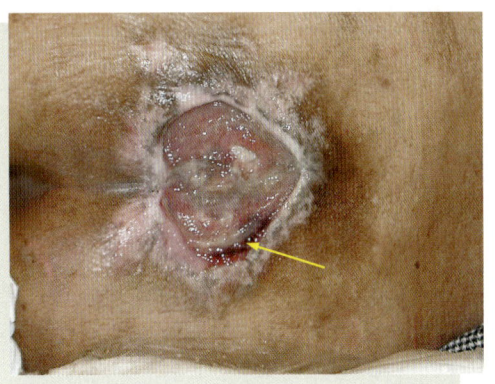

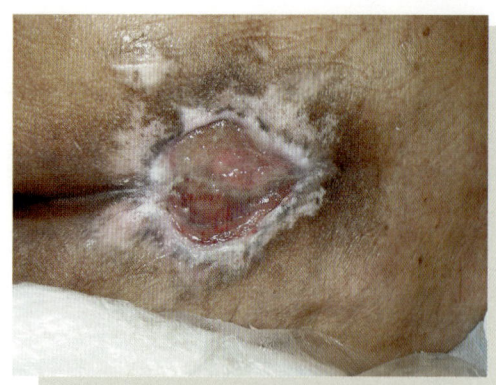

図1-4-② 2週経過
肉芽形成が見られます．創辺縁の循環障害は改善しています．

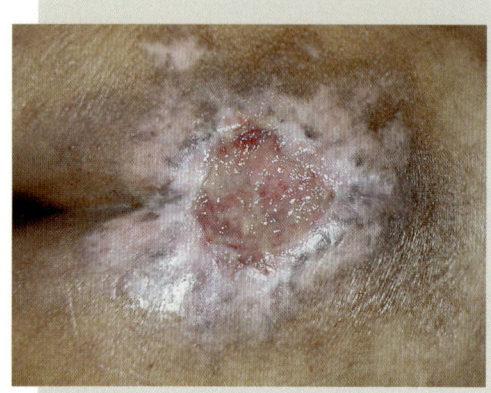

図1-4-③ 5週経過．赤〜白色期
創底に肉芽形成を認めます．Alb2.0という低栄養のためもあって肉芽は浮腫状で，いかにも不良肉芽のように見えますが，しだいに創が浅くなっていることから，肉芽形成が進んでいることになります．すなわちこれも良性肉芽と考えてよいものです．

治療のポイント　　「不良肉芽」をどう考えるか？

● 循環障害が原因の不良肉芽

　肉芽の経過（運命）を大きく決定するのが，血液の循環です．治療の経過中に，圧迫や全身状態の悪化で循環障害を起こした肉芽は赤黒くなり，もろく崩れやすくなります．マグロの刺身が古くなったようなものを想像してください．この赤黒い肉芽は，いずれ壊死組織になり，自己融解します．すなわち，赤黒＞黒＞黄＞黄白色＞消失という経過です．同時並行的に，この壊死組織の下からピンクの新しい肉芽が増殖してきます．赤黒い肉芽は自己融解しますから，わざわざ切除する必要はありません．創のドレナージ（排水）が十分であれば，壊死組織は感染の原因にはなりません．

● 不適切な治療が原因の不良肉芽

　厚みのあるドレッシングや，軟膏ガーゼで処置すると，創が圧迫されて壊死します．このようにしてできた赤黒い肉芽や，融解しつつある白っぽい壊死組織は，『不良肉芽』というよりは『創の二次損傷』です．

3 これは感染？ 感染ではない？

感染成立の条件は局所の循環障害と創の閉鎖です．

筆者は，感染の主要な舞台は「血流が不十分な領域＝壊死しかかった領域」と考えています．この領域で創の圧迫などの悪条件が複合して細菌が増殖し，菌体と毒素が深部の組織に流入します．ドレナージの効いている壊死組織では創の深部から創の外部に向かう組織間液の流れ（浸出液）のために，菌体と毒素が創の外部に自然に排出されます．ドレナージの効いていない閉鎖創では，組織間液が創の深部に逆流する結果，菌体と毒素が深部の組織に流入して感染が成立します．

Ⅱ度褥創が感染を生じることが稀であることは経験的事実です．Ⅱ度褥創では，壊死が皮膚の表層に留まり真皮組織は生きています．真皮組織の血流が保たれているため免疫システムは機能しています．その結果細菌の増殖が抑制され，感染防御されると考えられます．

感染例1　褥創における感染（図1-5）

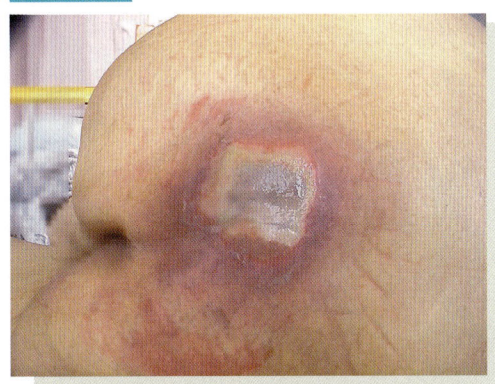

図 1-5-①　仙骨部Ⅳ度褥創．黄色期
創周囲皮膚の発赤，腫脹を認めます．皮膚の細かな皺が消失しています．
感染合併です．デブリドマンします．

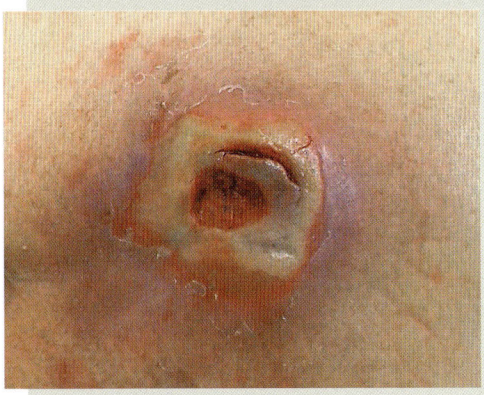

図 1-5-②
壊死組織の中心部を摂子でつまんで持ち上がったところを切り取ります．
創底から分離しているのを確認しながら切り進み，小さな穴を開けておきます．浸出液の排出（ドレナージ）にはこれでも十分な大きさです．
創の周辺に近い部分（12時-3時方向）を切開したところ出血しました．この領域の真皮組織には血流があります．

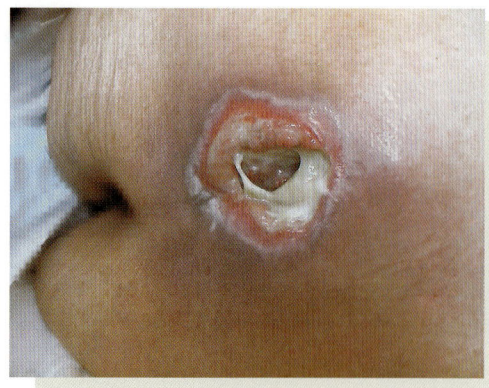

図1-5-③　デブリドマン後3週経過．黄色期後期

壊死組織は自己融解しています．創周囲の発赤腫脹は消失しています．皮膚の細かな皺が見えるのがわかりますか？
創の周辺部（9時-2時）には真皮組織が残っていました．「徹底的なデブリドマン」をしたら，この部分も一緒に切除されていたことでしょう．

感染例2　感染合併（図1-6）

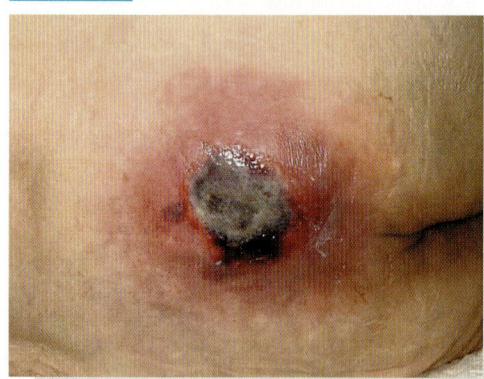

図1-6-①　70代男性．脳梗塞後遺症．仙骨部Ⅳ度褥創

1週間前より食品用ラップを貼付していました．黒色期に感染が加わったものです．創周囲の炎症が高度です．

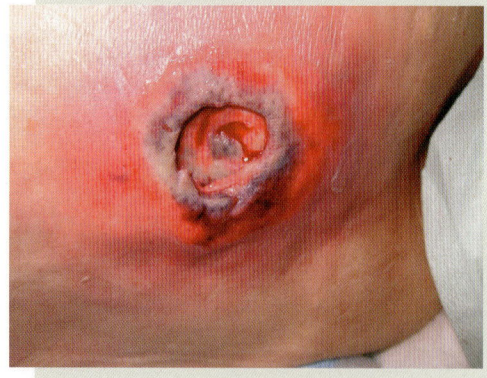

図1-6-②　デブリドマン後

膿が排出されました．食品用ラップによる処置を続けます．セフェム系抗生剤を5日間点滴しました．

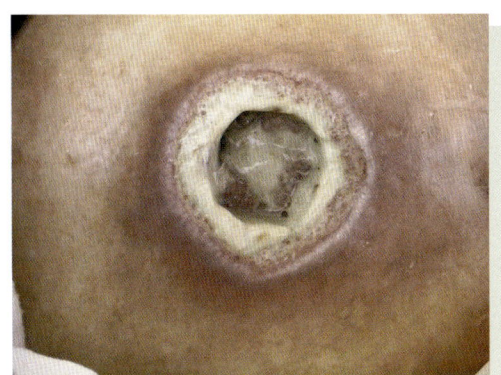

図1-6-③　3週経過．黄色期後期
　壊死組織が軟らかなスラフになり，融解しています．創底にピンクの肉芽を認めます．

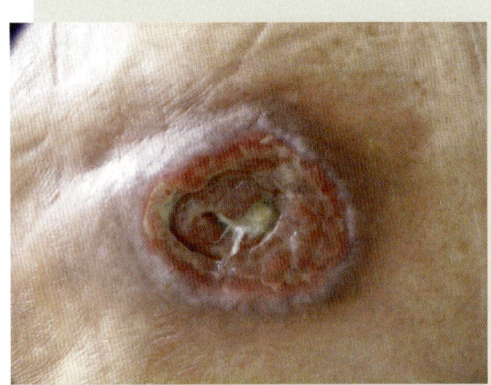

図1-6-④　6週経過．赤色期
　黄色壊死組織は融解消失しました．創は肉芽で修復されています．

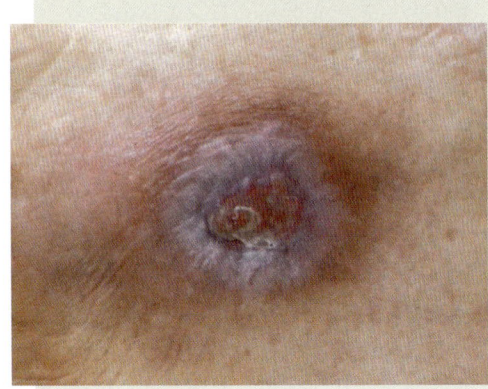

図1-6-⑤　11週経過．白色期
　創が平坦になりました．創の周辺から表皮化が進んでいます．

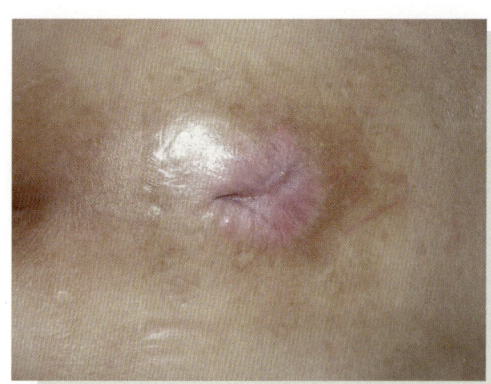

図 1-6-⑥ 24 週経過．治癒期
完治しました．

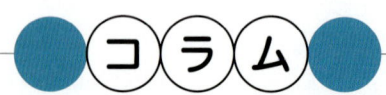

褥創治療と感染制御の基本的な考え方

　感染制御（インフェクションコントロール）とは，①個々の患者の感染をコントロール治療すること，②水平感染を防ぐこと，③感染に対する抵抗力を持たせること，と筆者は理解しています．

　①褥創の細菌検査をすると，いつでも何らかの菌が培養されます．主な菌種は，大腸菌，黄色ブドウ球菌（MSSA），メチシリン耐性黄色ブドウ球菌（MRSA），緑膿菌です．感染の 4 徴候（発熱，発赤，腫脹，疼痛）がない場合はコロニゼーションと考えてよいでしょう．創感染が明らかな場合は，創のドレナージをしてセフェム系あるいはペニシリン系抗生剤を投与して治療します．必要に応じてミノマイシン®を併用します．MRSA や緑膿菌に対する抗菌薬を使う機会はほとんどありません．

　②水平感染（患者から患者感染が広まる）を媒介するのは，医療者です．処置をした手や，使用した器具，それを運搬するワゴンが犯人です．本書で紹介する「創処置キット」は，水平感染を簡単に防止する「標準予防策 standard precautions」です．

　③皮膚は，生体と外界を隔てるバリアです．傷ができるとバリアが失われますから，細菌が入り感染を起こしそうなところですが，現実はそれほど単純ではありません．感染成立の条件は，「病原菌＋抵抗力の低下」です．傷の感染に対する抵抗力の鍵を握るのが，血液の循環とドレナージです．ラップ療法は，創の損傷を最小限にし，ドレナージを妨げず，生体の抵抗力を十分に引き出す処置法です．ラップ療法では，毎日創を洗浄してドレッシングを交換します．創の状態によっては一日に何回も処置を繰り返します．「市販のドレッシングを使うと 1 週間に 1 回の交換で済むのにラップ療法は煩雑である」という批判がありますが，「毎日洗ってドレッシングを交換する」ほうが感染制御上有利です．ある研究によると，ラップ療法（穴あきポリエチレンを貼付）で処置を続けると MRSA や緑膿菌が自然消失したのに対し，市販のウエットドレッシング処置した場合は MRSA や緑膿菌が消失することがなかったとのことです．菌消失の鍵は，毎日洗浄してドレッシング交換をすることにあるようです．1 週間貼りっぱなしにしたドレッシングの内部の細菌や菌毒素を調べた研究報告は寡聞にして知りませんが，決して清潔なものではないことは容易に想像できます．

4 これは悪化？ 悪化ではない？

　従来の治療法からラップ療法に切り替えると，創が湿潤して一見創が「悪化」したように見え，不安に思われる方も少なくありません．悪化と間違えられがちな状態について，症例をもとに解説します．

❶ラップ療法を行うと浸出液が多くなります

症例 1 　背部にできた慢性皮膚潰瘍（図 1-7）

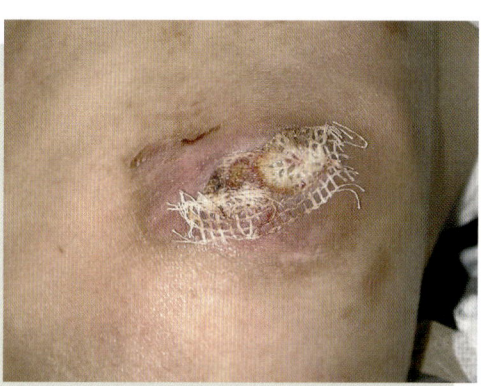

図 1-7-①　脊椎側彎症患者の背部（左第 8 肋骨付近）にできた慢性皮膚潰瘍
　椅子などで圧迫されたのがきっかけに生じたものと思われます．圧迫が関与していますから，褥創と考えてよいでしょう．はじめは小さい傷だったのが赤く腫れたので，近医を受診し，そこで膿瘍を切開し，消毒・ソフラチュール®・ガーゼ保護の処置をされました．創は乾燥してきましたが，治癒傾向が見られないため当院受診しました．ニューキノロン系抗生剤が 1 週間処方されていました．

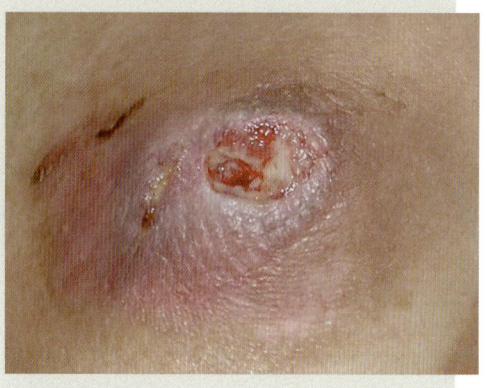

図 1-7-②　Ⅲ-Ⅳ度褥創．黄色期
　水洗いしたところです．
　創底に黄色壊死組織があります．浸出液はガーゼに吸収されて，黄色壊死組織と赤色肉芽の水分は少なく，乾燥傾向があります．治癒傾向は見られません．
　創周囲の発赤が気になりますが，経過を見ることにします．
　医療用フィルム/母乳パッドで処置をしました．

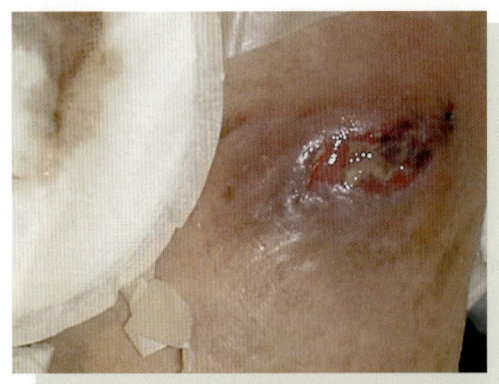

図1-7-③　1週間経過．感染合併Ⅳ度

ラップ療法のようなウエットドレッシングで創処置をすると，浸出液が多くなったり一次的に創が浮腫状になることがあります．これを「悪化」と思い込んで「消毒＋抗菌外用薬＋ガーゼ」の処置に逆もどりしてはいけません．

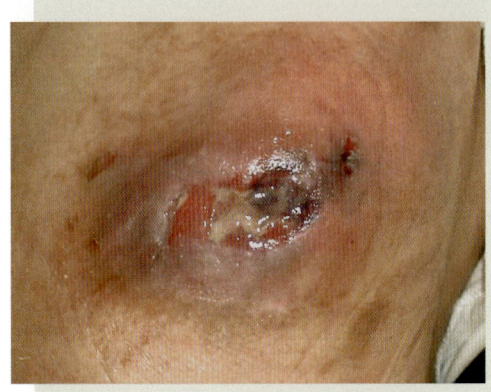

図1-7-④　同日．創洗浄後

創の0時-3時の方向に赤黒い壊死組織が見られます．皮膚の発赤，腫脹はこの方向に著明です．
創底の肉芽が浮腫状です．発赤の部分を軽く圧迫しましたが，波動はなく，膿の排出がありません．膿瘍形成がないと考え，デブリドマンをしません．
抗生剤をミノマイシン®＋セフゾン®（7日分）に変更しました．ラップ療法を続けます．

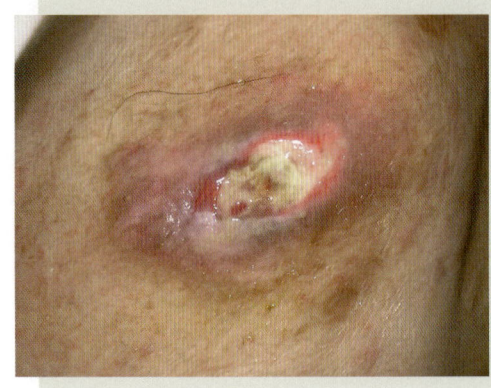

図1-7-⑤　2週経過．Ⅳ度褥創．黄色期

創周囲の発赤，腫脹は消失し，感染はコントロールされています．
赤黒い壊死組織は黄色壊死組織に変化しています．創の周縁にピンクの肉芽が見えます．
創の周囲の皮膚が水分を含んで，いわゆる「浸軟」を呈しています．

図1-7-⑥　同日
引き続き水洗いして，医療用フィルム/母乳パッドを貼付します．

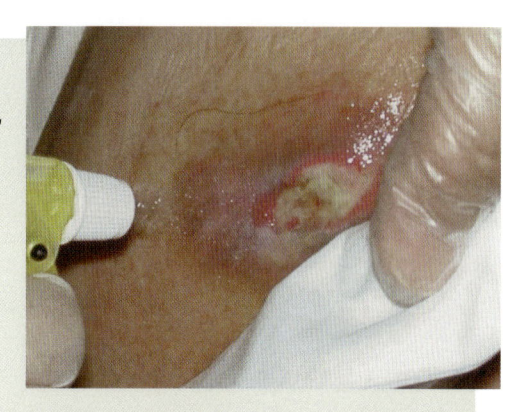

図1-7-⑦　5週経過．Ⅳ度褥創．黄色期後期
創は浅く小さくなっています．
スラフ（軟らかい黄色壊死組織）の下に赤色肉芽組織が形成されているのが見えます．
皮膚の「浸軟」は軽度です．

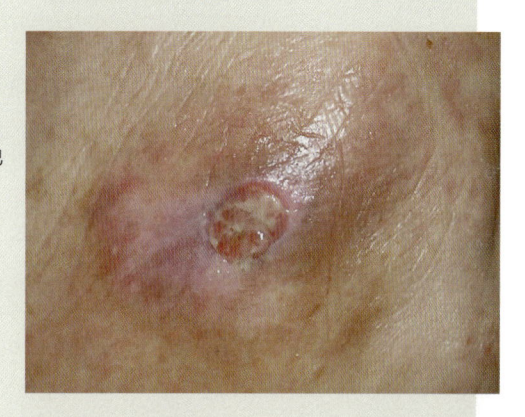

図1-7-⑧　9週経過．Ⅳ度褥創．赤～白色期
創縁が平坦になりました．表皮形成がはじまっています．

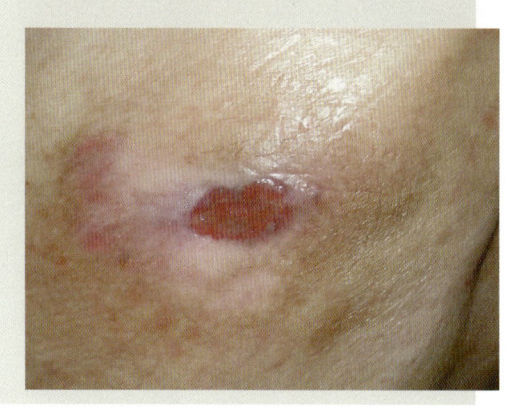

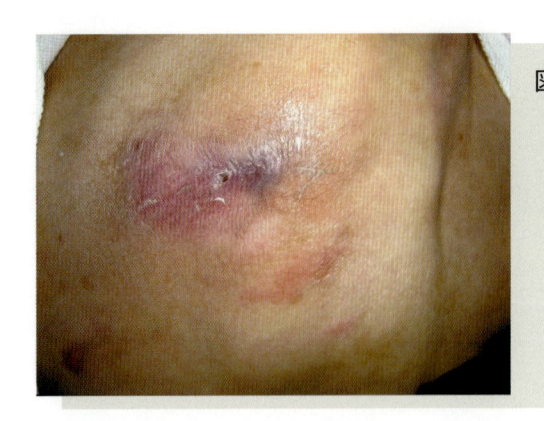

図1-7-⑨　13週経過．治癒期
創は閉鎖治癒しました．
皮膚の乾燥を防ぎすべりをよくするため，ワセリンを塗布します．

❷多量の膿性浸出液が見られたが悪化？

多量の膿性浸出液は，必ずしも感染，悪化の徴候ではありません．肉芽形成が生じれば悪化でないと判断できます．

症例2　仙骨部の褥創．デブリドマン後，多量の膿性浸出液が見られた症例（**図1-8**）

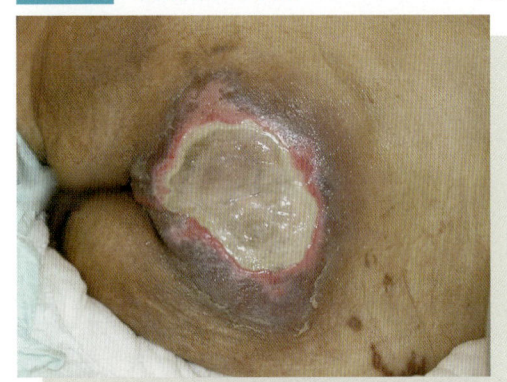

図1-8-①　Ⅳ度褥創．食品用ラップで処置していた
栄養状態不良です．TP5.3/Alb2.3
感染合併し，肛門側に自壊排膿しました．デブリドマンし，抗生剤を投与しました．紙おむつに医療用フィルムを貼って処置をしました．
多量の膿性浸出液がありますが，感染は抗生剤投与により改善しています．

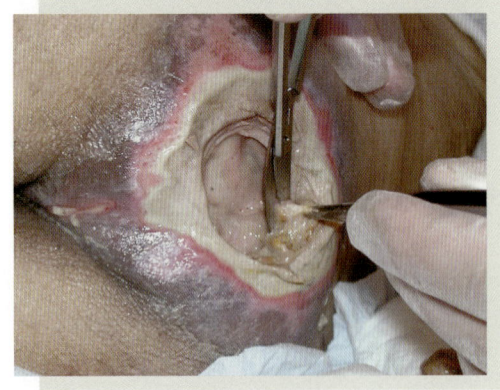

図1-8-②　デブリドマンします
多量の膿が排出されます．周囲の壊死組織を残しておきます．出血しない範囲でデブリドマンします．

図 1-8-③　抗生剤を全身投与します
　医療用フィルム/紙おむつ処置をします．
　小さな膿瘍が肛門方向に自壊しています．

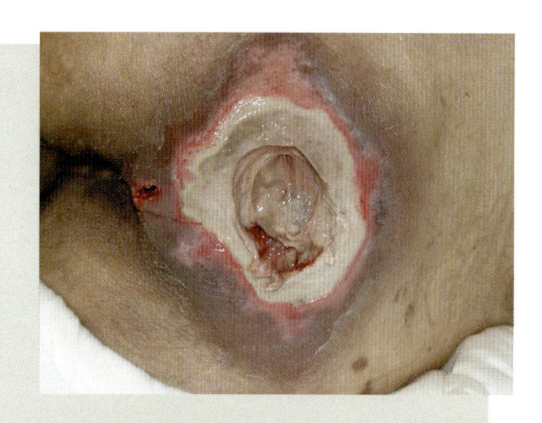

図 1-8-④　1 週経過
　壊死組織が軟らかくなりました．壊死組織はこまめに切除します．
　膿が多量に排出されますが，発熱，発赤，腫脹はありません．感染はほとんどコントロールされていると考え，抗生剤は中止します．
　創底の肉芽はピンクで浮腫状ではないので，「良性」肉芽と考えます．
　創底に肉芽増殖が見られ，創は治癒傾向にあると判断されます．

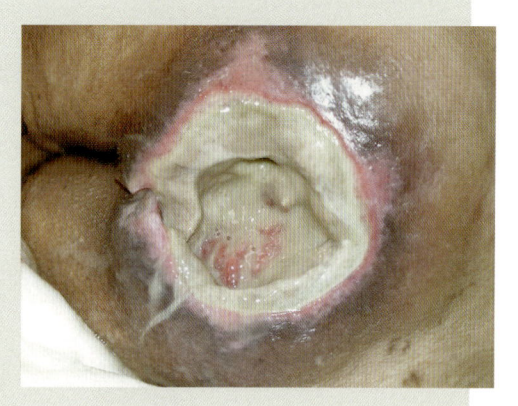

図 1-8-⑤　2 週経過
　肉芽形成が見られます．
　感染がコントロールされていれば，多量の膿性浸出液があっても肉芽は形成されます．

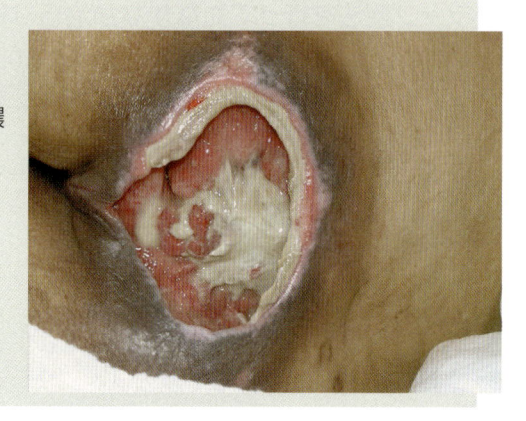

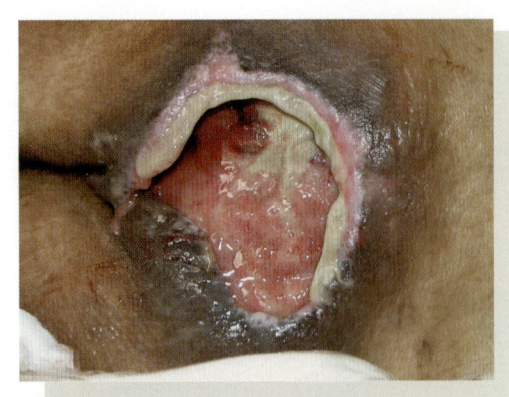

図 1-8-⑥　3 週経過
壊死組織はほぼ消失しています．良性の肉芽形成が見られます．

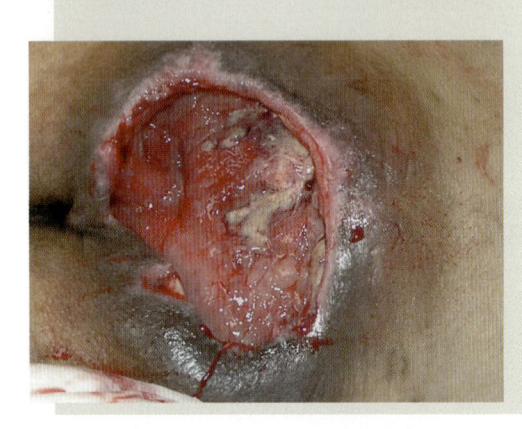

図 1-8-⑦　4 週経過
壊死組織は消失しました．
肉芽は軟らかく，出血しやすいです．
この後リハビリテーション施設に転院しました．

❸ラップ療法を行ってもなかなか治らない

　褥創ではなく，閉塞性動脈硬化症（ASO）である可能性があります．専門医に相談してしてください（191 頁「閉塞性動脈硬化症（ASO）」参照）．

❹一度治ったが悪化した

症例 3　背部Ⅲ度褥創（図 1-9）

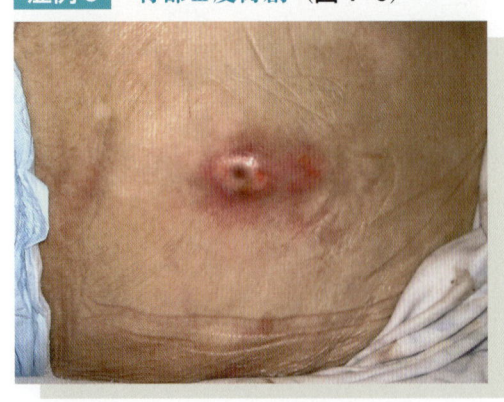

図 1-9-①　80 代女性．背部Ⅲ度褥創．TP 4.7/Alb 1.9
　高度の低栄養です．

図 1-9-②
　脊椎変形のため，圧迫が加わります．
　穴あきポリエチレン/紙おむつ処置をします．

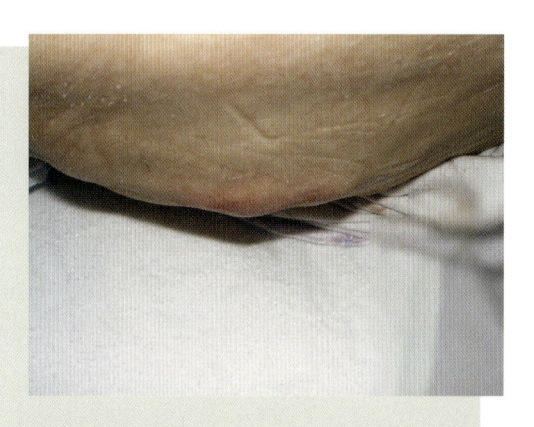

図 1-9-③　2 週経過．Ⅲ度褥創．黄色期
　真菌症のための創周囲発赤を生じました．抗真菌薬を外用します．

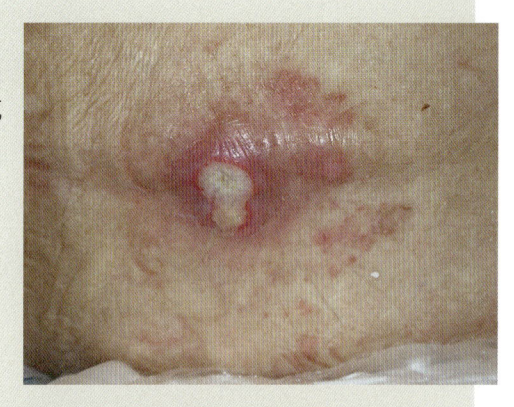

図 1-9-④　5 週経過
　創周囲発赤は軽減しています．

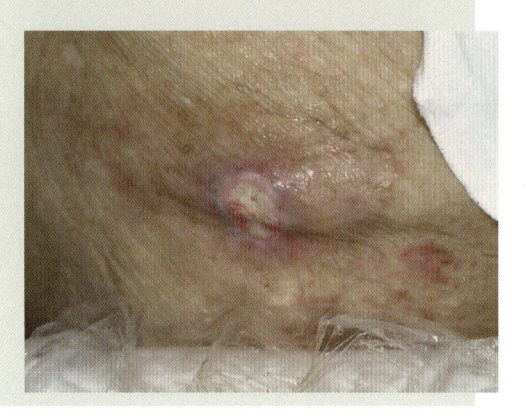

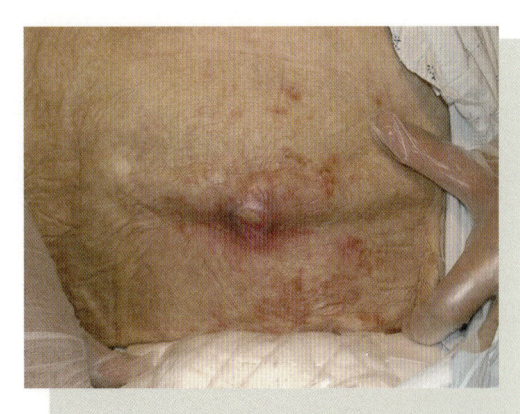

図 1-9-⑤　7 週経過．赤色期
創は縮小しています．

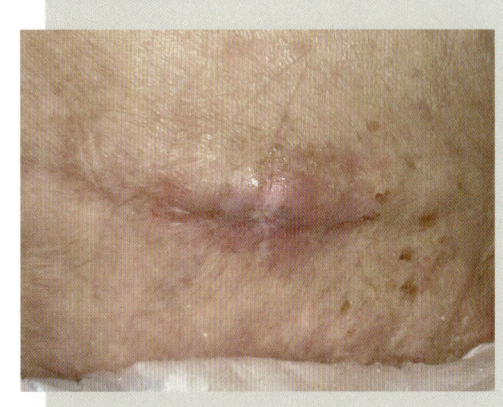

図 1-9-⑥　10 週経過．TP 6.2/Alb 2.4
高度の低栄養ですが，創は治癒しました．

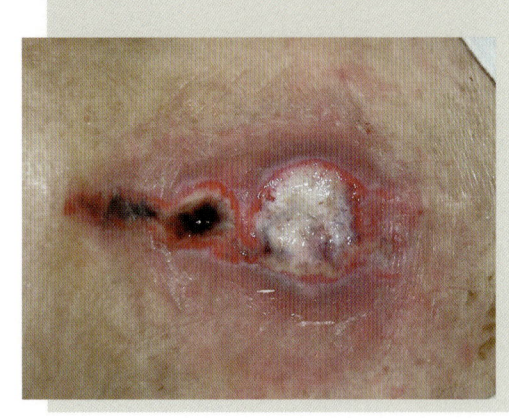

図 1-9-⑦　治癒後 6 週経過．再発
肺炎を発症し，褥創が再発しました．
Ⅳ度褥創感染です．

図1-9-⑧　再発後1週経過．黄色期
　デブリドマンしました．
　創周囲の発赤，腫脹が著明です．

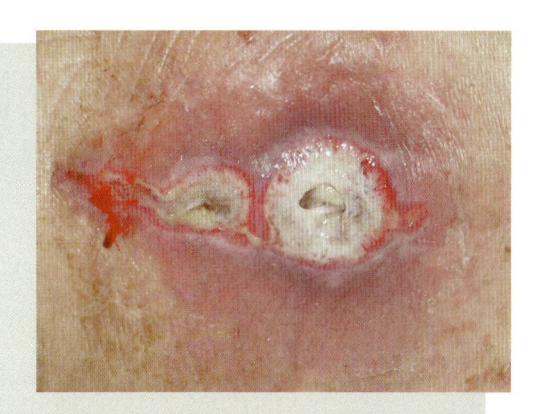

図1-9-⑨　再発後2週経過．黄色期後期
　軟らかくなった壊死組織を除去します．

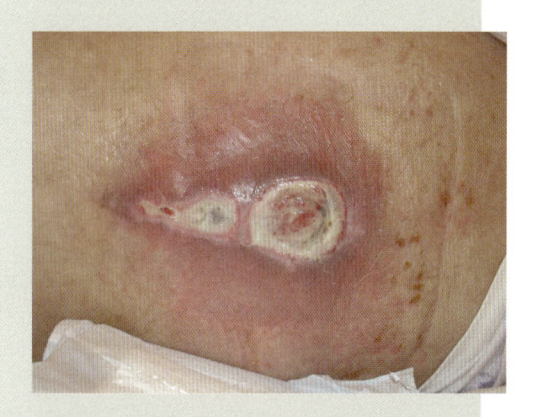

図1-9-⑩　再発後4週経過．赤色期

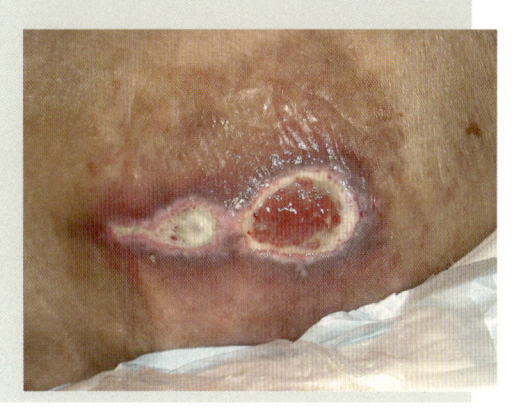

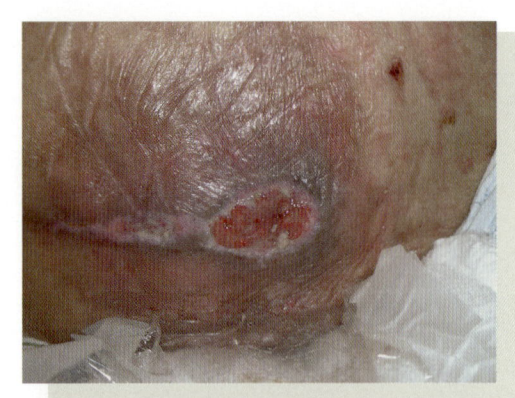

図 1-9-⑪　再発後 8 週経過．Ⅳ度褥創．赤色期
　創周囲の発赤を認めます．真菌症を疑い，抗真菌薬を外用します．

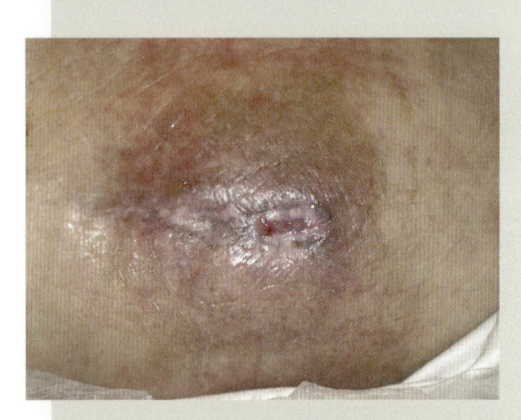

図 1-9-⑫　再発後 8 週経過．白色期．TP 6.5/Alb 2.2
　創の表皮化が進みます．
　皮膚の発赤も軽減してきました．

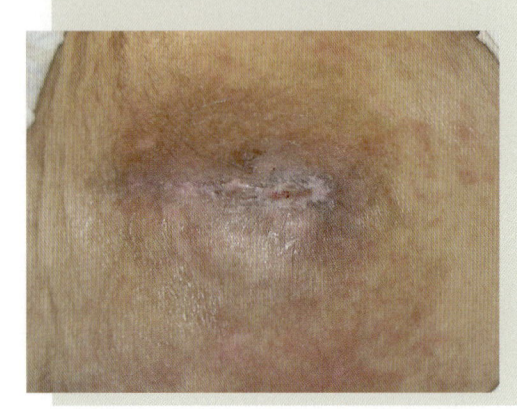

図 1-9-⑬　再発後 9 週経過．白色期
　治癒までもう一息です．

図 1-9-⑭　再発後 11 週経過．治癒期
創は閉鎖しました．

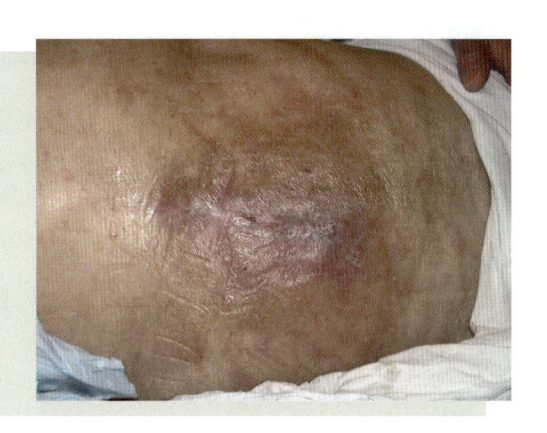

5　浸軟の本当の理由

「ラップ療法は皮膚が浸軟するので創を悪化させる」という誤解にお答えします．以下が事実です．

①食品用ラップで足を覆った場合に浸軟が生じます．
②食品用ラップで体の他の部分を覆っても浸軟は生じません．
③穴あきポリエチレンで足を覆った場合の浸軟は，軽微です．
④穴あきポリエチレンで足以外の部位を覆った場合は，浸軟を生じません．

　食品用ラップで足全体を包んで治療すると，表皮が白く浸軟します．白く浸軟した皮膚は，乾くと元どおりの色調に戻ります．足の表皮角質は厚いので（踵は特に），「水を吸ってふやけると白く目立つ」だけのことです．長湯したときに手や足の皮がふやけるのと同じです．体のほかの部分も，食品用ラップで覆うとある程度ふやけますが，皮膚が足ほど厚くないので，それほど目立ちません．穴あきポリエチレン/紙おむつは水分をすみやかに吸収するため，皮膚の乾燥が保たれ浸軟は軽微です．穴あきポリエチレン/紙おむつは，創をウエットに，周囲の皮膚を比較的ドライにする優れたドレッシングであるといえます．

6 浸出液によるかぶれ？　真菌症？

夏季の褥創には，真菌症が合併して創の周囲に発疹を生じることがありますから，注意しましょう．

症例1　真菌症合併例1（図1-10）

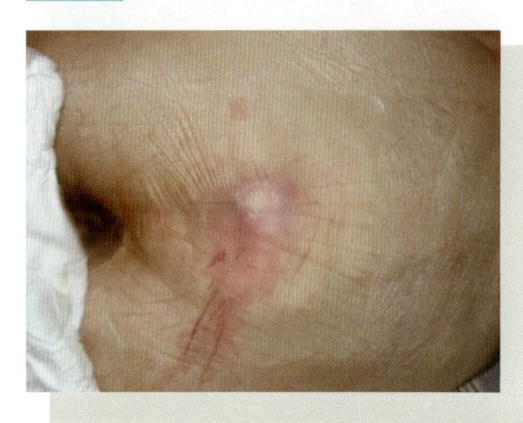

図1-10-①　仙骨部Ⅱ度褥創
医療用フィルムを貼付しました．
時期は8月です．

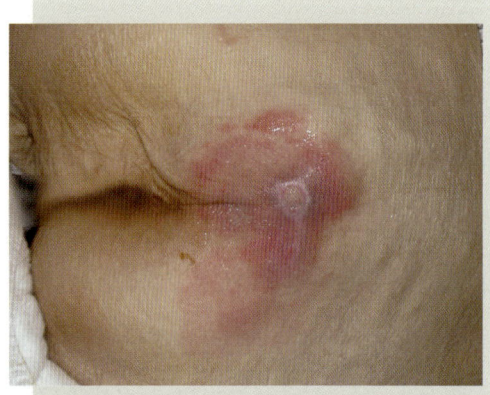

図1-10-②　1週経過
フィルムを貼った範囲に発赤が見られます．
抗真菌薬を塗布し，穴あきポリエチレン/紙おむつを当てます．

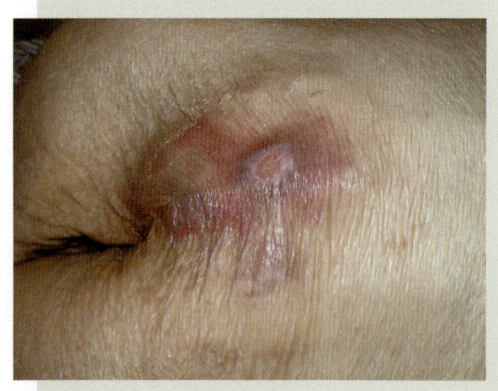

図1-10-③　2週経過
褥創は改善しました．
皮疹は，赤みが薄くなっています．

症例2　真菌症合併例2（図1-11）

図1-11-①　仙骨部Ⅱ度褥創
下痢と臀部の発赤があります．
臀部に抗真菌薬を塗布し，穴あきポリエチレン/紙おむつを当てます．
時期は9月です．

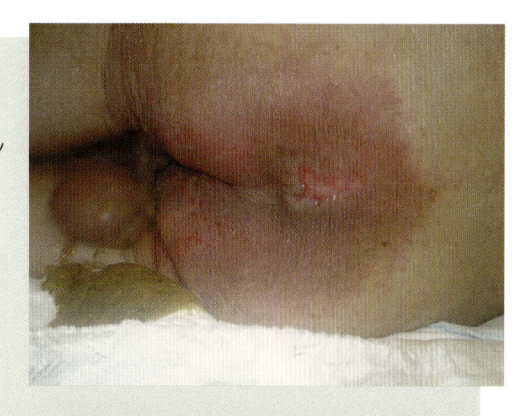

図1-11-②　1週経過
相変わらず下痢が続きます．
褥創は治癒傾向が見られます．
発赤は軽減しています．

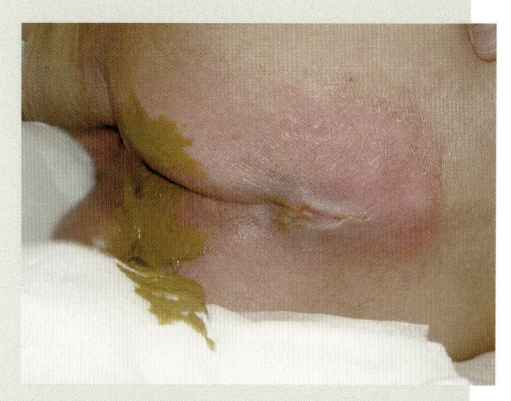

図1-11-③　3週経過
褥創は治癒しました．
皮疹も治っています．

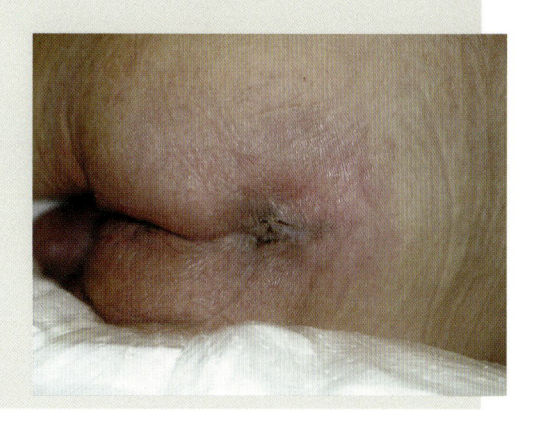

> **症例 3** 真菌症合併例 3（図 1-12）

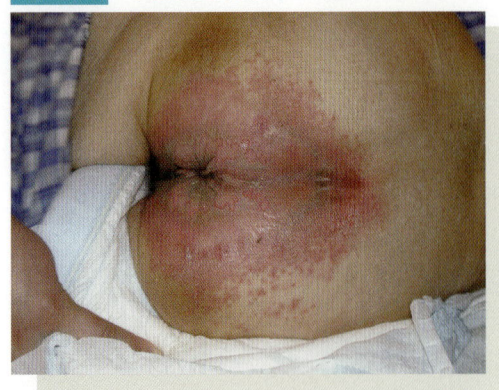

図 1-12-①
7 月中旬です．Ⅱ度褥創を疑われ紹介されましたが，皮疹からは，カンジダ症が疑わしいです．
発赤と表皮剥離があります．抗真菌薬を塗っても下痢便で流れてしまいます．また，おむつがお尻に当たると痛いとのことです．

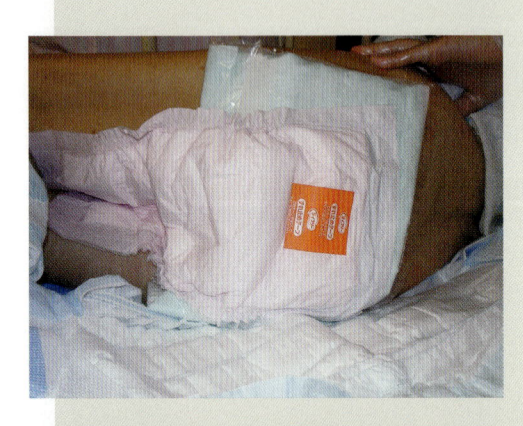

図 1-12-②
穴あきポリエチレン/紙おむつのフィルム面に抗真菌薬を塗って当ててみました．「すれないので痛くはないはず」と期待しました．

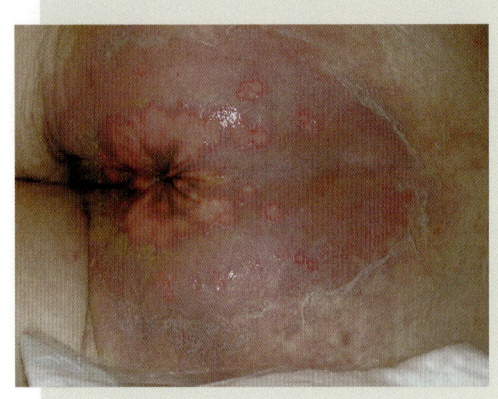

図 1-12-③　4 日目
相変わらず下痢が続きます．夏の暑さでポリエチレンは蒸れるようです．
抗真菌薬を皮膚に塗り，医療用フィルム/尿とりパッドに変更しました．

図1-12-④　7日目
発赤・びらんが改善してきました．

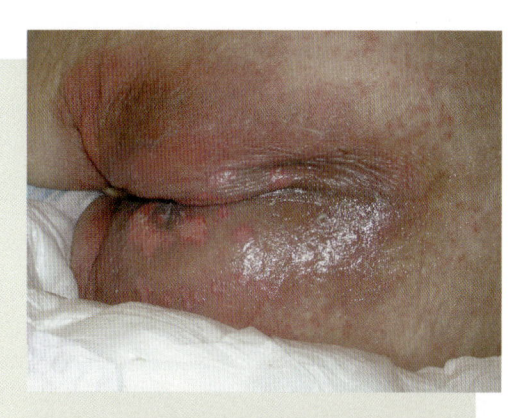

図1-12-⑤　10日目
まだ下痢が続きますが，びらんは肛門周囲だけになりました．

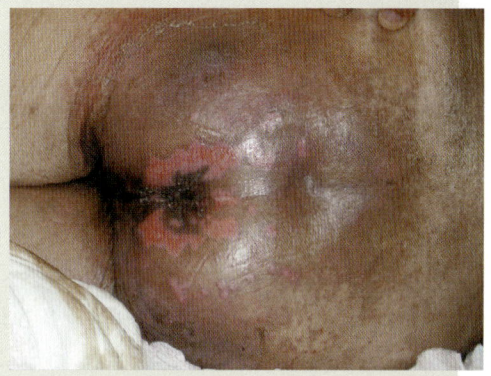

図1-12-⑥　14日目
肛門周囲のびらんも改善しています．

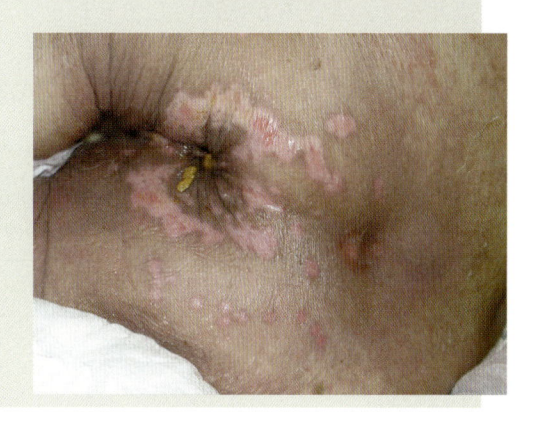

図1-12-⑦　21日目
皮疹はきれいになりました．

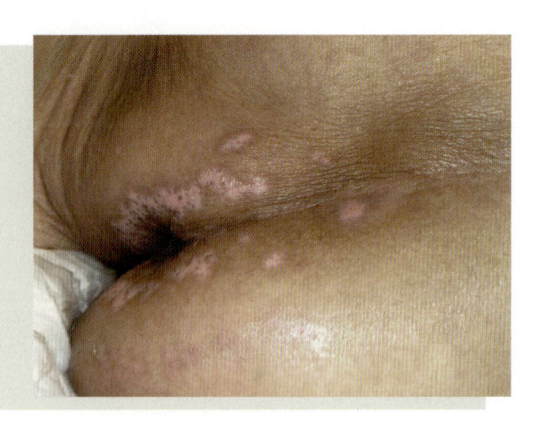

7　ドレッシング交換の目安（医療職でない方のために）

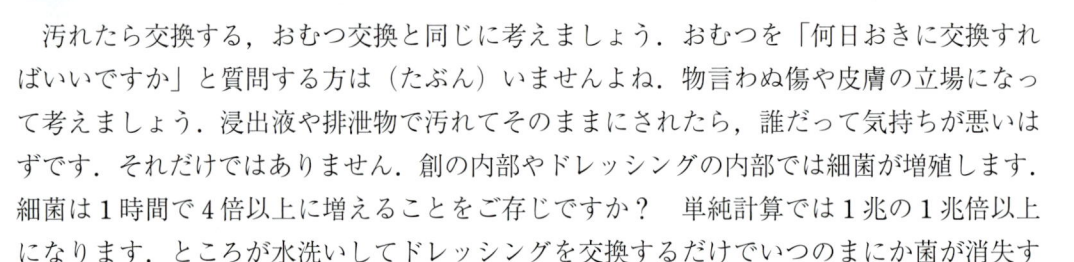

　汚れたら交換する，おむつ交換と同じに考えましょう．おむつを「何日おきに交換すればいいですか」と質問する方は（たぶん）いませんよね．物言わぬ傷や皮膚の立場になって考えましょう．浸出液や排泄物で汚れてそのままにされたら，誰だって気持ちが悪いはずです．それだけではありません．創の内部やドレッシングの内部では細菌が増殖します．細菌は1時間で4倍以上に増えることをご存じですか？　単純計算では1兆の1兆倍以上になります．ところが水洗いしてドレッシングを交換するだけでいつのまにか菌が消失するというから驚きです．

　仙骨尾骨部の場合は排泄物で汚れやすいので，おむつ交換のたびにドレッシング交換します．創部だけでなく臀部全体を水洗いします．ラップ療法はおむつ交換の一部と考えてください．

8　デブリドマンのコツ

　デブリドマンのコツは，
　①はやめ
　②ひかえめ
　③痛みどめ
局所麻酔薬として1％キシロカインを生理食塩水で3倍に薄めたものを使用しています．痛み，出血は最小限にしましょう．
　一度に徹底的なデブリドマンをしようとすると，①創が大きくなる，②出血コントロールのため電気メスが必要になる，③入院観察が必要になる結果になります．段階的なデブリドマンと切開をすることで，外来治療が可能になります．

症例を提示します．

症例1　Ⅲ度褥創．黒色期（図1-13）

図1-13-①　ラップ療法開始後1週経過
穴あきポリエチレン/紙おむつで処置しました

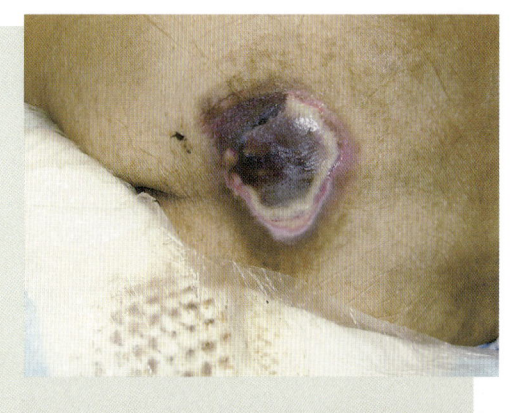

図1-13-②
3倍に薄めた局所麻酔剤を十分に浸潤させます．

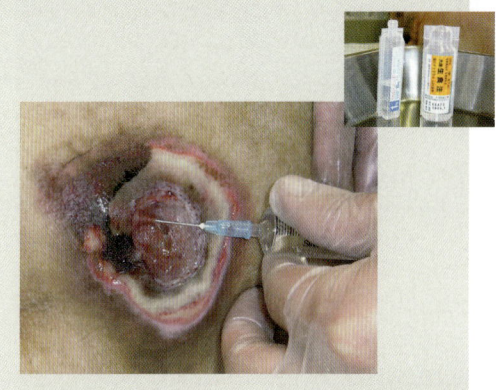

図1-13-③
浮いてきた壊死組織を剥離します．

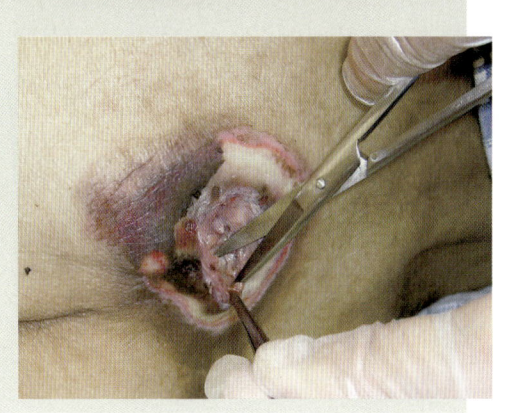

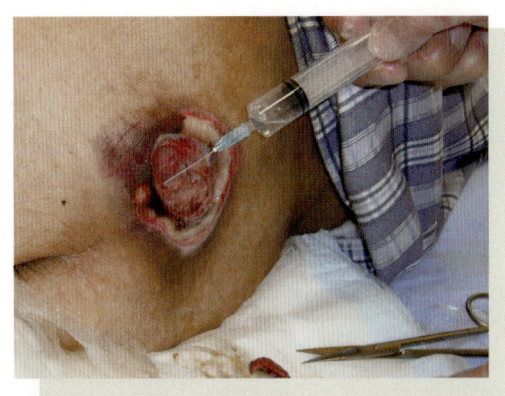

図 1-13-④
出血部位に残りの局麻剤を浸潤させて止血します．

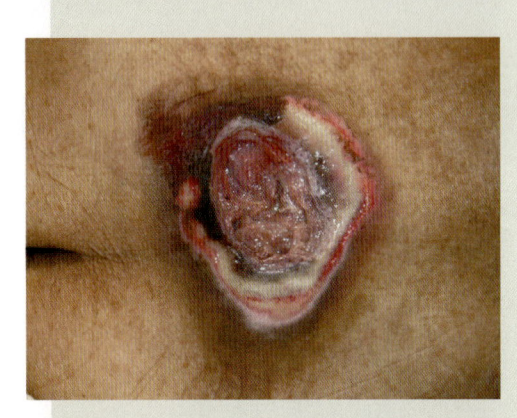

図 1-13-⑤
切除範囲は控えめに，剥離は創縁に向かって十分に行います．ドレナージを効かせるためです．

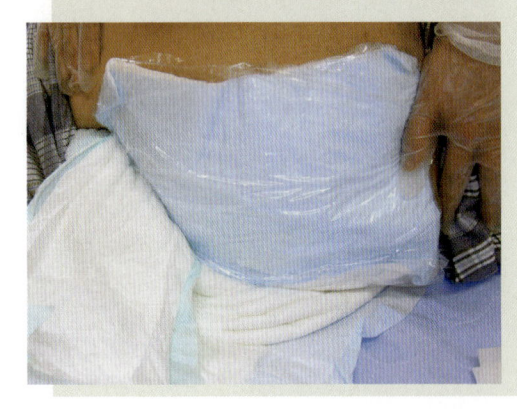

図 1-13-⑥
穴あきポリエチレン/紙おむつで処置します．

図 1-13-⑦　1 週経過．黄色期
　壊死組織はこまめに切除します．ただし出血させない程度にします．

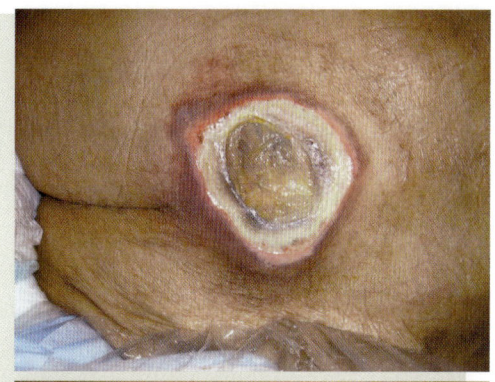

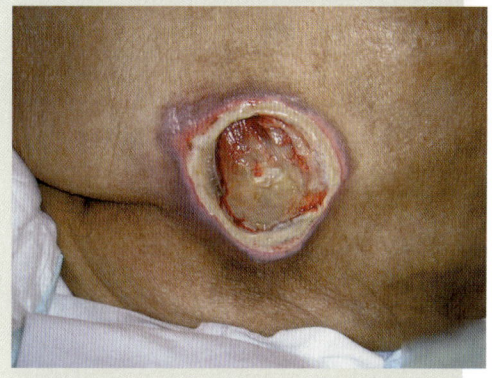

図 1-13-⑧　2 週経過．黄色期後期

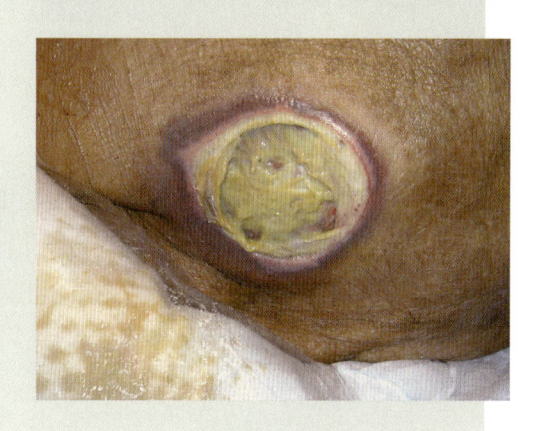

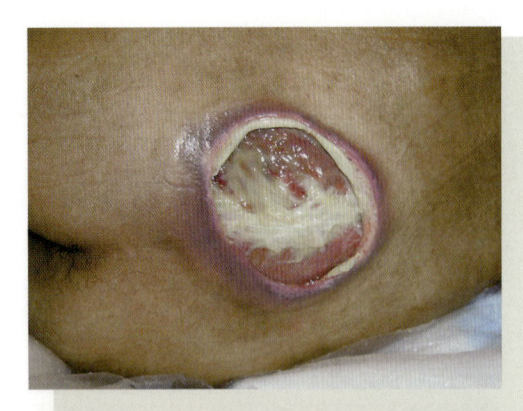

図 1-13-⑨　4 週経過．黄～赤色期
肉芽形成が見られます．

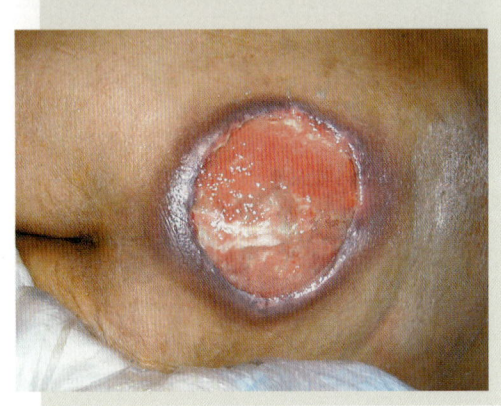

図 1-13-⑩　12 週経過．赤色期
肉芽形成が進んでいます．創は浅くなってきました．このまま治癒に向かうと期待したのですが，1 週間後肺炎を併発し他界されました．

症例 2　Ⅳ度褥創．黒色期（図 1-14）

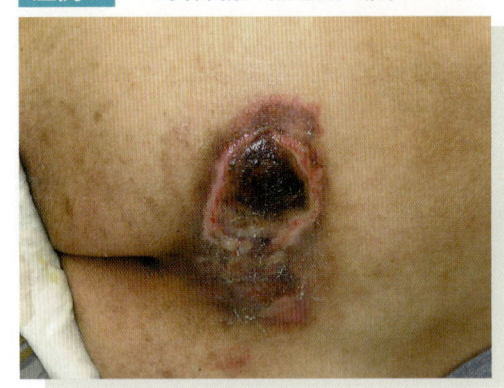

図 1-14-①
Eschar（黒色壊死組織）で閉鎖されています．軟膏＋ガーゼで治療されていました．ラップ療法を希望し，本院を受診しました．

図 1-14-②
局所麻酔をしてデブリドマンしました．正中に近い部分（写真中央より下側）に切開を入れると出血するため，今回はこの範囲にとどめておきます．

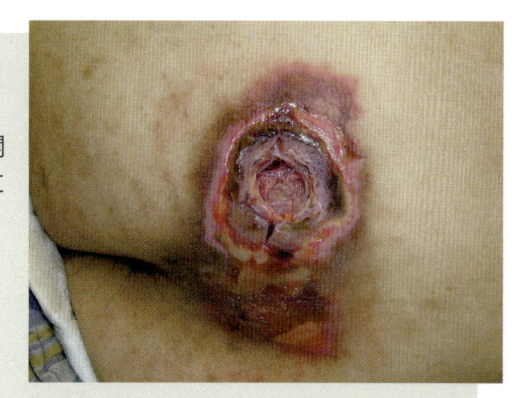

図 1-14-③
穴あきポリエチレン/紙おむつで処置します．処置法を家族に指導しました．在宅患者なので，訪問看護を依頼しました．

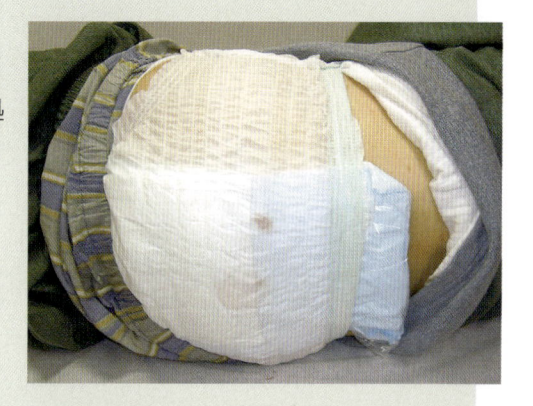

図 1-14-④　6日目．黒～黄色期
壊死組織が軟らかくなってきました．正中に近い部分は黄色になっています．

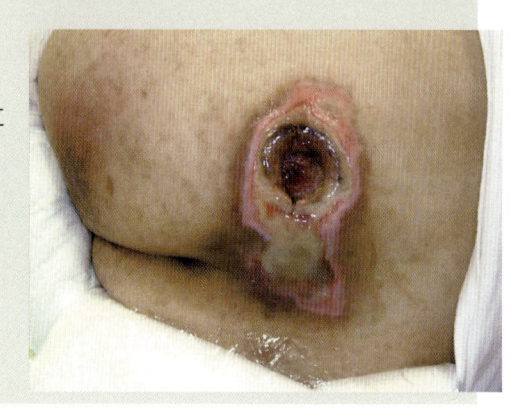

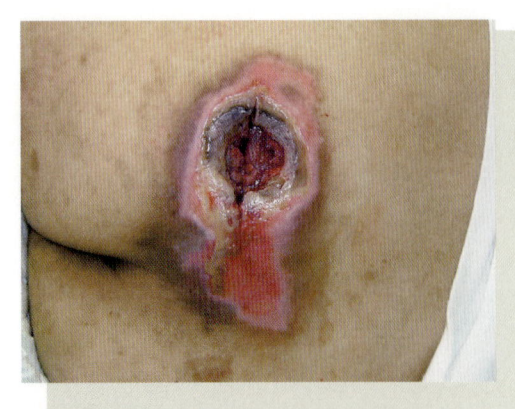

図 1-14-⑤　同日
デブリドマンします．皮下組織を少し剥離します．黄色壊死組織を除去すると赤色肉芽があらわれました．この部分には真皮が残っています．

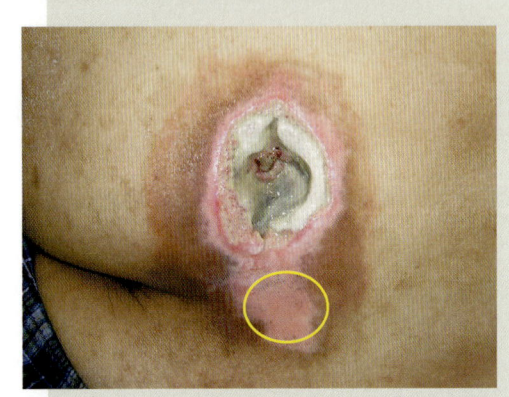

図 1-14-⑥　16 日目．黄色期
壊死組織が融解しています．
正中附近（黄円の範囲）に痛みを訴えます．
感染と思われます．

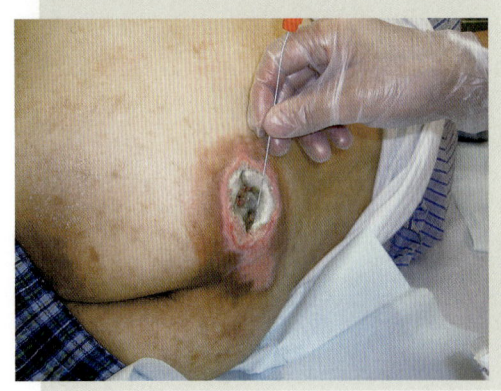

図 1-14-⑦
深部感染を放置すると重症感染になる場合があります．ドレナージ目的の切開をすることにしました．深部感染が疑われる場合は，細菌培養をします．

図 1-14-⑧
　薄めた局所麻酔剤を十分に浸潤させます．

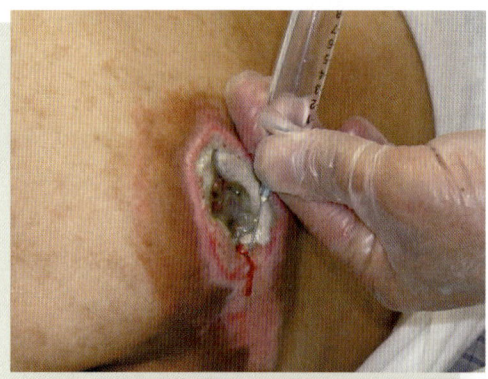

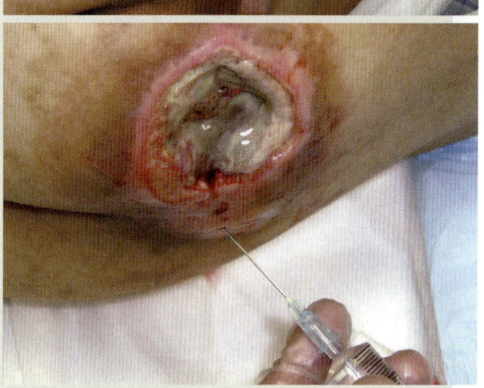

図 1-14-⑨
　皮切を入れます．

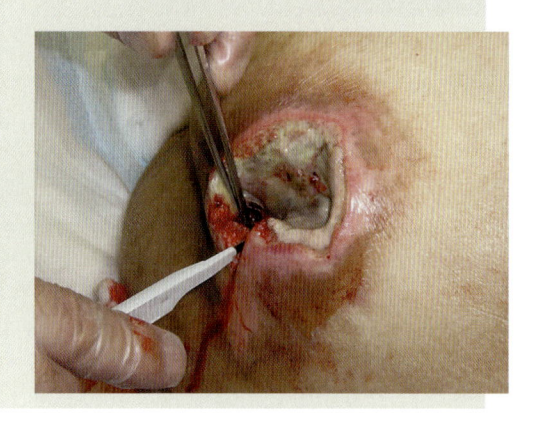

3：正しい創の見方

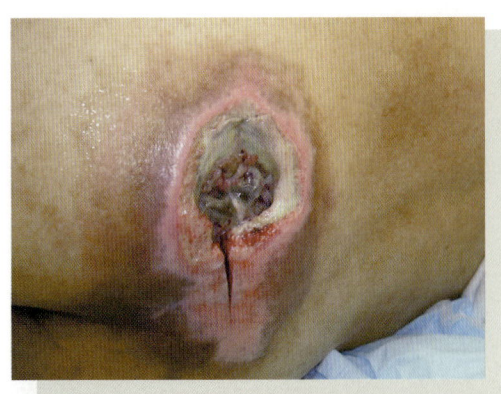

図 1-14-⑩
皮下組織を十分剥離します．
痛みや出血のある場合は局所麻酔剤を追加します．
1％キシロカイン 10 m*l* ＋生理食塩水 20 m*l* を使いました．

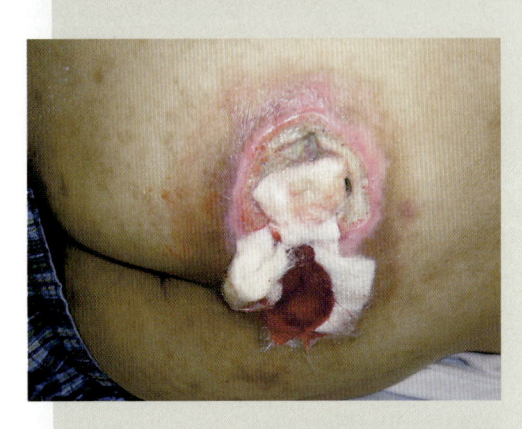

図 1-14-⑪
カルトスタット® を当てて止血します．穴あきポリエチレン/紙おむつを当てます．
30 分仰臥位になっていただきました．自らの体重で圧迫止血するためです．30 分後止血を確認してから，帰宅していただきました．抗生剤と，鎮痛剤内服を指示しました．

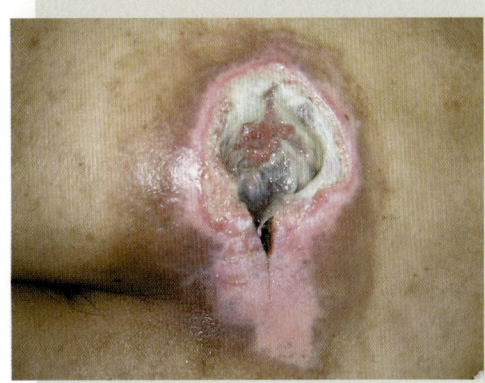

図 1-14-⑫　翌日（17 日目）
圧迫しても痛くありません．
ドレナージが十分効いています．
ラップ療法を続けます．

図1-14-⑬　33日目．黄〜赤色期
　感染はコントロールされています．創底の壊死組織は融解し，肉芽形成が始まっています．

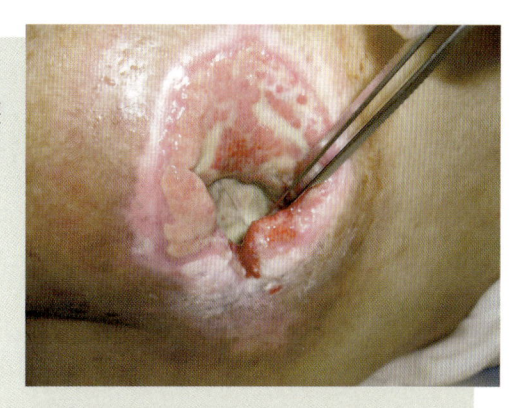

図1-14-⑭　47日目．赤色期
　肉芽形成が進んでいます．

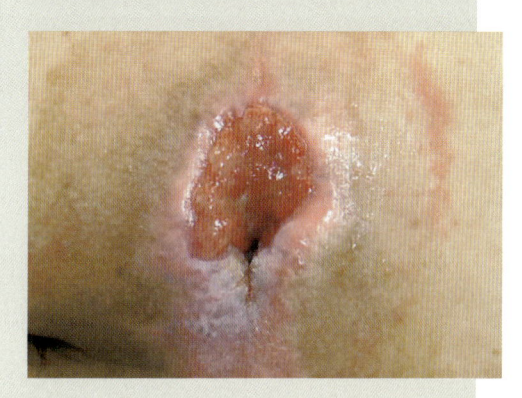

図1-14-⑮　90日目．白色期
　創は肉芽で修復されました．表皮形成が進んでいます．

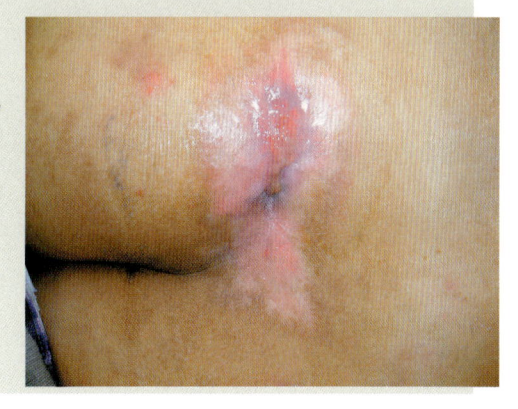

3：正しい創の見方

| 症例 3 | 仙骨部Ⅳ度褥瘡（図1-15）|

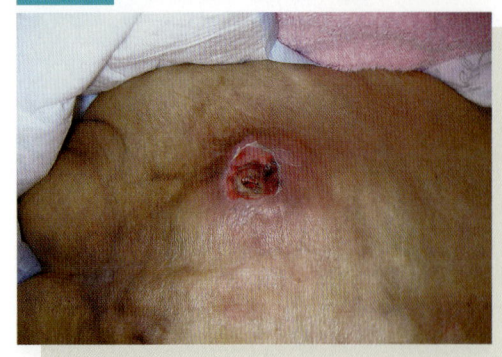

図1-15-①
感染しています．中心部を少しだけ切ってドレナージしました．

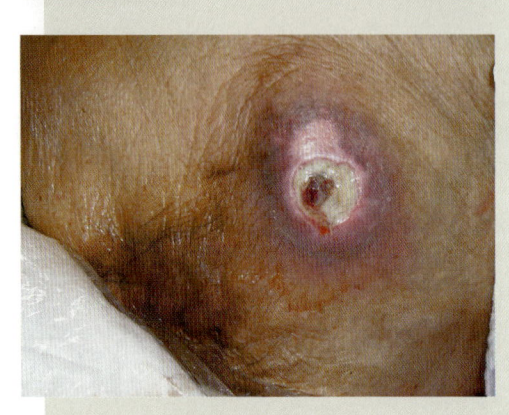

図1-15-②　2週経過
自壊排膿しました．

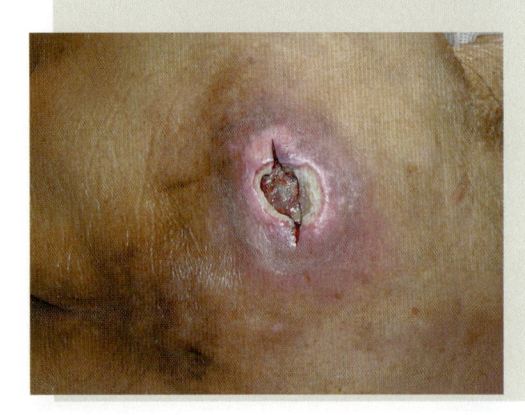

図1-15-③　2週経過
浸潤麻酔をして，切開しました．
経口抗生剤セフゾン®を5日間服用しました．

図 1-15-④　3 週経過
　感染はコントロールされ，壊死組織は融解しました．

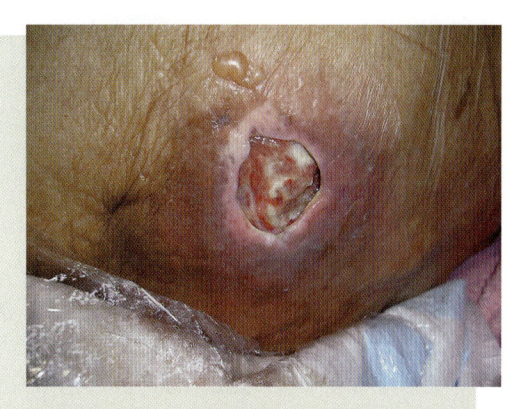

図 1-15-⑤　6 週経過．赤色期
　肉芽形成が見られます．
　この後，療養施設に転院しました．

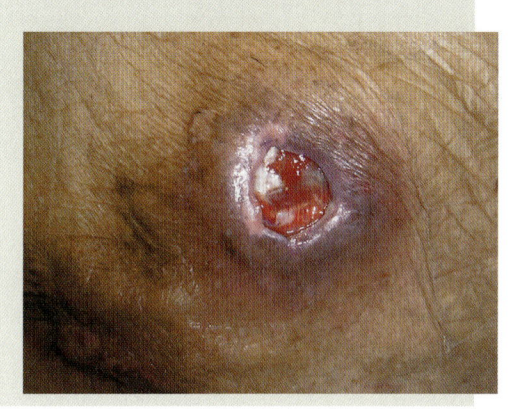

コラム

水道水は清潔です

傷を水道水で洗う理由（1）

　水道水は塩素消毒されているため，"ほとんど"無菌です．無菌の生理食塩水で洗っても，傷の中は無菌になりません．したがって水道水で洗っても傷の洗浄効果は同等です．水道水による創の洗浄は，エビデンスに基づいた世界標準の処置法です．

　膝の擦り傷のことを，もう少し考えて見ましょう．傷には土と一緒に細菌が付着しました．無菌水で洗ったとしても，ある程度の数の細菌は傷の中にもぐりこんで隠れているはずです．皮膚には無数の毛穴があり，怪我をする前から細菌が住んでいます．消毒薬を塗っても消毒薬は毛穴の中に到達できませんし，傷の内部にも到達しません．消毒薬は傷のたんぱく質に吸着されて効き目がなくなりますし，細菌を死滅させる前に周囲の生体細胞を死滅させるでしょう．この屍骸は細菌の餌になり，結果的に感染の原因になります．

傷を水道水で洗う理由（2）

　水道水は，滅菌水よりも清潔です．

　欧米では1990年代半ばに傷の洗浄や手術前の手洗い水を水道水に切り替えたのに対し，日本では「水道水は滅菌水ではないので使ってはいけない」という根強い反対意見のためにごく最近まで滅菌水が使われていました．この滅菌水製造装置は何百万円もする高価なものです．しかもせっかくつくった滅菌水が，配管の途中で細菌により汚染されることが少なくありませんでした．原因は，滅菌水には塩素系消毒薬が入っていないことにあります．水道水には塩素系消毒薬が入っており，蛇口のところまで滅菌されていることが保証されています．

　日本の水道の管理水準は世界に冠たるものとして知られております．水道水は塩素系消毒薬で滅菌されており，蛇口から出た水からは細菌が検出されてはいけないことになっています．

傷を水道水で洗う理由（3）

　傷口の細胞は，水道水ではふやけません．

　「水は浸透圧が低いので細胞毒性がある，血液と浸透圧が等しい生理食塩水を使うべきだ」というのは，的外れな考え方です．傷をよく見てください．傷口の細胞は，裸で外界に接しているわけではなく，浸出液とよばれるぬるぬるした液体に覆われています．浸出液は傷口の細胞を保護しております．例えばナメクジは雨水で濡れたからといって，すぐにはふやけません．ナメクジの表面は粘液で覆われており，乾燥を防ぐとともに，水が浸透するのを防いでおります．傷口の浸出液も同じような働きをしています．そういうわけで，風呂に長時間入っているならともかく，短時間の水洗いで傷口がふやけることはありません．

　短時間の入浴やシャワーは傷によいようです．そういえば，戦国武将も温泉に入って傷を治したのでした．

第1章

4 ラップ療法で使うドレッシングのいろいろ

　外傷，褥創に共通した創傷治療の基本原理は湿潤（ウエット）療法です．褥創のように創に圧迫が加わり創治癒が遷延する場合は，さらに必要条件が加わります．
　褥創治療の基本的考え方：
　　① 創をウエットにする．
　　② 過剰な浸出液をドレナージ（排水）する．
　　③ 創の消毒をしない
　　④ 抗菌外用薬を使わない．
　　⑤ Ⅲ-Ⅳ度褥創は，切開・ドレナージする．
　　⑥ ドレッシングは創や皮膚に固着してはいけない．固着するとずり応力により創が損傷される．
　　⑦ ポケットに軟膏ガーゼや吸収材などを詰め込んで創を圧迫してはいけない．
　　⑧ 外用薬との併用が可能であることが望ましい．
　　⑨ 処置が簡便である．
　　⑩ 廉価である．
　ラップ療法/開放性ウエットドレッシング療法では，さまざまな材料を用いて処置しますが，常に上記の基本的原理を満たしています．本項では，創の重症度や部位に応じたドレッシングの選択と製法について解説します．

　ラップ療法では食品用ラップなどの日用品を用いますので，十分な説明をしたうえで「患者の同意と医師の指示」で実施してください．本書巻末に説明と同意書（例）を公開していますので参考にしてください．

1）ドレッシングの4分類（表1-2）

　創を湿潤環境に保つ治療法は閉鎖性ドレッシング Occlusive Dressing Therapy（ODT）あるいはウエットドレッシング療法 Wet Dressing Therapy とよばれ，ほとんど区別されずに用いられてきましたが，閉鎖とウエットは別々の治療概念です．創傷治癒に必要な条件はウエットであって閉鎖ではありません．感染制御と創の修復の観点からは，創を閉鎖しないで治療するほうが有利です．詳細は拙著「褥創治療の常識非常識—ラップ療法から開放

表1-2　ドレッシングの4分類

	ウエットドレッシング	ドライドレッシング
開放性	開放性ウエットドレッシング 　ラップ療法 　穴あきポリエチレン/紙おむつ 　持続陰圧閉鎖療法（V.A.C.）	開放性ドライドレッシング 　乾燥ガーゼ
閉鎖性	閉鎖性ウエットドレッシング 　☆ポリウレタンフォーム 　☆ハイドロコロイド 　ガーゼ+油性軟膏（ワセリン， 　ゲーベンクリーム®など）	閉鎖性ドライドレッシング 　ガーゼ+吸水性外用剤（ユーパスタ®，カデックス®，ブロメライン軟膏®など）

☆褥創に使用した場合，創が体重で圧迫されるためドレッシングが創を閉鎖します．外傷に使用した場合は事実上の開放性ドレッシングになります．

性ウエットドレッシングまで」（三輪書店，2005)[3]) を参照してください．

2）ラップ療法で使うドレッシング

　開放性ウエットドレッシング療法では，プラスチックフィルムを創に当て，浸出液をすみやかにドレナージさせ治療します．浸出液は①フィルムに開けた孔から排出されて紙おむつに吸収されるか（図 G-①），あるいは②フィルムの周囲より排出されて紙おむつに吸収されます（図 G-②）．

食品用ラップや台所用穴あきポリエチレン袋は医療材料ではありませんが，機能性・経済性の観点から在宅医療に適しております．患者・家族に十分説明してお使いください．医療用フィルムを使ったウエットドレッシングは少し高価ですが，病院医療に適しております．目的に応じて使い分けましょう．

ラップ療法で使うドレッシング
　a．台所用穴あきポリエチレン袋を使ったウエットドレッシング
　　①穴あきポリエチレン/紙おむつ（**図A**）
　　②穴あきポリエチレン/母乳パッド（**図B**）
　b．医療用フィルムを使ったウエットドレッシング
　　①医療用フィルム/紙おむつ（**図C**）
　　②医療用フィルム/リハビリパンツ（**図D**）
　　④医療用多孔性ウエットドレッシング（**図E**）
　　⑤医療用多孔性フィルム（**図F**）

a．台所用穴あきポリエチレン袋を使ったウエットドレッシング

図A 穴あきポリエチレン/紙おむつ

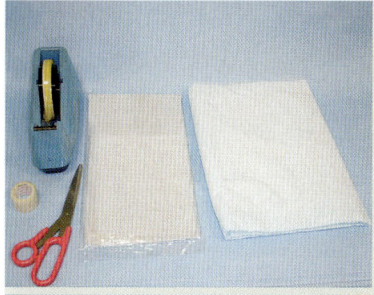

穴あきポリエチレン（台所用水切り袋），紙おむつ・サルバLLD®（白十字），プラスチックテープ（優肌絆®など），セロハンテープ，はさみ．

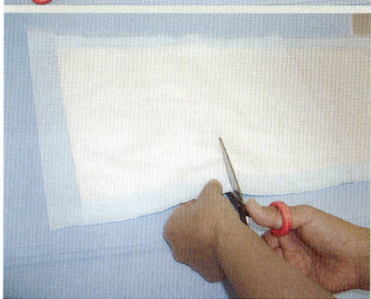

紙おむつを1/3に切ります．サルバLLD®（白十字）は，ポリマーの粉末が飛散しません．

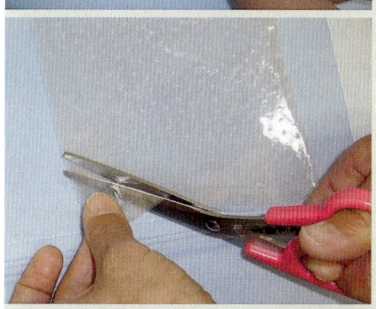

穴あきポリエチレン袋の角を切り落としておきます．

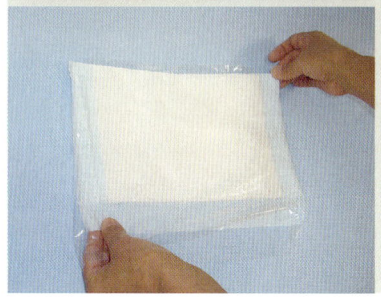

紙おむつを穴あきポリエチレン袋に入れます．
肌に当たる面が表（凹）になっていることを確認します．
ポリエチレン袋はエンボス加工してあり，表が凹，裏が凸になっています．

4：ラップ療法で使うドレッシングのいろいろ

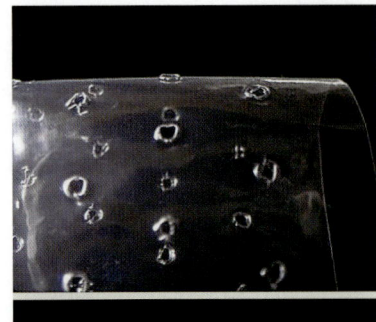

穴あきポリエチレンはエンボス加工をしているので，袋に裏表があります．
こちらは裏側です．突起があるので，皮膚や傷に当たると痛いです．

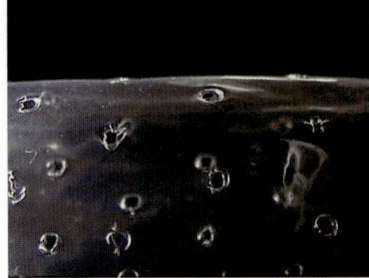

こちらは表側です．突起がありません．
こちら側を吸収面に使います．

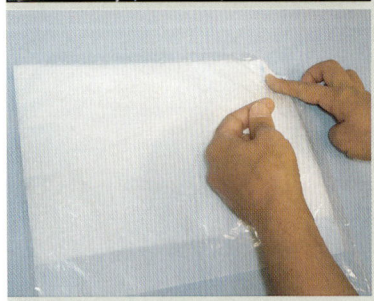

角をセロハンテープで止めておくと，おむつが袋の中で動きにくくなります．

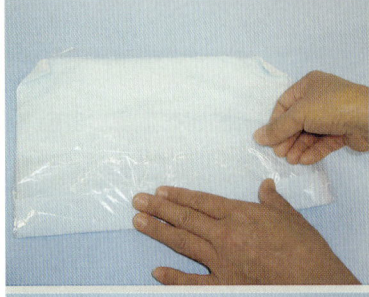

セロハンテープで袋を閉じます．裏側は肌に当たらないので，セロハンテープでも痛くありません．

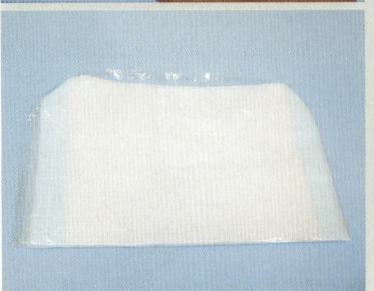

出来上がりです．この大きさの紙おむつを，（1/3）と呼ぶことにします．

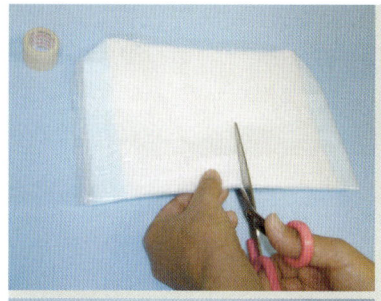

出来上がった紙おむつ（1/3）を半分に切って紙おむつ（1/6）を作ります．

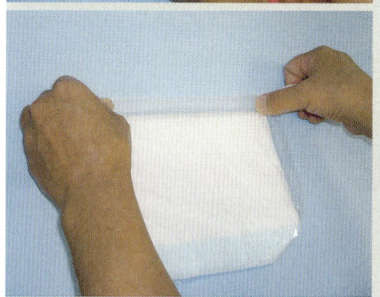

切断端をプラスチックテープで閉じます．ビニルテープを使っても良いでしょう．不織布や布製のテープは，濡れると皮膚を傷つけるので使用しないでください．

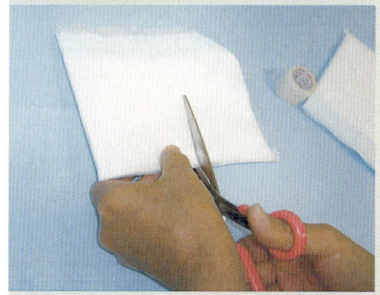

紙おむつ（1/6）を半分に切って，紙おむつ（1/12）を作ります．

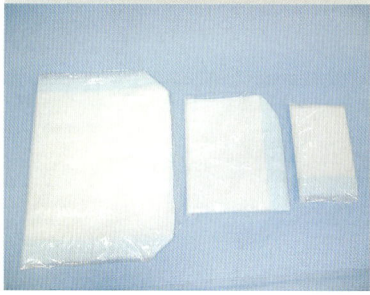

穴あきポリエチレン/紙おむつが出来上がりました．（左から 1/3, 1/6, 1/12）
創の部位，大きさに応じて使い分けます．

図B 穴あきポリエチレン/母乳パッド

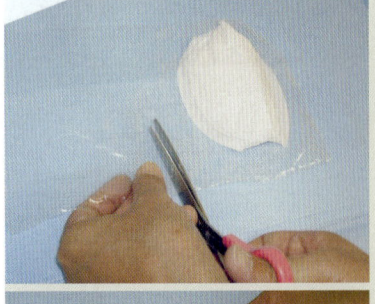

ポリエチレン袋を適当な大きさに切って，母乳パッドを入れます．裏表を確認してください．

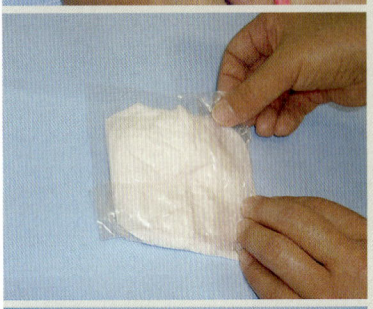

裏側をセロハンテープで閉じます．

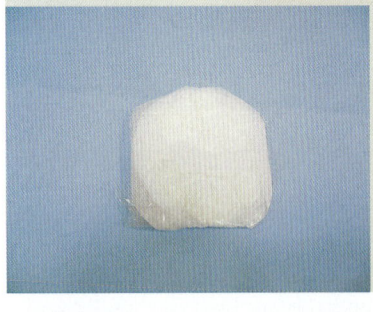

出来上がりです．

b．医療用フィルムを使ったウエットドレッシング

図C 医療用フィルム/尿とりパッド

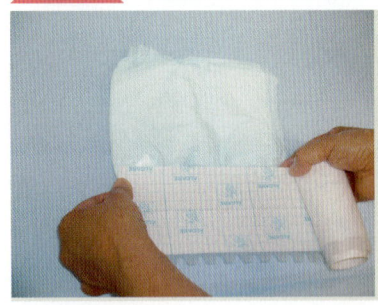

医療用フィルムを使ってウエットドレッシングを作ります．「安全性の問題のためラップ療法ができない」という方々にお勧めの方法です．

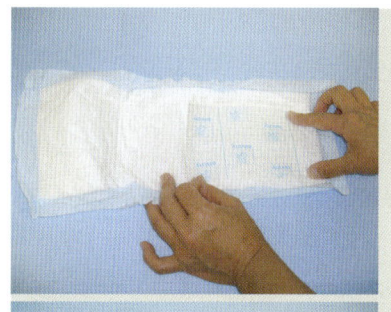

尿とりパッドの後ろ半分に医療用フィルムを貼ります．

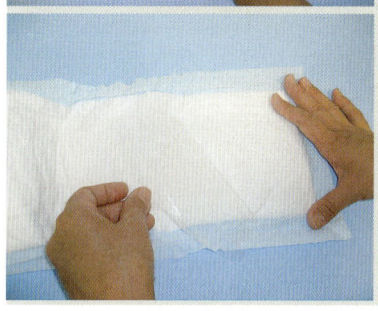

医療用ウエットドレッシングの出来上がりです．

図D　医療用フィルム/リハビリパンツ

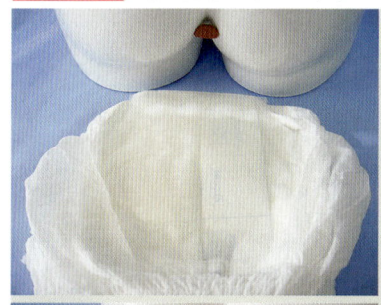

リハビリパンツの後ろ半分に医療用フィルムを貼ります．

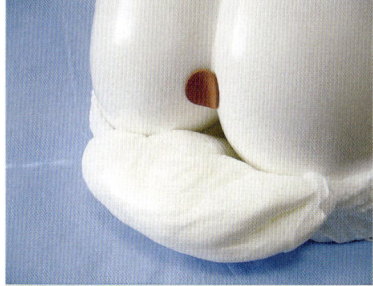

フィルムが尾骨部の摩擦を打ち消します．

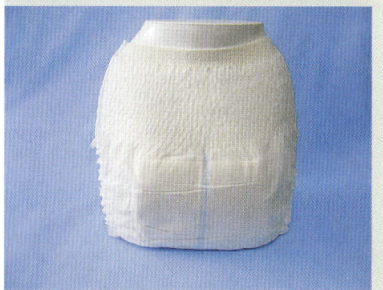

リハビリパンツを履きました．

図E　医療用多孔性ウエットドレッシング

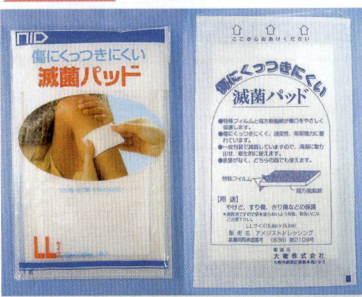

市販の医療用ドレッシングで，ラップ療法に使えそうなものを見つけました．
これは，局方脱脂綿を多孔性ポリエチレンフィルムでサンドイッチした製品です（製造：大衛株式会社）．
滅菌包装されています．

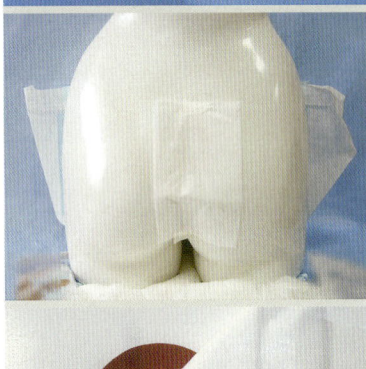

仙骨部の処置にちょうどよい大きさです．

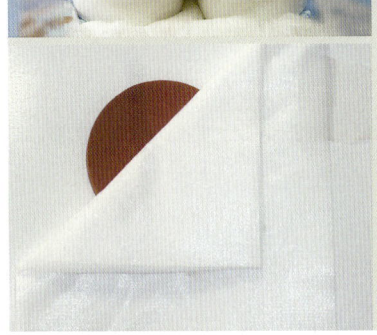

ドレッシングの両面に多孔性ポリエチレンフィルムが貼られています．
浸出液が少ない創に適しています．

図F　医療用多孔性フィルム

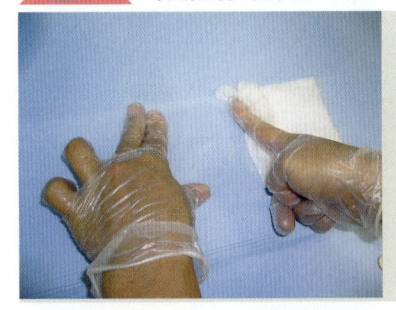

作り方①
浸出液が多い創に使えるように，ちょっとした工夫をします．
脱脂綿を取り除いて，フィルムだけにします．

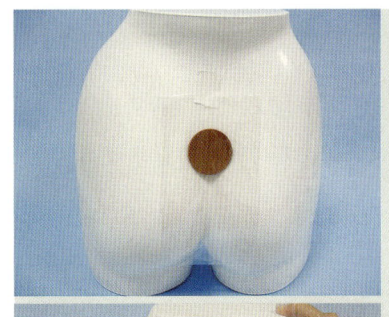

フィルムを創に直接貼ります．浸出液は孔から排出されます．

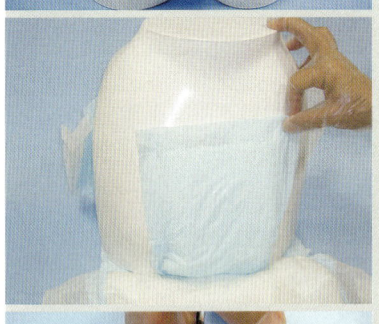

浸出液は紙おむつに吸収されます．

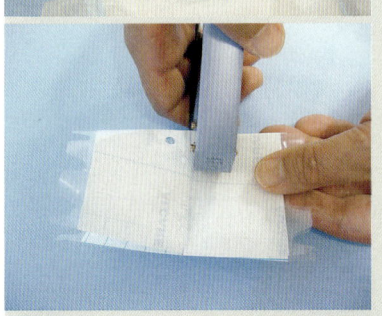

作り方②
医療用フィルムは，創の浸出液で簡単に剥がれてしまうのが欠点です．
そこで，ドレナージ用の穴を開けてみましょう．
フィルムに紙パンチで穴を開けます．

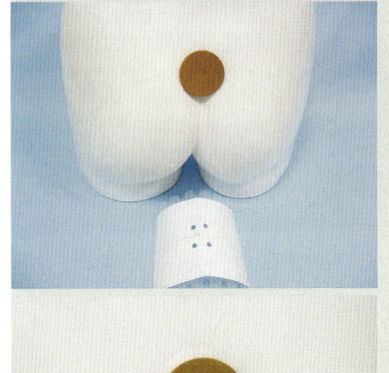

4個穴が開きました．

浸出液が穴から排出され，紙おむつに吸収されます．
医療用穴あきフィルムです．

4：ラップ療法で使うドレッシングのいろいろ

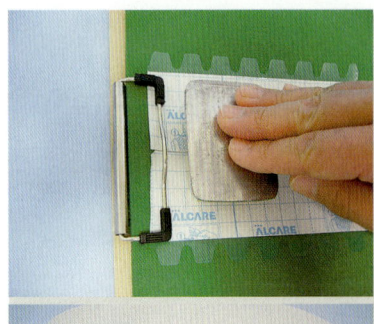

作り方③
医療用フィルムに剣山（生花用）で穴を開けます．

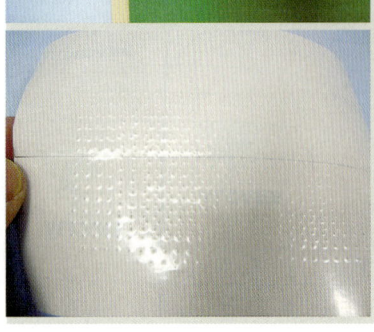

医療用多孔性フィルムの出来上がりです．
創に直接貼るか，紙おむつに貼るかして使います．孔が小さいので，浸出液の少ない創の処置に使いましょう．

3）ラップ療法による創処置
a．仙骨部・尾骨部褥創

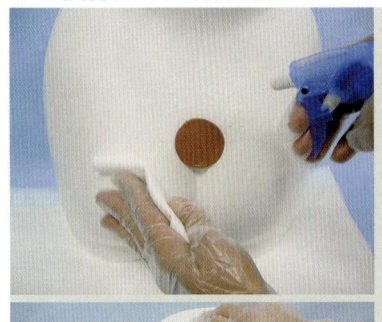

紙おむつが当たっている範囲全体を水洗いします．清潔目的です．
＊1日に1回だけ念入りに洗うよりも，おむつ交換のたびに毎回軽く洗うほうが清潔になります．すすぎが不完全になるので，洗剤は使いません．洗剤を使う必要がある場合は，シャワー室で多量のお湯を使って洗い流しましょう．

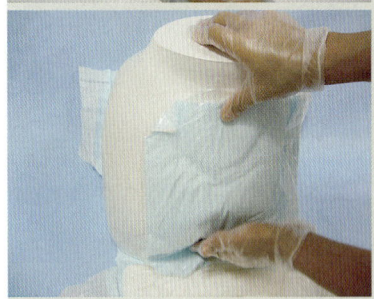

紙おむつ（1/3）を当てました．

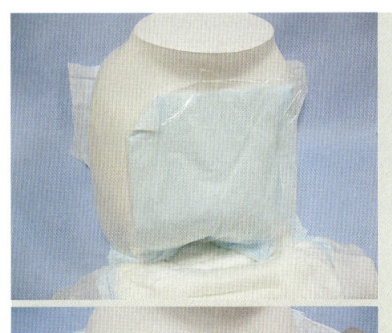

肛門部と坐骨部に敷き込むと，体動によるずれが少なくなります．

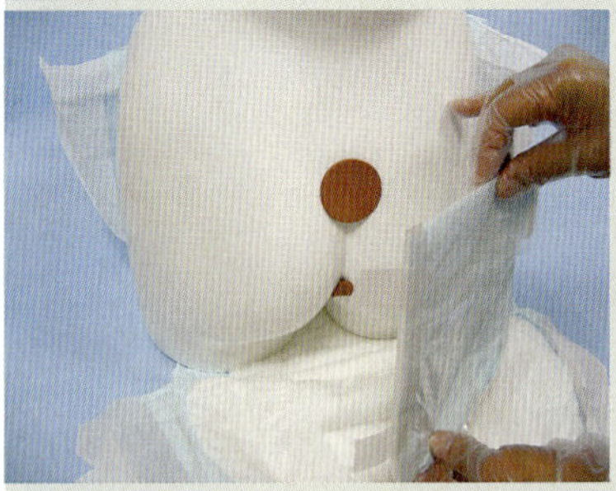

創が小さい場合は，紙おむつ（1/6）を使います．

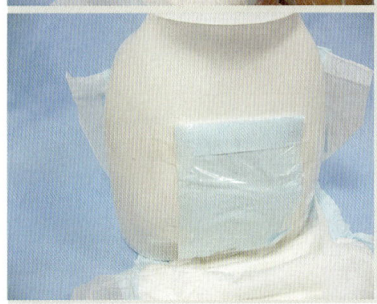

この上から紙おむつを履きます．

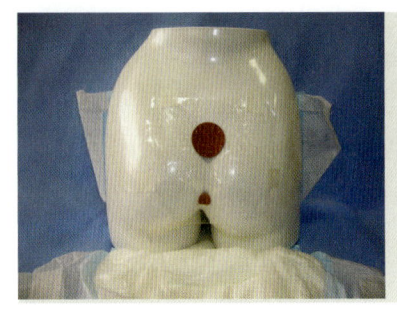

いわゆる穴あきラップによる処置．
穴あきポリエチレンを直接当て，紙おむつを履きます．余分なおむつを当てないため，あせもが出来にくいのが利点です（104頁，図2-15-⑦）．

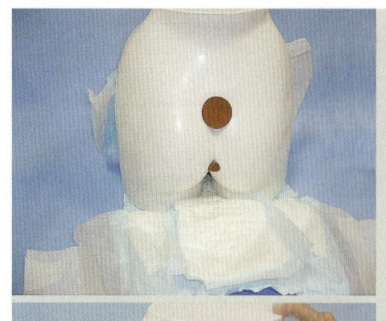

医療用フィルム/尿とりパッドによる処置です．

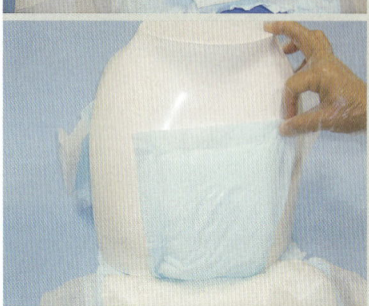

体の動きが激しくても，ドレッシングがずれにくいのが特徴です．

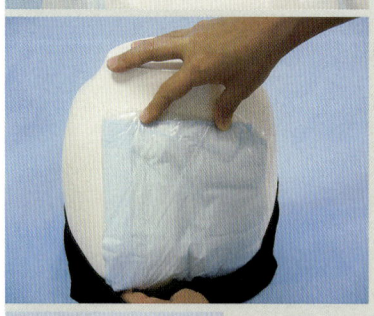

脊髄損傷患者など，紙おむつを使用しない場合に適した処置法です．
穴あきポリエチレン/紙おむつ（1/3）を当てます．

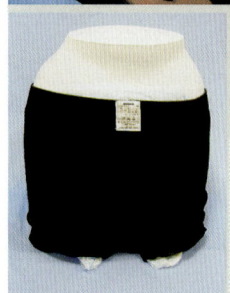

ストレッチ素材で股下がU字型のパンツ（ユニクロ社製など）を履くと，紙おむつが定位置に固定できます．

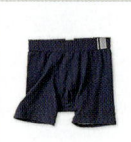

b．坐骨部褥創

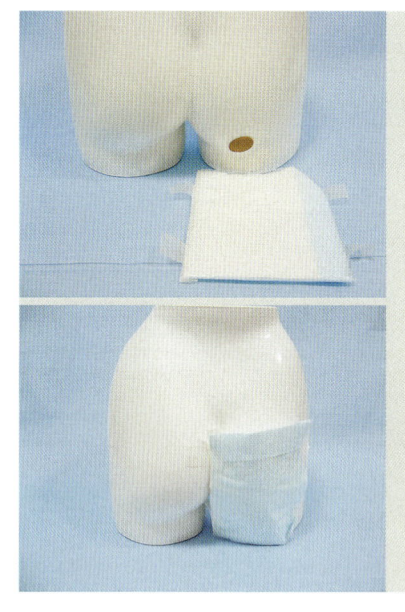

坐骨部褥創には紙おむつ（1/6）を使います．
このように，坐骨部のドレッシング処置も簡単に出来ます．

c．大転子部褥創

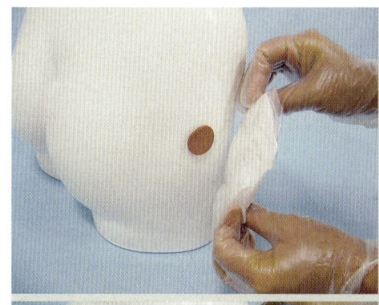

大転子部には，母乳パッドを使います．

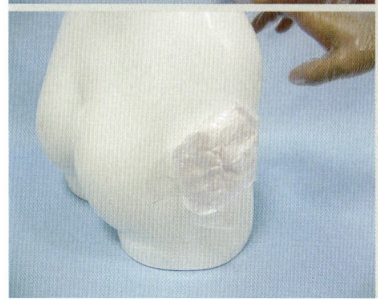

創が大きい場合は，紙おむつ（1/6）を使います．

d．踵部褥創

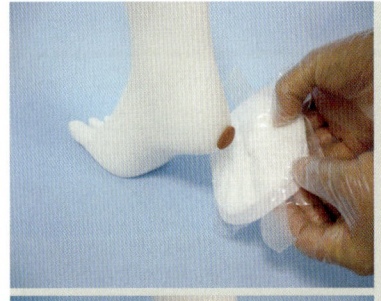

踵部には母乳パッドを使います．

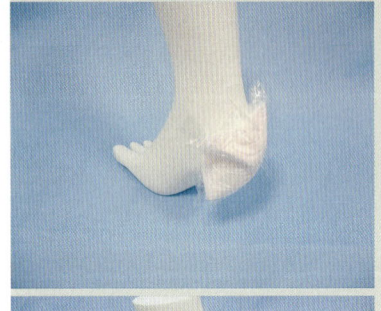

ナイロンストッキングで固定します．締め付けの緩いタイプ（SL）が良いでしょう

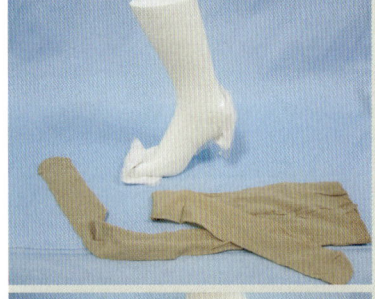

ストッキングを長く切ります．

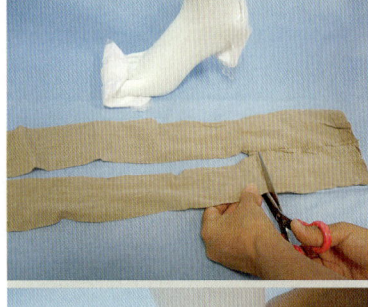

ストッキングを履いて固定します．

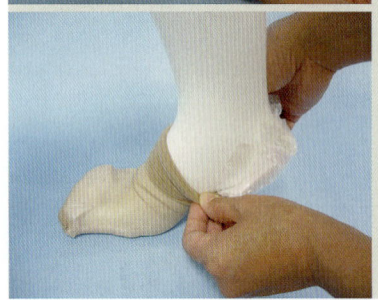

e．足趾の褥創

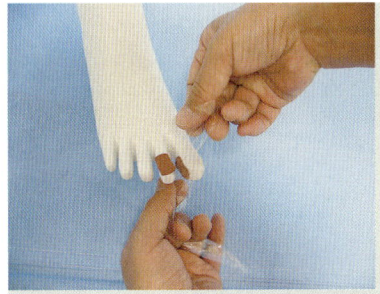

食品用ラップを約5cm幅に切り，趾に巻きつけます．

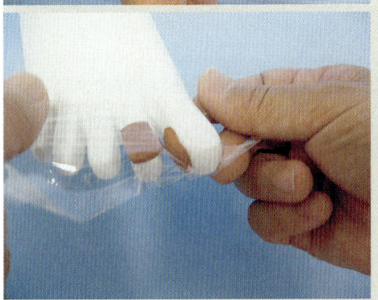

ラップが趾間のスペーサーになります．

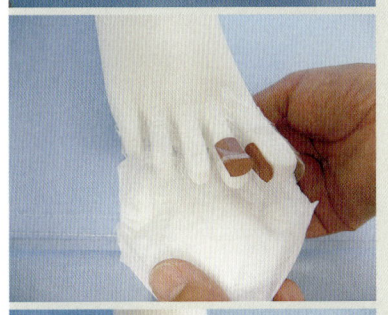

母乳パッドで直接包みます．穴あきポリエチレンは使いません．
＊この部位は蒸れやすいので，乾燥させたほうが快適です．

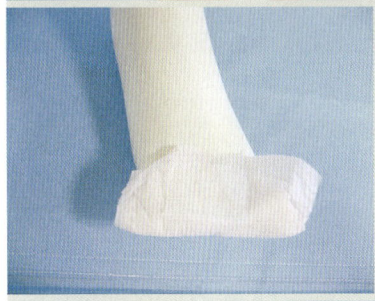

テープで軽く止めます．密閉してはいけません．
空気が通って乾燥するようにします．

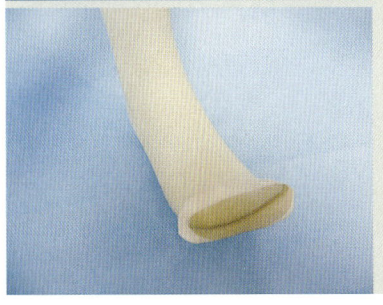

ストッキングを履きます．

4）ウエットドレッシングの吸収能

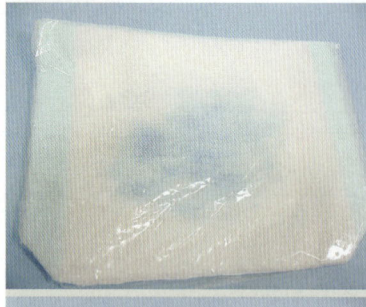

図 G

図 G-①　穴あきポリエチレン/紙おむつ
青く着色した水を散布しました．すみやかに吸収されています．

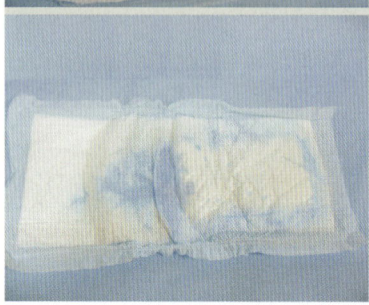

図 G-②　医療用フィルム/紙おむつ（尿とりパッド）
水はフィルムの周囲に吸収されています．

第1章
5 ラップ療法/開放性ウエットドレッシングの基本的処置

1 ラップを使うラップ療法

■**食品用ラップを使った基本的処置**（図1-16）と治療例（図1-17）

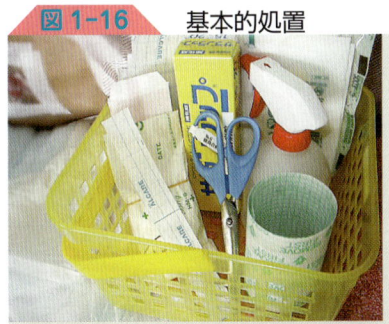

図1-16 基本的処置

① 創処置セットを使います．個人専用です．
・はさみ・ガーゼ（またはティッシュペーパー）・プラスチック手袋・ナイロンストッキング・紙おむつ・霧吹き・食品用ラップ・医療用フィルム

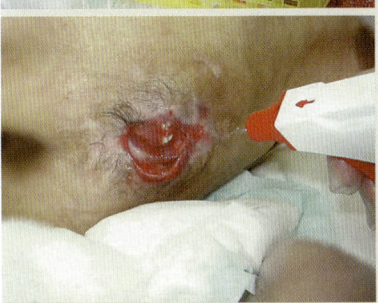

② 創と周囲の皮膚を微温湯で軽く洗います．浸出液と排泄物を洗い流すのが目的です．水圧をかけません．

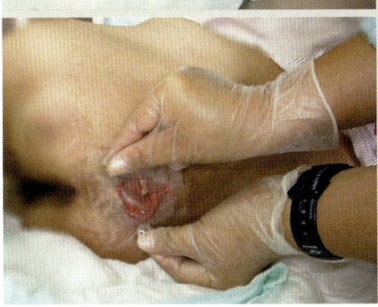

③ 食品用ラップを大きめに貼ります．

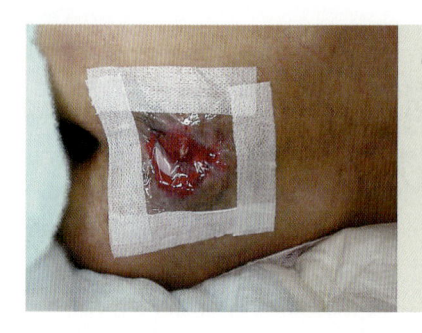

④ 処置に要する時間は，わずか3分です．

図 1-17 ラップを使った治療例

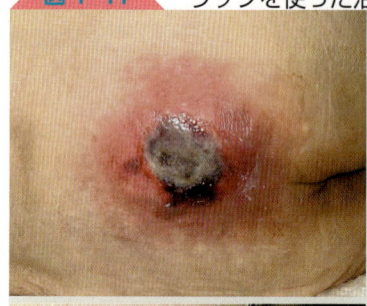

① 仙骨部Ⅳ度褥創．
感染しています．

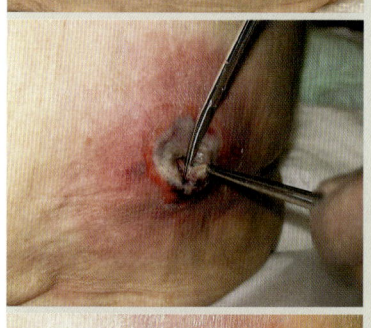

② 壊死組織の中心部を切除します．
膿汁が排出されました．

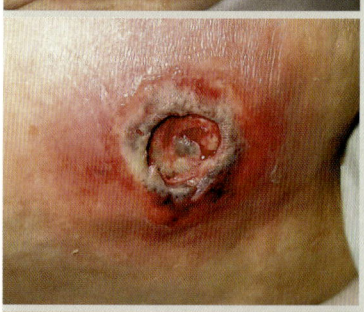

③ デブリドマン後．

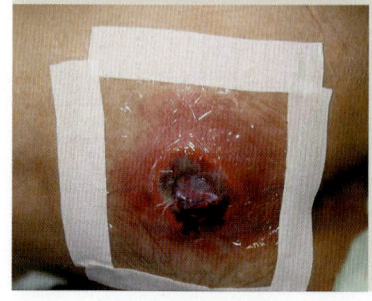

④ 食品用ラップを大きめに貼ります．

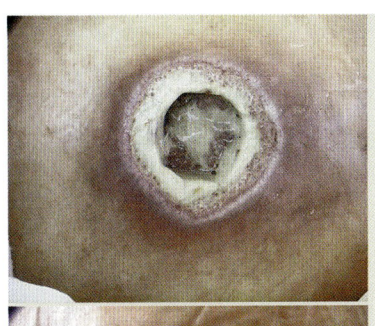

⑤ 発症3週経過.

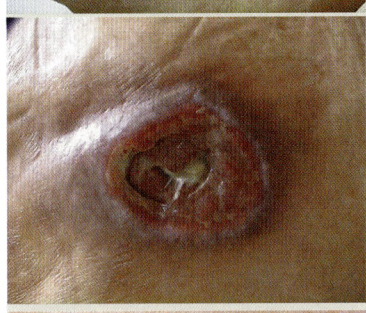

⑥ 発症6週経過.

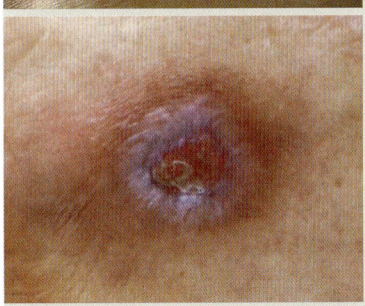

⑦ 発症11週経過.
　創が平坦になりました.
　創の周辺から表皮化が進んでいます.

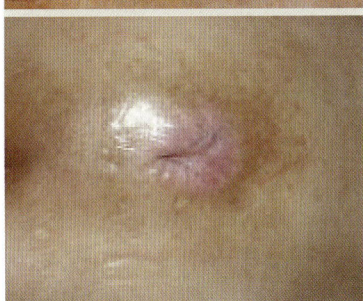

⑧ 発症24週経過.
　完治しました.

治療のポイント

① 壊死組織は適宜切除し，浸出液や膿のドレナージを妨げないようにします．切除は最小限にとどめ，残りの壊死組織は自己融解させます．
② 外用薬やガーゼは使用しません．
③ 創感染に対しては抗生剤の全身投与を3〜5日間行います．消毒薬や抗菌外用薬は使いません．
④ 壊死組織が乾燥硬化している場合は，ワセリン（またはプラスチベース®）を塗ります．数日経過すると柔らかくなりますので，適宜切除します．
⑤ 浸出液が多い場合は，穴あきポリエチレン/紙おむつなどで処置します．

2 ラップを使わないラップ療法

プラスチックフィルム（穴あきポリエチレン）/紙おむつなどを使う処置法です．

食品用ラップを使った場合の，壊死組織や浸出液が多い時期には悪臭がひどい，夏はかぶれることが多い，浸軟（皮膚が白くふやける），バンソウコウかぶれがある，といった問題をほとんど解決しました．フィルムを直接皮膚に固定しないため，蒸れやバンソウコウの粘着剤による皮膚損傷がありません．

また真菌症などが合併した場合などには，抗真菌剤を併用しやすいといった利点もあります．

■穴あきポリエチレン/紙おむつによる基本的処置（図1-18）と治療例（図1-19）

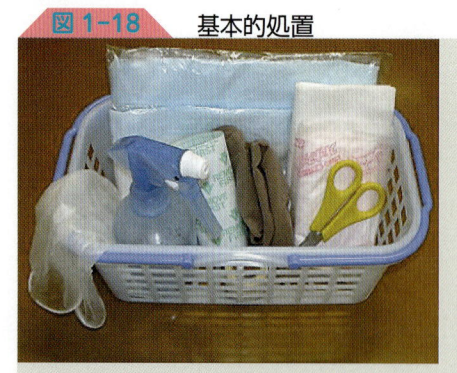

図1-18　基本的処置

創処置セットを使います．個人専用です．
単純かつ完全な感染予防策です．病原菌を持ち込まず，持ち運びません．処置に使う材料はすべて準滅菌（クリーン）です．
・紙おむつ（薄い平おむつがよい）・母乳パッド・穴あきポリエチレン（台所の水切り袋）・霧吹き・はさみ・ペーパータオル・プラスチック手袋・ナイロンストッキング・プラスチックかご．
必要に応じて食品用ラップを追加します．

●処置の実際

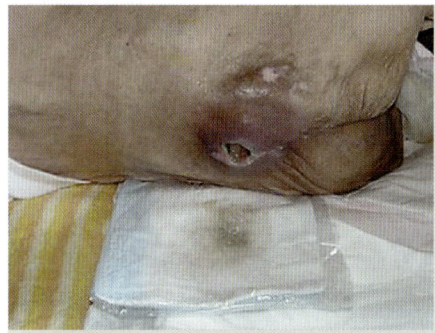

① 前日処置をして，24時間経過しています．浸出液が紙おむつに吸収されています．

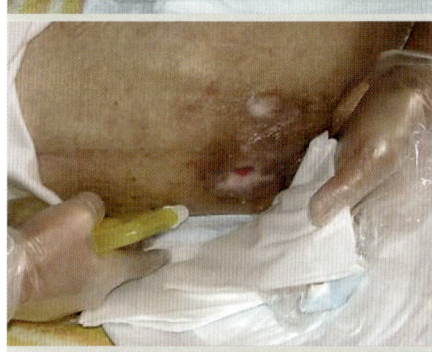

② 創と周囲の皮膚を微温湯で軽く洗います．浸出液と排泄物を洗い流すのが目的です．水圧をかけません．

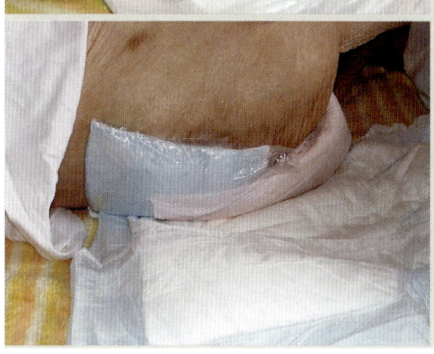

③ 水洗いして，穴あきポリエチレン/紙おむつを当てます．
ドレッシングがずれないように，坐骨のあたりも覆うように当てます．
尿とりパッドは，ドレッシングの外側に当てます．最後に紙おむつを履きます．手順はおむつ交換とかわりません．

> **図 1-19** 穴あきポリエチレン/紙おむつによる治療例

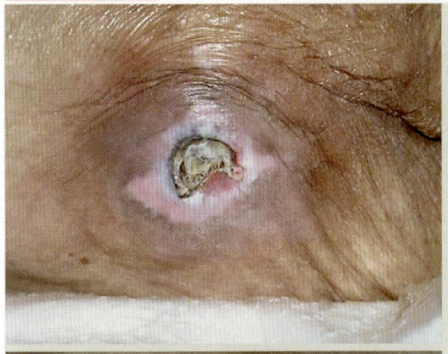

① 仙骨部Ⅲ度褥創．高度のやせを認めます．仙骨が突出しています．

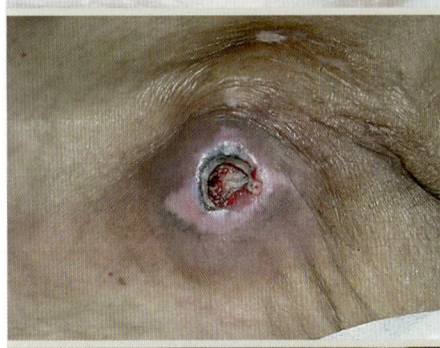

② 出血しない程度にデブリドマンします．残りの壊死組織は自己融解します．

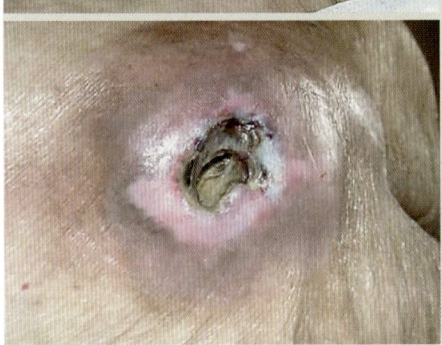

③ 4日経過．
壊死組織が軟化しています．

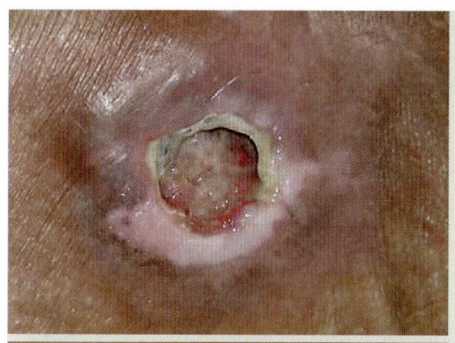

④ 2週経過.
　壊死組織が融解し, 創底が見えてきました.

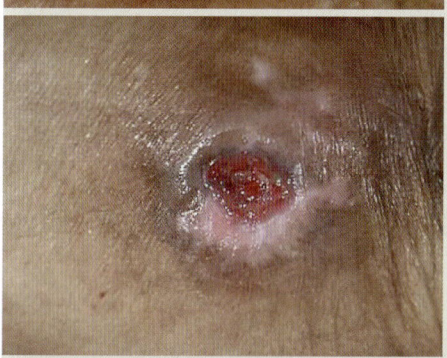

⑤ 5週経過.
　創底がきれいになりました.

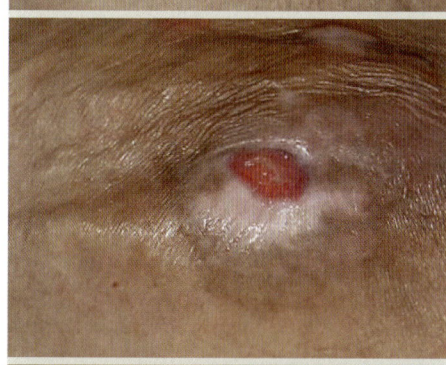

⑥ 9週経過.
　創が浅くなり, 表皮形成が生じています.

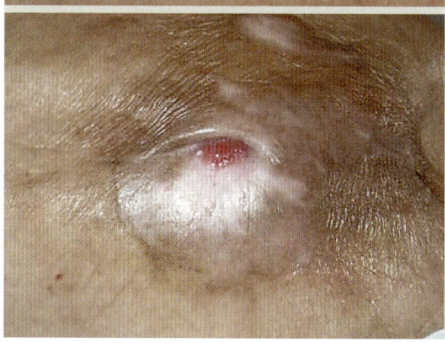

⑦ 16週経過.
　創閉鎖までもう一息です.

⑧ 20週経過．
創は閉鎖しました．

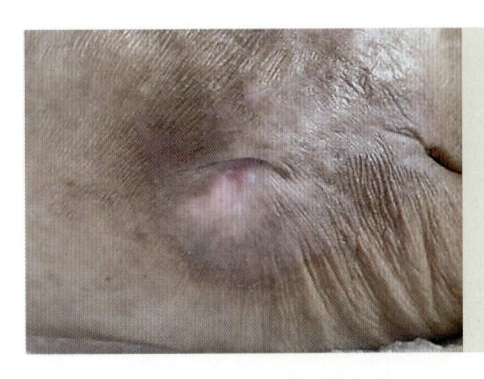

治療のポイント

部位や浸出液の量に応じて紙おむつを母乳パッドに代えます．

治療のポイント　(⇒36頁図1-12参照)

● 暑い夏の日のおむつかぶれ

　暑い夏は，食品用ラップや穴あきポリエチレン/紙おむつで処置すると，表皮剥離とびらんが生じて対処に難渋することがあります．下痢をしている場合はさらに大変です．このような場合は，お尻に直接紙おむつを貼って浸出液を吸収させるとうまくいくことがあります．紙おむつが皮膚に張り付く場合は，紙おむつにワセリンを薄く塗るとよいでしょう．多くの場合，真菌症が合併しています．抗真菌外用薬を薄く塗りましょう．通常数日で表皮剥離と湿潤が落ち着いてきて，浸出液が減ってきます．紙おむつによる摩擦を減らすため，今度は紙おむつに医療用フィルムを貼りましょう．原理的にはラップ療法と同じです．抗真菌外用薬は，フィルム面に塗ることもできます．

▶ Q1　栄養についてどう考えますか

A 褥創の治り方と栄養状態には相関があります．しかし，筆者は「従来の治療法で治らないような低栄養の患者でもラップ療法なら治ることが少なくない」と考えています．本書では症例にTP（総蛋白）/Alb（アルブミン）[g/dl]値を記述しました．栄養状態の指標として参考にしてください．一般にはAlb 2.9以下の場合，褥創の発生が増え

るといわれています．

Alb [g/dl]	栄養不良の程度
3.0〜3.4	軽度
2.5〜2.9	中度
2.0〜2.4	高度
〜1.9	高高度

①栄養がよければ褥創ができにくい．
②栄養がよければ褥創は治りやすい．
③局所療法がよければ，低栄養でも治るものがある．
④誤嚥性肺炎を繰り返す症例では，栄養投入量を増やしても栄養状態は改善しない．
⑤栄養療法を行っても肺炎を起こすと，褥創の発生と悪化は避けられない．

栄養と褥創の治療の関係をまとめました．

①②は異論がないと思います．しかし，「栄養がよい」とはどの程度のことをいうのでしょうか．日本褥瘡学会の栄養関連部会でよく聞かれる議論は，比較的栄養状態のよい方を対象にしていることが少なくありません．例えば，「Alb 2.5〜2.9 g/dl の患者を対象に栄養学的介入を行い Alb 3.0 g/dl 以上になったところで褥創が治った…」といった具合ですね．このような発表では「局所療法が適切であったのかどうか」が議論になることは稀です．

ラップ療法の場合，「Alb 2.5 g/dl 以下の患者では創の治り方が遅くなるが，それでも Alb 2.0 g/dl 以上あれば治癒傾向が見られる」というのが実感です．言い換えると，褥創が治るためには Alb 2.0 g/dl 以上あれば足りるということです．

④⑤は，高齢者医療を業とする筆者の実感です．ある疾患に栄養学的介入が有効であるかどうかという研究一般に言えることですが，信頼に足るエビデンスのあるものは，Alb 2.5 g/dl 以上の患者を対象にした研究がほとんどです．すなわち，Alb 2〜2.5 g/dl の患者を対象にした RCT（無作為比較試験）はほとんどなく，ましてや褥創の治りかたに影響したかどうかを証明した研究は皆無です．このような高度の栄養障害の患者では，脱落例（早期死亡）が多いため研究が困難であるものと想像しています．

▶Q2 糖尿病性壊疽，閉塞性動脈硬化症にもラップ療法は有効でしょうか

A 閉塞性動脈硬化症（ASO）の大部分の症例に，ラップ療法は無効です．糖尿病性壊疽の一部には，ラップ療法が有効なものがあります（4頁「99％失敗しないラップ療法入門」，191頁「閉塞性動脈硬化症（ASO）」，209頁「糖尿病性壊疽」も参照してください）．

血流の観点から見た皮膚潰瘍の治りやすさは，褥創＞糖尿病性壊疽＞閉塞性動脈硬化症の順になります．あるいは，重症化のしやすさはその逆の順になります．

下記にそれぞれの病態についてまとめます．

---

①褥創：皮膚の血管が体の重みで閉塞します．体重が加わらないようにしてあげれば（除圧），普通の傷と同じように治るはずです．

②糖尿病性壊疽：足，趾などの細い動脈が閉塞して起きる病気です．きつい靴やガーゼ，包帯，深部静脈血栓症予防目的の弾力包帯などの不適切な使用などをきっかけに悪化します．詰まりかかっている細い血管を圧迫したら完全に閉塞してしまう，ということです．この点で，ラップ療法の「圧迫しない処置法」が断然有利であることは明らかです．しかしながら，すでに骨の栄養血管が閉塞して骨壊死を起こしている場合は外科的処置が必要になるので，十分な観察をします．骨壊死が疑われる場合は，乾燥させる処置（ドライドレッシング）をして経過を見ます．

③閉塞性動脈硬化症：四肢の比較的太い動脈（糖尿病性壊疽よりも太い血管）が閉塞して起きる病気です．動脈は樹木の枝のように枝分かれしています．太いところで閉塞すると，深部に広範な壊死を生じます．すなわち，皮膚だけではなく，筋肉や骨が壊死するということです．壊死組織を除去しないと感染を起こして敗血症になる危険性があります．閉塞性動脈硬化症は，ラップ療法（ウエットドレッシング）ではなく乾燥させる処置（ドライドレッシング）をして経過を見ます．

傷の治り方を左右するのは，組織（皮膚・筋・骨）の栄養血管の血流量です．褥創では皮膚の栄養血管が閉塞し，壊死は皮膚に限定されるのが通常です．糖尿病性壊疽では血管の閉塞により，皮膚だけでなく腱・筋・骨などの深部組織に及ぶことがありますが，その範囲は足の末端に限局することが通常です．閉塞性動脈硬化症ではより太い動脈が閉塞するため，壊死は足先だけでなく下肢全体に及ぶことが少なくなく，肢切断術が必要になることが少なくありません．

糖尿病性壊疽の治療指針は，①血糖コントロール，②感染コントロール，③デブリドマン，④血流改善目的の薬物療法，⑤局所療法とされています．閉塞性動脈硬化症の治療については，①動脈硬化の評価，②血流改善のための血管内治療や血行再建手術，③感染コ

ントロール，④デブリドマン，⑤血流改善目的の薬物療法，⑥局所療法とされています．ラップ療法は⑥の局所療法です．皮膚の修復を助ける支持療法であり，血流を改善するプロスタグランジンなどの薬物や血行再建術などと併用することが可能です．ラップ療法が傷を治す治療に見えるとしたら，それは従来の創処置が傷の治り方を積極的に妨げているために，相対的に「ラップ療法で治る」ように見えるからです．

　血液の循環を妨げない創処置をしましょう．趾（あしゆび）をひとまとめにして紙おむつで包むとか，包帯を使わずにナイロンストッキングで足全体をまとめるといった小さな工夫で，血液循環を妨げることなく創を包むことができます．「ガーゼ＋弾力包帯処置」は血液循環を妨げる危険性があります．

Q3 乾燥させる処置（ドライドレッシング）とはどのようなものですか

A （199頁　閉塞性動脈硬化症　2）ASO の緩和ケアを参照）

　糖尿病性壊疽，閉塞性動脈硬化症で骨などの深部組織の壊死が考えられる場合は，創を乾燥させる処置をします．ヨード含有白糖製剤（ユーパスタ®）やカデキソマー（カデックス®）などがこの目的で市販されていますが，より簡単な方法が紙おむつを使うドライドレッシングです．紙おむつは実用的な乾燥材です．

Q4 ラップ療法でおむつかぶれができました

A おむつかぶれやあせもの原因のひとつは，おむつの重ね当てです．最低2枚，多いときは5枚も重ねていることがあります．おむつは保温材＝断熱材です．排泄物で汚染すると，さらに蒸れます．創処置のために穴あきポリエチレン／紙おむつを重ねると，さらに蒸れがひどくなります．そんなときは，穴あきポリエチレンを創に直接当てておむつを履く処置をしましょう．おむつは1枚（下痢の場合は＋尿とりパッド1枚）にして，すきまから空気がおむつの中に入るようにしてあげたいものです（61頁「いわゆる穴あきラップによる処置」を参照）．

　浸出液が少ない創（浅いⅡ度の褥創や表皮形成が始まった創）の場合は，ワセリンを塗布するだけで処置することができます．創の表面をワセリンの薄い層が保護して，創の表面がウエットに保たれますし，ワセリンの撥水性が濡れた紙おむつの摩擦を打ち消します．ラップ療法と同じ原理ですが，蒸れないというところに利点があります（図1-20）．

図 1-20　ワセリン塗布による保護

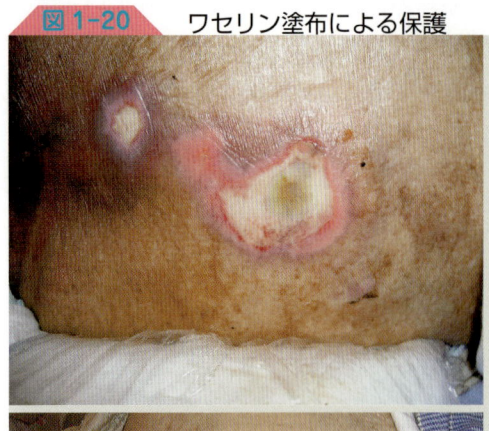

① 仙骨部Ⅲ度褥創．黄色期．

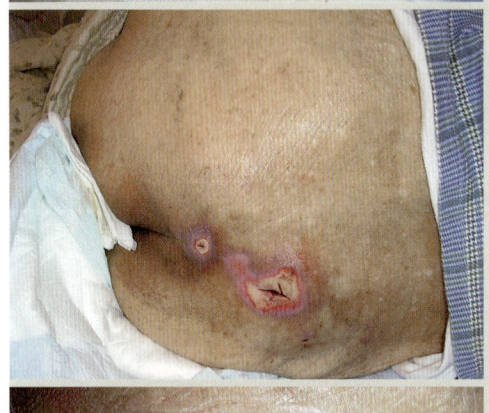

② ドレナージ目的の切開をしました．
　穴あきポリエチレン/紙おむつで処置します．

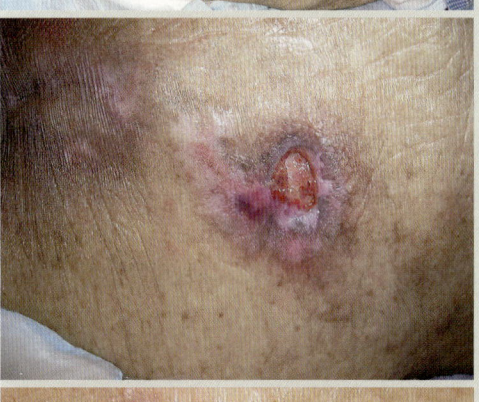

③ 11 週経過．赤〜白色期．

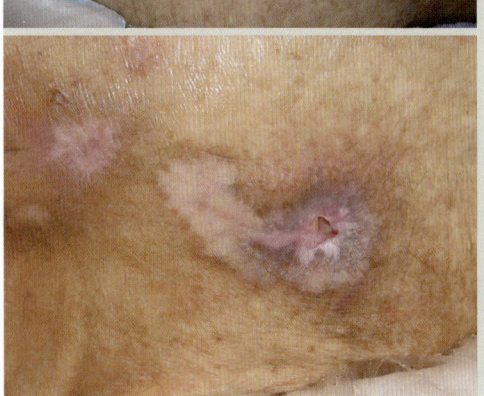

④ 13 週経過．治癒期．
　創はほとんど閉鎖しています．穴あきポリエチレン/紙おむつ貼布を中止します．紙おむつの摩擦により薄い表皮が損傷するおそれがあるので，ワセリン塗布による保護をします．

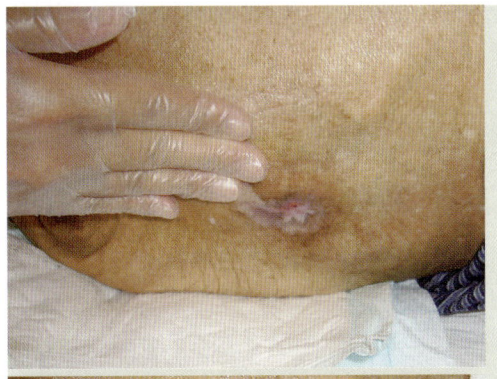

⑤ 創周囲だけでなく臀部全体にワセリンをたっぷり塗ります．

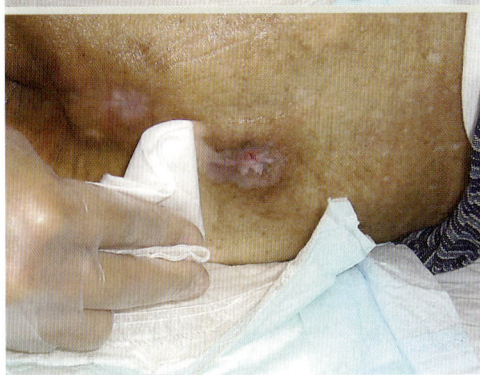

⑥ ワセリンを十分拭き取って，紙おむつを履きます．

▶ Q5 ラップ療法にはエビデンスがあるのですか

A ラップ療法の治療効果については複数の報告があり，重症度分類（NPUAP）Ⅱ，Ⅲ，Ⅳ度の褥創に有効であるとされています[4)〜6)]．少数例の検討であること，ランダム化比較試験ではないことなどの点が今後の課題です．ラップ療法がⅡ度褥創および赤色期以降のⅢ度褥創に対し有効であることについては異論がないと思われます．一方，壊死組織や感染を伴うⅢ-Ⅳ度褥創に治療にはドレナージを含む感染管理が必須であり，治療には十分な注意が必要です．創感染のコントロールの問題はラップ療法固有の問題ではなく，創傷治療共通の課題であることに留意してください．

▶ Q6 海外でもラップ療法のような治療が行われていますか

A 知る限りでは，今までラップ療法に類似した治療の報告はありません．

　筆者は，1999年に英文誌に短報を報告し[7)]，2004年に国際学会で報告しましたが，現在までのところ大きな反響はありません．「褥創を開放性に治療する」考え方が理解されるためには長い道のりが必要のようです．ともあれ，ラップ療法が日本発の治療法であることは間違いありません．今後ラップ療法の基礎的・臨床的研究が進み，代表的な英文誌や国

際学会で発表されることを願ってやみません．ラップ療法を研究する皆様の発奮を期待申し上げます．

Q7 ウエットドレッシング療法の歴史を簡単に解説してください

A 最初のモダンドレッシング modern dressing（従来の乾燥ガーゼに替わるウエットドレッシング）として最初に登場したのがチュルグラ Tulle Gras と呼ばれるものです[8]．第一次世界大戦（1914－1918）中，ワセリンを染み込ませたガーゼが戦傷のドレッシングとして使われました．第2次世界大戦では，この派生品であるホウ酸ワセリンガーゼが熱傷治療に使われ，効果が認められました．Tulle Gras に抗生物質を染み込ませた商品が Sofra-Tulle（ソフラチュル®）です．1962年 Winter は，人工的につくったブタの表皮欠損にポリエチレンフィルムを貼った治療の有効性を報告しました[9]．その後フィルムに穴を開けたドレッシングの有用性について報告しました[10]．Winter は，良い創傷被覆材の要件を，「血液や浸出液をよく吸収し，しかも創に固着しないで湿潤を保つことであるするものであることと」と明言し，ウエットドレッシングの新時代を切り開きました．

最初に上市されたモダンドレッシングは，粘着能のあるプラスチックフィルムドレッシング（オプサイト®など）でした．多量の浸出液を処理するために小孔を開けたプラスチックフィルムと吸収パッド（脱脂綿）を組み合わせた製品も上市されました（メロリン®，バンドエイド®など）．大部分のモダンドレッシングは，創に接触する面と吸収パッドの組み合わせで出来ております．ポリウレタンフォームも考え方は同じです．

モダンドレッシングは主として外傷に使われてきましたが，近年褥創に応用されるようになりました．しかし，褥創固有の問題（圧迫，ずり応力，浸出液，感染など）を解決し，創のさまざまな臨床像に対応できるドレッシングは多くありません．唯一といえるのが，「ラップを使わないラップ療法」です．

■引用文献
1) 大浦武彦（監），宮地良樹，他（編）：褥創状態評価法 DESIGN のつけ方，使い方．照林社，2003．
2) 大浦武彦，田中マキ子（編）：TIME の視点による褥創ケア－創床環境調整理論に基づくアプローチ．p30, 学習研究社，2004．
3) 鳥谷部俊一：褥創治療の常識非常識―ラップ療法から開放性ウエットドレッシングまで．三輪書店，2005．
4) 鳥谷部俊一，末丸修三：食品包装用フィルムを用いるⅢ～Ⅳ度褥創治療の試み．日本医師会雑誌，**123**（10）：1605-1611, 2000．
5) 大西山大，小出 直，塩竈和也，他：褥創治療における食品包装用ラップフィルムの使用経験．医学と薬学，**55**（4）：561-567, 2006．
6) 岡村伸介，卜部さとみ，久富美代子，他：褥瘡に対するラップ療法の治療効果と医療経済効果．日本褥瘡学会誌，**4**（3）：427-430, 2002．
7) Toriyabe S：Use of a food wrap as a dressing material. Adv Wounal Care, **12**：405-406, 1999．

8) Thomas S：Wound Management and Dressings. London. Pharmaceutical Press, 1994.
9) Winter GD：Formation of the scab and rate of epithelization of superficial wounds in the skin of the young domestic pig. Nature, **193**：293-294, 1962.
10) Winter GD：A note on wound healing under dressings with special reference to perforated-film dressings. J Invest Dermatol, **45**：299-302, 1965.

コラム

新名称募集！

　ラップ療法の新時代が予感されるような新名称をご提案ください．

　ラップ療法はその後改良が加えられ，多くの「変法」が誕生しました．食品用ラップを使わない新しい処置法に対し，いろいろな呼称が提案されています．「ラップ療法変法」「穴あきラップ療法」「医療用ラップ」「ラップを使わないラップ療法」といった具合です．いずれの処置法も「創の湿潤を保つ，創を閉鎖しないで浸出液を排出する，創に固着しない」などの基本原理は共通ですので，ひとつの呼称で代表させたいというのは自然な考えです．「開放性ウエットドレッシング療法」という呼称は，2005年に筆者が提案したものです．

　「開放性」は「閉鎖性」に対応したつもりですが，「創を覆わずに空気に晒す」といった語感があるのが欠点です．「開放性」の代わりに「半開放性」または「半閉鎖性」として「半開放性ウエットドレッシング療法」または「半閉鎖性ウエットドレッシング療法」とすればより正確ですが，やや冗長になってしまいます．

　ラップ療法の英訳の提案も期待しております．

　インターネット検索エンジンで調べてみると，semi-occlusive dressing では医療用フィルム（オプサイト®など）がヒットすることが多く，semi-open dressing では tulle gras（ワセリンガーゼ）や Sofra-Tulle（ソフラチュル®）がヒットします．perforated plastic bag で検索すると，パンや豆などの食品を入れる袋がヒットしますが，台所用水切り袋はヒットしませんでした．穴あきポリエチレン／紙おむつと機能的に類似した医療用ドレッシングとして市販されているもののひとつが，メロリン®（Melolin；Smith & Nephew）です．穴あきポリエチレンフィルムと脱脂綿を貼り合わせた構造をしており，外傷や皮膚科領域の被覆材として広く使われています．褥創の治療材料としては推奨されていません．メーカーのカタログには，perforated plastic film absorbent dressing と記載されています．

第2章

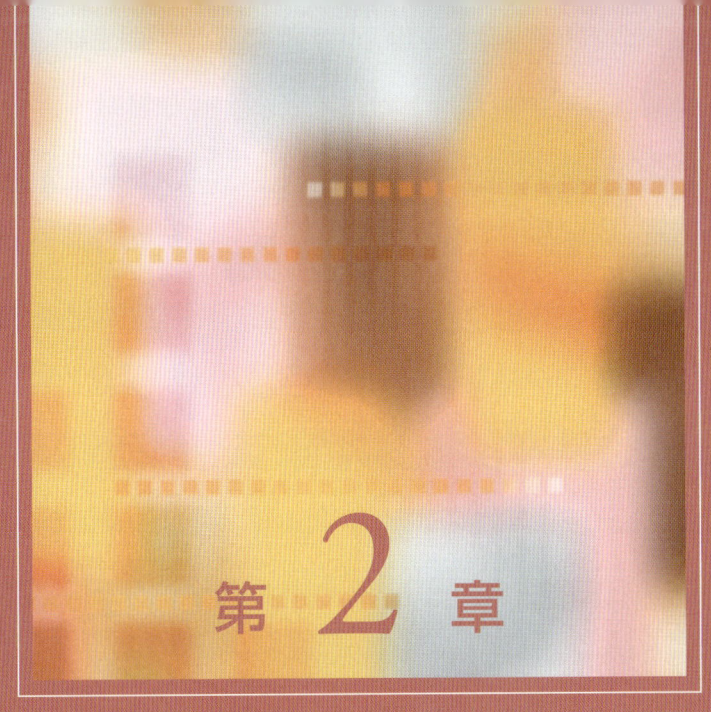

部位別処置法

褥創処置の成功の鍵は，日常生活を制限することなくドレッシングを創に当てる工夫をすることにあります．ドレッシングが創を圧迫する，ドレッシングが剥がれてしまうなどの理由で患者の体位やリハビリを制限しなくても済む処置法がラップ療法です．

- A．耳介の潰瘍 ……………………………… 85
- B．後頭部の潰瘍 …………………………… 89
- C．手や腕の表皮剥離 ……………………… 91
- D．胸部の褥創 ……………………………… 99
- E．胸椎の褥創 ……………………………… 101
- F．仙骨部の褥創 …………………………… 102
- G．尾骨部の褥創 …………………………… 122
- H．坐骨部の褥創 …………………………… 138
- I．大転子の褥創 …………………………… 145
- J．腸骨部の褥創 …………………………… 157
- K．膝の褥創 ………………………………… 163
- L．下腿の褥創 ……………………………… 167
- M．足の褥創 ………………………………… 176
- N．閉塞性動脈硬化症（ASO）…………… 191
- O．糖尿病性壊疽 …………………………… 209
- P．低温熱傷 ………………………………… 219
- Q．がん終末期患者の皮膚ケア（悪性皮膚潰瘍，浮腫）……………………………………… 221
- R．趾（あしゆび）の潰瘍 ………………… 226
- S．在宅治療例 ……………………………… 229
- T．気管切開 ………………………………… 236

第2章
A 耳介の潰瘍

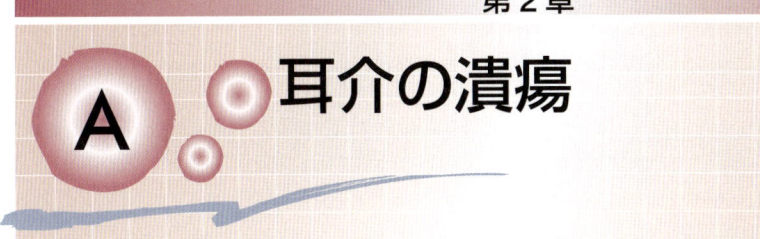

①酸素マスクの固定のゴムひもやカニュラが耳に当たってできる潰瘍

予防
- ゴムひもやカニュラに食品用ラップを巻きます（図2-1，2-2）．
- ナイロンストッキングをゴムひもの代わりに用います．伸縮性に優れているので，締め方を緩くしてもマスクがはずれません（図2-3）．

治療
- 患部にワセリンを塗って食品用ラップを当てます（図2-4）．

図2-1-①
酸素マスク付属のゴムひもが耳に食い込んでいます．

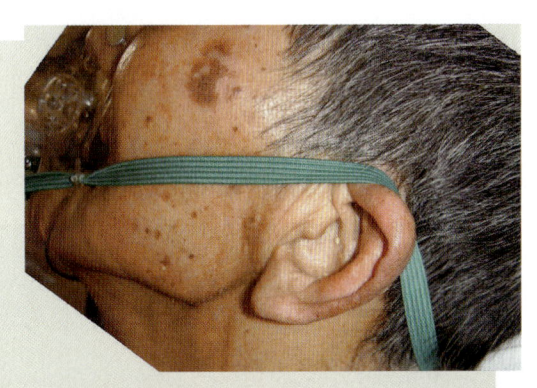

図2-1-②
ゴムひもにラップを巻きつけます．ラップが摩擦力を打ち消します．

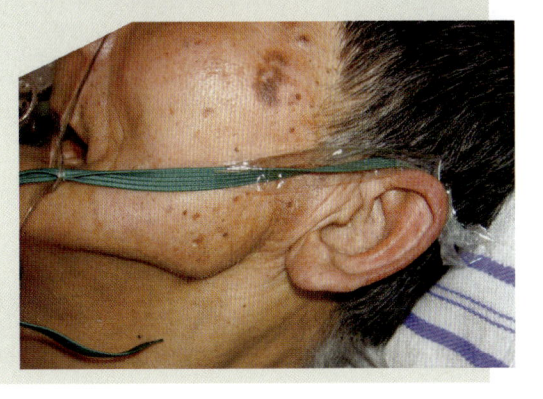

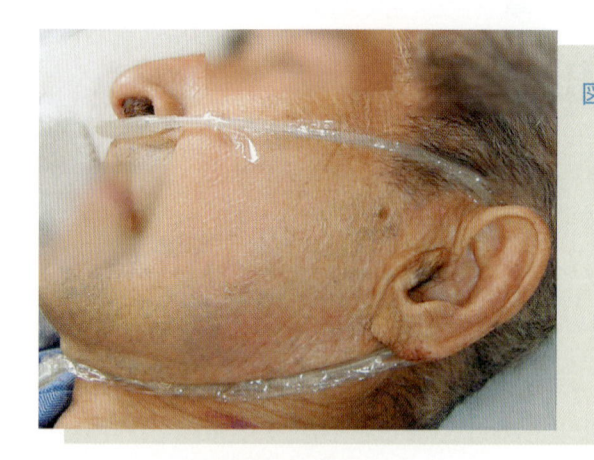

図 2-2
酸素吸入カニュラにラップをあらかじめ巻きつけておいて発生予防をします．

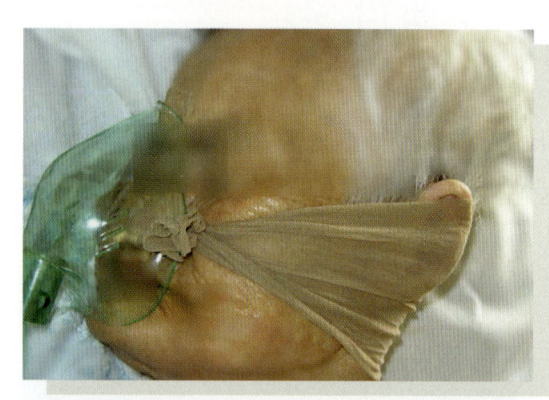

図 2-3
ゴムひもの代わりにナイロンストッキングを使います．
このようにすると，強く締めつけなくてもマスクが外れなくなります．

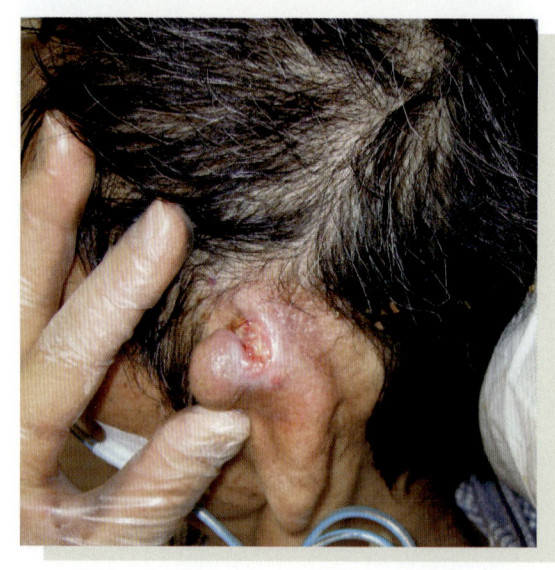

図 2-4-① 酸素カニュラによる損傷

図2-4-②
ワセリンを塗り，カニュラにラップを巻きます．

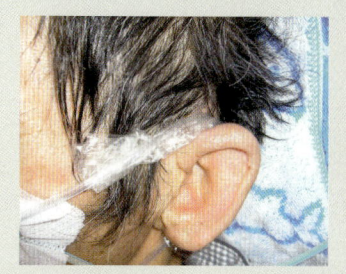

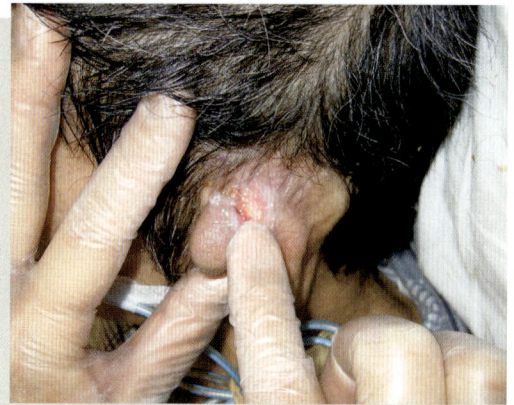

図2-4-③　8週経過
治癒しました．

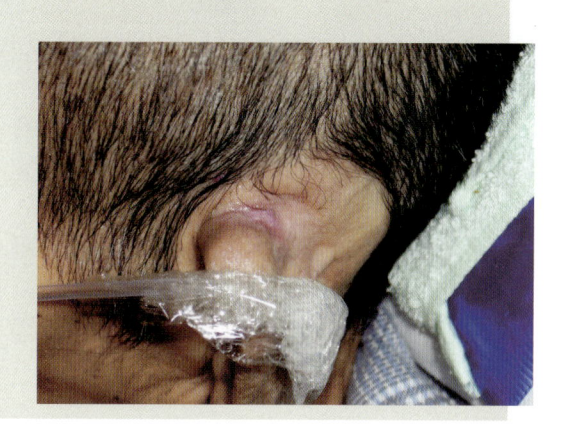

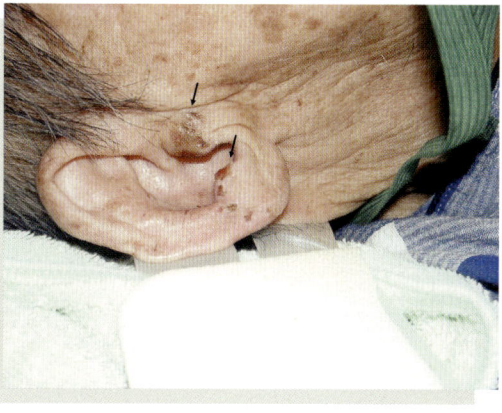

②枕に耳介が押し付けられてできる潰瘍

予防
- 穴あきポリエチレン／紙おむつを枕に敷きます．ずり応力が打ち消され，潰瘍発生を予防します．

治療
- 表皮剥離程度のものは，ワセリン塗布のみで治ります．
- 少し深いものは，ワセリンを塗ってラップまたは穴あきポリエチレンで耳を包みます（図2-5）．

図2-5-①
枕に耳が押し付けられて潰瘍が生じています．

A．耳介の潰瘍

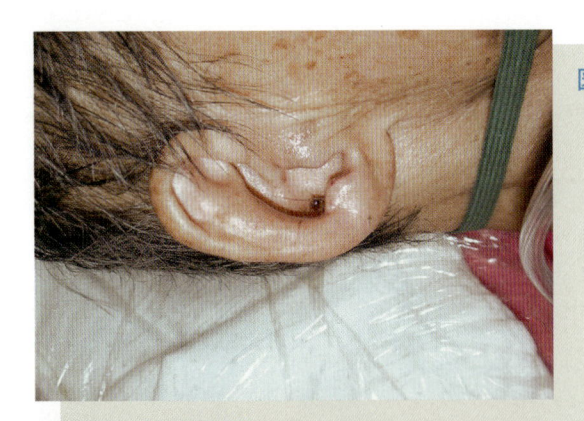

図 2-5-② 7日経過
耳介にワセリンを塗布しました．穴あきポリエチレン/紙おむつを枕に敷きます．

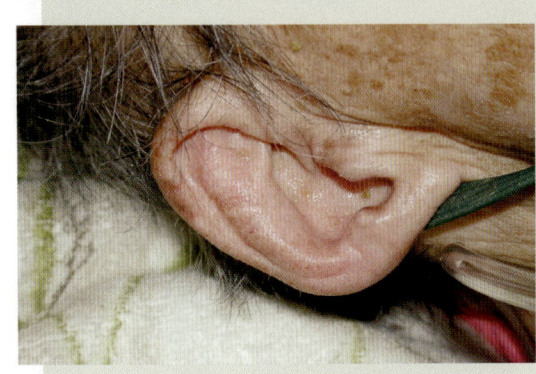

図 2-5-③ 2週経過
潰瘍はきれいに治っています．

治療のポイント

　軽度の潰瘍はワセリン塗布でもよいのですが，頭の向きによって耳が枕にこすれてワセリンが取れてしまいます．そんなときは，穴あきポリエチレン/紙おむつの出番です．
　①ワセリンを耳介に多めに塗布します．
　②ドレッシングを枕に敷きます．
　これだけです．頭が上を向いているときは，ワセリンによるウエットドレッシングです．頭が横を向いて耳介がドレッシングに押しつけられても，ワセリンは残っていますから，ウエットドレッシングです．フィルムは，耳介に加わるずり応力を打ち消して傷に対する損傷を少なくします．

第2章

B. 後頭部の潰瘍

頸部後屈の強い患者では，後頭部が枕に強く押し付けられるため褥創が発生します．

予防と治療

穴あきポリエチレン／紙おむつを枕に敷きます．ずり応力が打ち消され，潰瘍発生予防と治療ができます（図2-6）．

図2-6-①
後頭部が枕に押し付けられ，脱毛と表皮剥離が生じています．

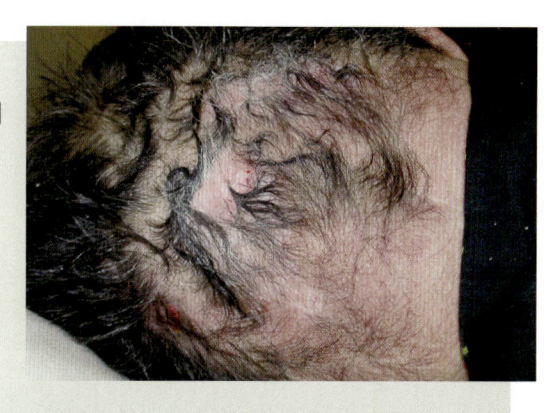

図2-6-②　拡大図

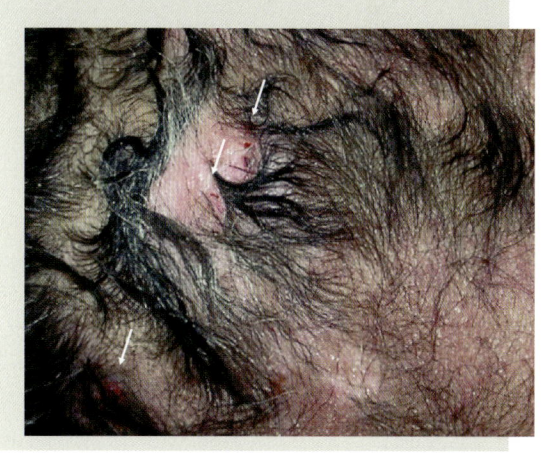

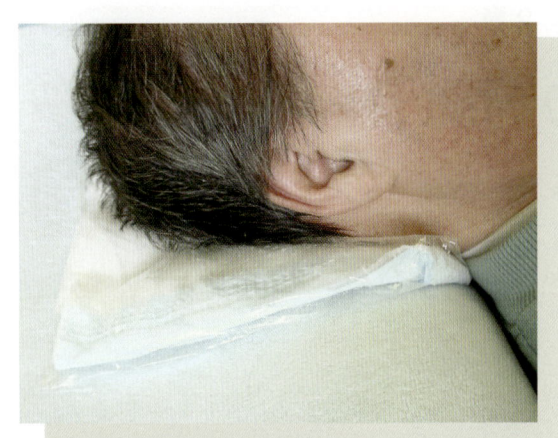

図2-6-③
穴あきポリエチレン/紙おむつを枕に敷きました．

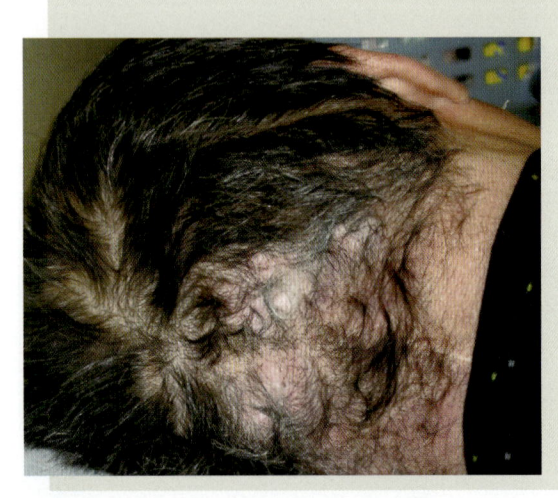

図2-6-④　1週間後
表皮剝離は治っています．
後頭部の表皮剝離もずり応力が原因だったようです．

第 2 章

C. 手や腕の表皮剥離

　高齢で栄養状態の悪い患者は，皮膚が脆弱で（frail skin），皮膚の剥離などのスキントラブルが生じることが少なくありません．皮膚の剥離の原因になるのでパンソウコウを使わない処置を考えます．

予防

　皮膚の薄い部位，皮下出血のある部位，浮腫のある部位，摩擦力を受ける部位，やせて骨突出の目立つ部位に医療用フィルムを貼ります．フィルムを無理に剥がすと皮膚が一緒に剥離することがありますので，水で濡らしながら剥がすか，剥がれかかったものを無理に剥がさずにもう1枚重ねて貼るとよいでしょう．
　ナイロンストッキングを履いて保護してもよいでしょう（図 2-7）．

図 2-7-①
低栄養のため高度の浮腫を生じています．
Alb 1.8 g/dl.

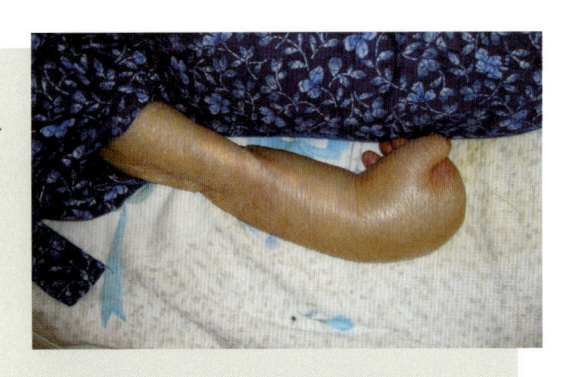

図 2-7-②
ナイロンストッキングを履いて保護します．

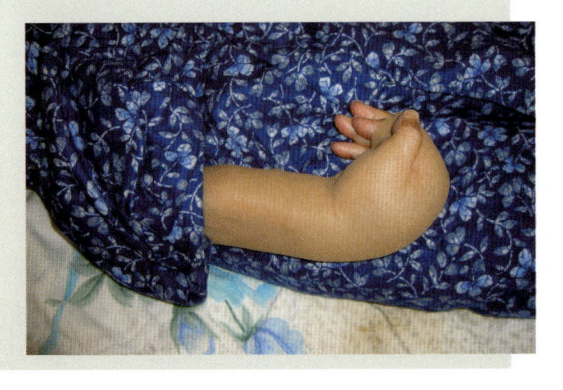

治療（図 2-8〜図 2-11）

　皮膚の裏表に注意しながら，剥がれた表皮を元に戻すように貼り直します．壊死した皮膚は，当然ながら切除します．皮膚を寄せるようにしながら医療用フィルムを貼ります．出血が多い場合はアルギン酸塩ドレッシングを当ててから医療用フィルムを貼ります．

　皮膚が脱落した場合は，穴あきポリエチレン／紙おむつまたは穴あきポリエチレン／母乳パッドを直接当てます．バンソウコウで固定すると皮膚が剥離します．ナイロンストッキングを固定に使うとバンソウコウを使わずに済みます．

①抑制帯で生じた表皮剥離（図 2-8）

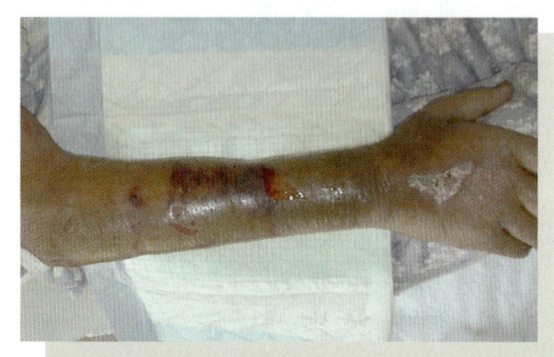

図 2-8-①　抑制帯で生じた表皮剥離
前腕の浮腫と表皮剥離が見られます．医療用フィルム／紙おむつで前腕全体を包みます．

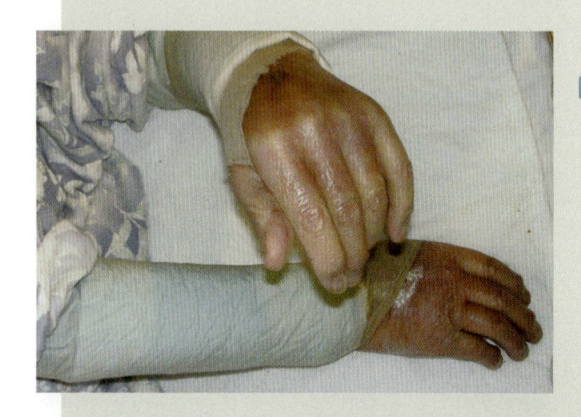

図 2-8-②
ナイロンストッキングで固定します．表皮剥離の原因になるのでバンソウコウは使いません．

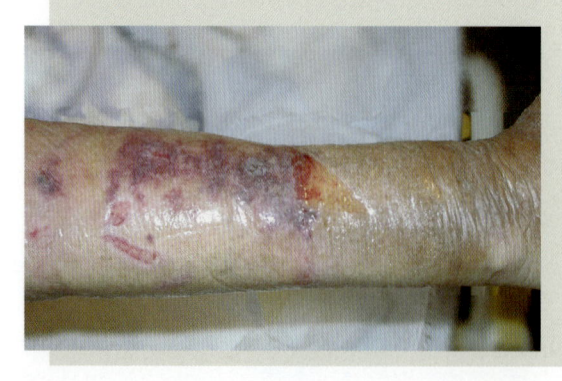

図 2-8-③　治療開始時

図 2-8-④　1 週経過

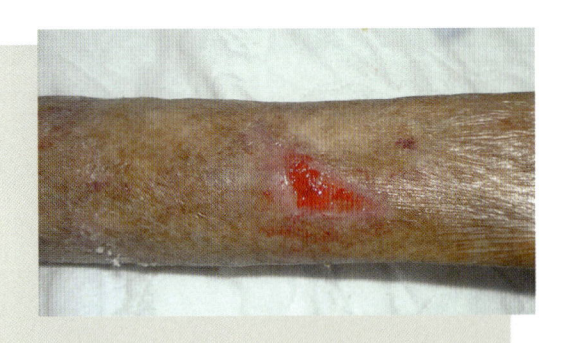

図 2-8-⑤　3 週経過
治癒しました．

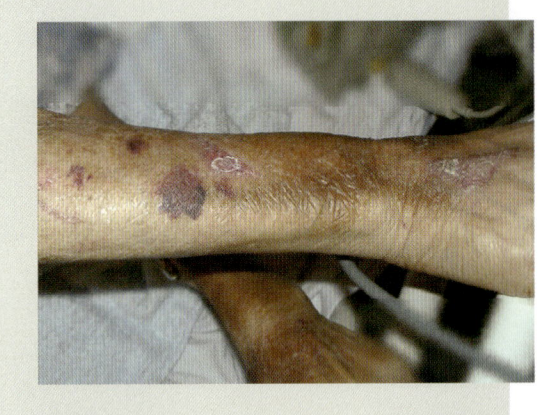

図 2-8-⑥
表皮剝離が生じやすい部位はナイロンストッキングで保護します．ストッキングを履いた上に抑制帯を巻きます．

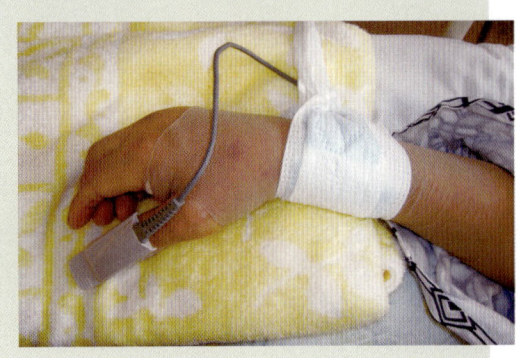

②表皮剝離―過剰肉芽形成例（図 2-9）

図 2-9-①
表皮が鉤裂きに剝離しました．

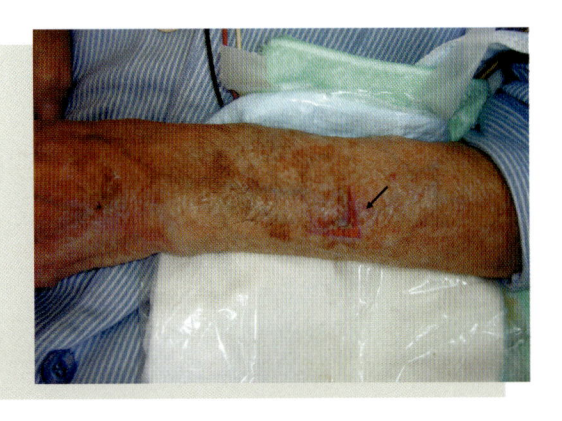

C．手や腕の表皮剝離

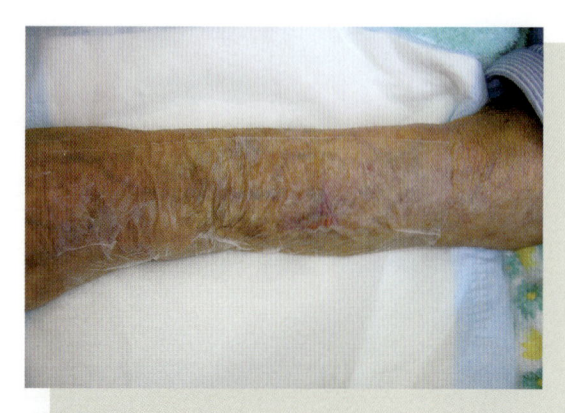

図 2-9-②
医療用フィルムを貼り，紙おむつで包みます．

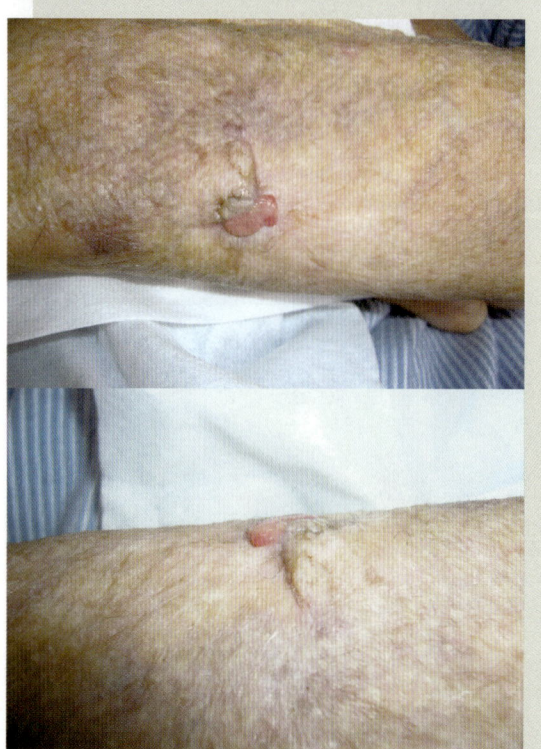

図 2-9-③　3週経過
創は縮小しましたが，過剰肉芽を生じました．アンテベート軟膏®（副腎皮質ホルモン含有・ストロングに分類）を塗布します．

過剰肉芽を接線方向から見たところです．

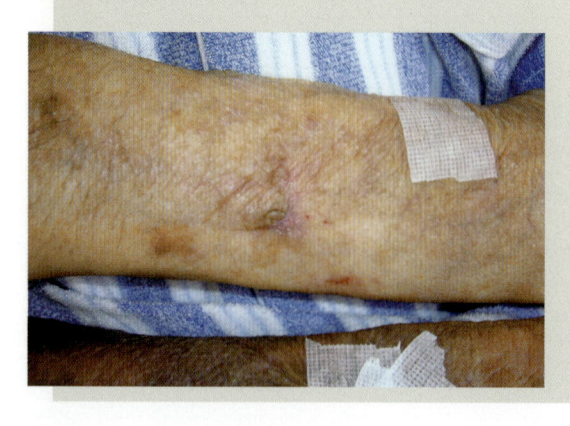

図 2-9-④　5週経過
過剰肉芽は消失しています．

③抑制メガホンの固定部位（手首）に表皮剥離を生じた例（図2-10）

図2-10-①
抑制メガホンの固定部位（手首）に表皮剥離を生じた例です．
穴あきポリエチレン/母乳パッドを当て，ナイロンストッキングを履きます．

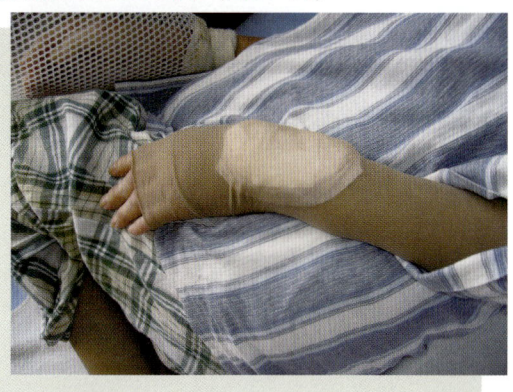

図2-10-② ストッキングの上からメガホンを固定します．

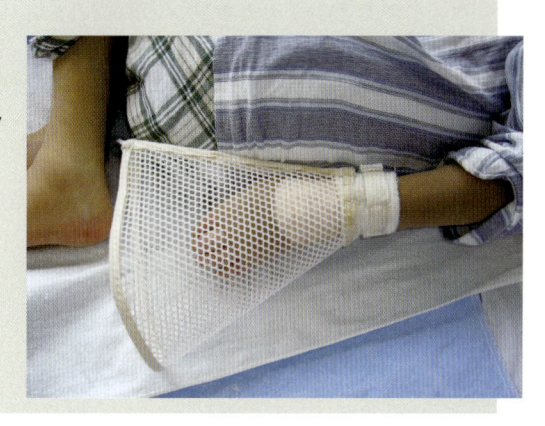

④高齢者皮膚剥離に対するラップ療法（OpWT）の応用（図2-11）—（●兼古　稔）

　高齢者皮膚はきわめて脆弱でわずかな刺激で剥離することが多いです．筆者（兼古）の経験では背部褥創の処置中に体を支えていたわずか3分の間に，支えていた部位の皮膚剥離をきたしたこともあります．当院では従来皮膚剥離創は局所麻酔下に縫合していましたが，2004年頃よりテープ固定＋ラップ療法（OpWT）に変更し，従来法に比べきわめて安価かつ苦痛なく処置し得てます．実際の治療方法について説明します．

図2-11-①　受傷当日．右手背にできた皮膚剥離
発見したらただちに食品用ラップを巻いておきます．ラップを巻いて数分でほぼ全例止血が得られましたが，止血しにくかった症例ではアルギン酸塩ドレッシングを当て，上からラップしました．ラップは皮膚にテープ固定しません．ここまでは看護師の判断で実施し，医師に報告します．

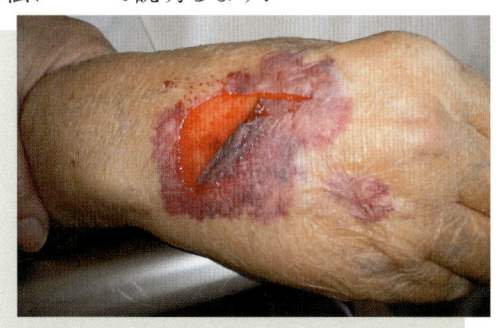

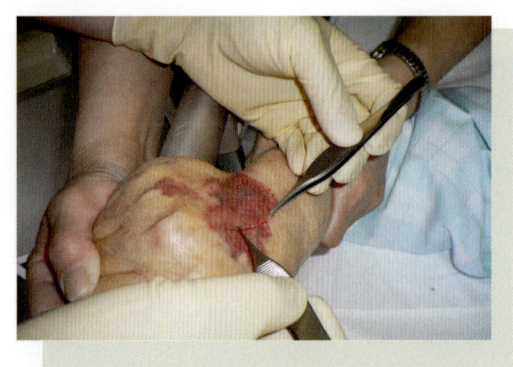

図 2-11-②
創縫合の基本どおり，皮膚を内翻させないように丁寧に摂子で伸ばします．皮膚が内翻しているとその部分の治癒遅延が起きるだけでなく，浸出液が多くなってテープ固定も不良となるため，この部分には十分気を遣って丁寧に行います．局所麻酔は用いません．もし痛がる場合はキシロカインゼリーをラップで密封して5分もおけば無痛にできると思われます．皮膚を伸ばすとき，写真のようにアドソンの無鉤摂子を使うと比較的容易に皮膚を戻すことができます．アドソンの無鉤摂子はバネ力が比較的弱いので脆弱な皮弁でも傷めにくく，比較的安価（1本3,000～4,000円）であるため，このような作業に向いています．また先端が細いため皮弁を伸ばすような繊細な作業には非常に使いやすいです．

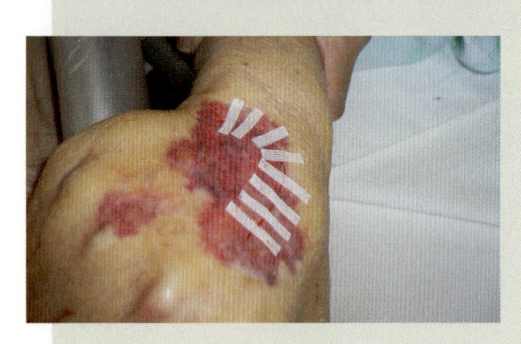

図 2-11-③ 皮膚を伸ばし終わったらガーゼ等で十分周囲の水分を拭き取った後，サージカルテープ（ロイコストリップ®）を用い，皮弁を固定します．創縁はできるだけ近くに寄せたほうがよいのですが，1mm程度の間隔が残る程度であれば，ラップのみでほとんど跡を残さず治癒します．皮膚の内翻，重なりを放置すると治癒遅延をきたしやすいので注意しましょう．

図 2-11-④
ラップを当てます．四肢の場合には全周に巻けばテープ固定の必要がなく，副損傷を作らずに済みます．背部など体幹部の場合は広めにラップを当て，皮膚にやさしいテープ（優肌絆®，スキナゲート®など）を用いて固定します．

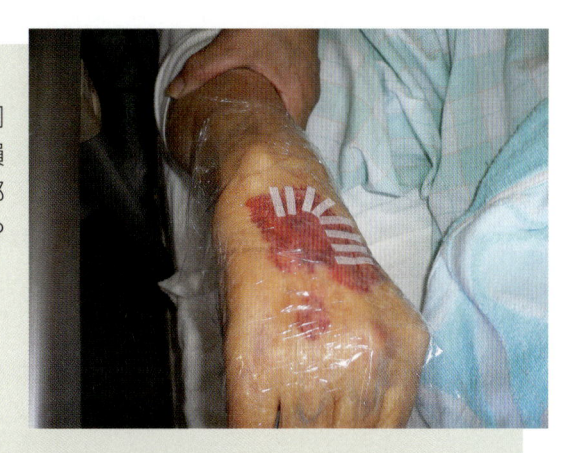

図 2-11-⑤
その後，写真のように厚めに包帯固定します．これはラップの固定というよりむしろクッション目的の意味合いが強いものです．体幹部では包帯固定は行いません．写真のようにエスパ帯®で固定をすると末梢部に浮腫を生じることがあるので，最近は緩いストッキネット®で固定しています．ストッキネットでもラップがはずれたことはありません．
処置翌日は浸出液のためサージカルテープが緩んでいるので，これを交換します．処置後 3 日目には皮弁がほぼ固着しているのでサージカルテープはもはや不要となります．

図 2-11-⑥　**受傷後 7 日目**
ほとんど傷跡がわからない状態になっています．

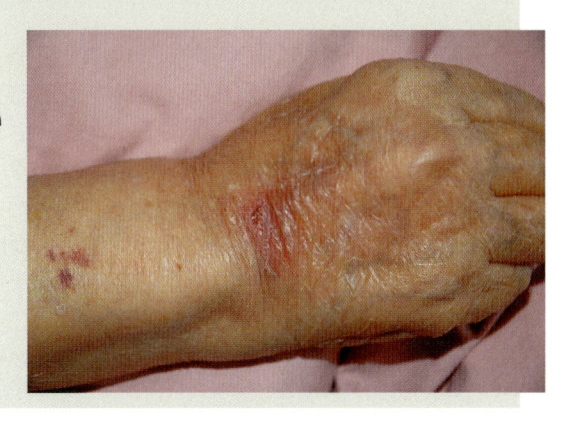

治療のポイント

①95％以上の症例は図 2-11 の方法で治癒し得ますが，症例によっては皮弁が壊死したり固着不良であったりすることもあります．この場合であっても壊死した皮弁を切除しそのまま湿潤療法（ラップ療法）に移行できるのが本法の大きなメリットの一つです．

②浸出液が多い場合は食品用ラップの替わりに穴あきポリエチレン袋と生理用ナプキンや紙おむつを用いた OpWT で処置をしたほうがよいでしょう．

③また，最近はさらに考えを推し進め，ラップに大きめの穴をたくさん当てて固定したり，ZNC® を当ててその上からラップ固定するなどの工夫をしています．今の方法の欠点（臭い，複雑に裂けたときのサージカルテープの緩み）の問題を解決できると考えています．

（兼古　稔）

コラム

皮弁壊死や治癒不良の原因

主だったものは
1．背部などの圧のかかる部分の創
2．皮弁が複雑に裂け，テープ固定がうまくいかない場合

などです．

　実際，本法を 15 人 30 部位に行ったところ，背部で皮弁壊死した 1 部位を除く全例で，5〜7 日で治癒しました．皮弁壊死した症例も，受傷から 3 週間で治癒しています．本法はきわめて安価に行えること，患者に苦痛がないことに加え，接着性のある被覆材のように副損傷を作る心配がない，厚みのないラップを用いることで背部など圧のかかる部位でも比較的治癒がよいなど利点が多いです．また，30 例中 10 例以上は筆者が不在中の受傷で，看護師の報告を受けラップを巻いておくことを指示し，翌日に皮弁を戻していますが治癒遅延はありませんでした．受傷 2 日目に皮弁を戻しても生着しています．したがって当院のように小規模で外科医師が 365 日 24 時間常駐できないような施設では有用な手技であると考えます．処置に先だち，ラップ療法と同様の説明と同意書は必要です．

　他の被覆材に比べて薄く接着性のないラップは高齢者皮膚剥離の処置には有用と思います．

（兼古　稔）

第2章
D. 胸部の褥創

①側胸部の褥創（図2-12）

体位変換の目的でクッションを当てると，側胸部に褥創が発生することがあります．

予防 医療用フィルムを貼付します．クッションの使用を中止します．

治療 医療用フィルムや穴あきポリエチレン/紙おむつで処置します．

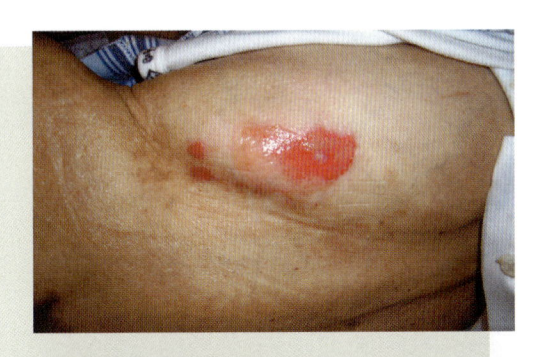

図2-12-① 右側胸部Ⅱ度褥創
水疱が破れています．
体位変換用の枕に圧迫されて生じました．

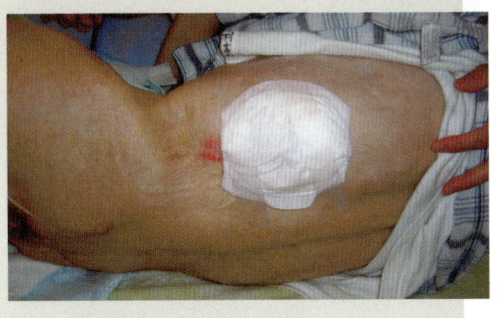

図2-12-②
穴あきポリエチレン/母乳パッドで処置しました．

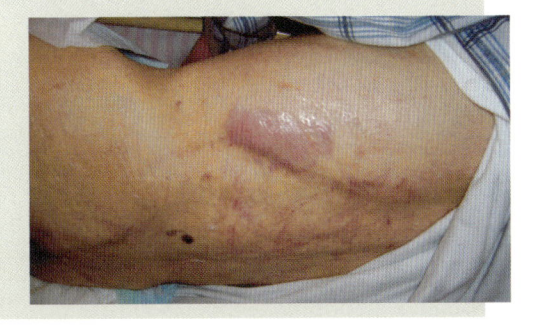

図2-12-③ 2週経過
表皮形成しました．

②肋骨部の褥創（図2-13）

肋骨骨折や胸椎圧迫骨折の治療に用いるコルセットが原因で褥創が生じることがあります．

予防 医療用フィルムを貼付します．

治療 穴あきポリエチレン/紙おむつで処置します．紙おむつを大きめに使うと，クッションの効果があります．

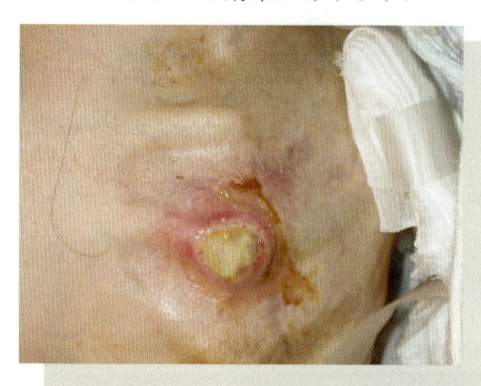

図2-13-① Ⅲ度褥創．黄色期
乳腺切除手術の既往があり，胸椎圧迫骨折の治療目的でコルセットを着用していたところ，左第4肋骨の位置に褥創が発生しました．

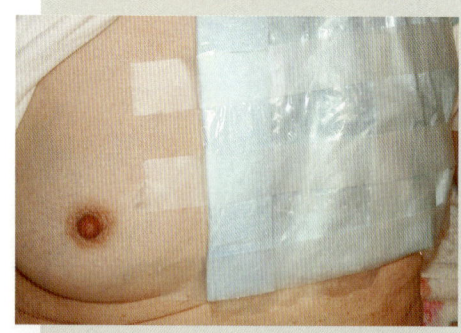

図2-13-②
穴あきポリエチレン/紙おむつを貼付しました．

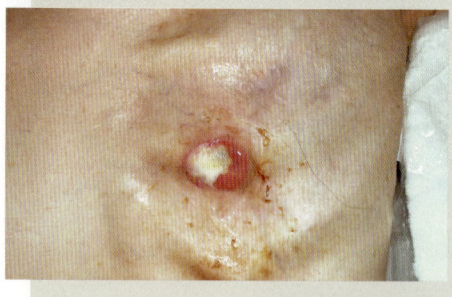

図2-13-③ 2週経過

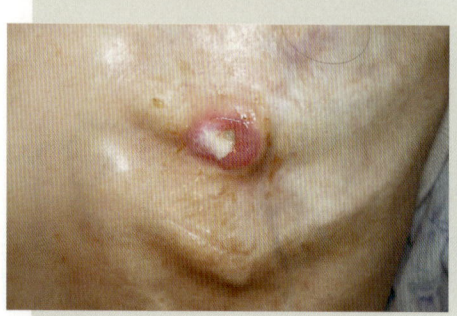

図2-13-④ 4週経過．赤色期
肉芽形成が進んでいます．浸出液が少なくなったので穴あきポリエチレン/母乳パッドに変更して治療を続けます．

第2章
E. 胸椎の褥創

　胸椎変形のため円背のある場合に褥創が発生します．
予防　医療用フィルムを貼付します．
治療　穴あきポリエチレン/紙おむつで処置します．紙おむつを大きめに使うと，クッションの効果があります（図2-14）．

図2-14-①　Ⅲ度褥創．黄色期．変形性脊椎症
胸椎の変形の強い部位に発生しました．
穴あきポリエチレン/紙おむつを貼付しました．

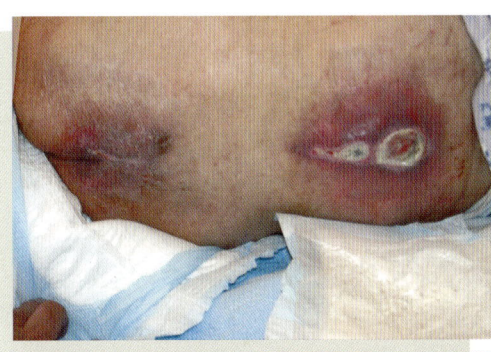

図2-14-②　1週経過
壊死組織の融解が進んでいます．

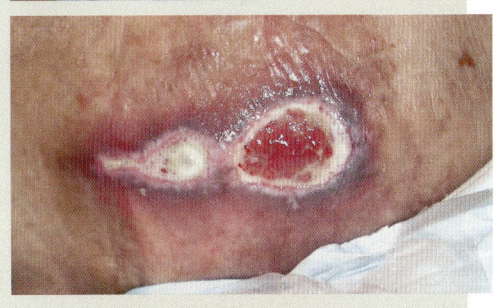

図2-14-③　5週経過
創は閉鎖しました．

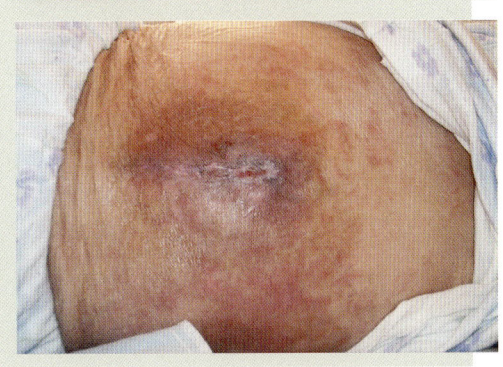

第2章

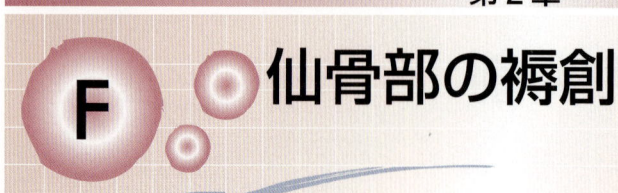

F 仙骨部の褥創

最も多く見られる褥創です．るいそうのため骨突出の強い患者に多く発生します．
- 尾骨部ほどではないものの，尿や便失禁で濡れた紙おむつや尿取りパッドにより褥創ができやすいので，状態に応じてドレッシングを使い分けます．
- 処置の際は周囲の皮膚も観察し，発赤，落屑がある場合は白癬症を疑います．足や爪の白癬症があれば，体部白癬症も合併しています．抗真菌剤を塗布しましょう．ラップ療法では，外用薬を塗ってもドレッシングがくっつきにくいとか剥がれやすいなどの問題はありません．

予防

仙骨とその周辺の皮膚にワセリンをたっぷり塗ったあと，よく拭きとります．仙骨部に医療用フィルムを貼付します．穴あきポリエチレン/紙おむつを予防的に貼付してもよいでしょう．医療用フィルム/尿とりパッドを使って仙尾骨部を保護することもできます．

治療（図2-15～2-20）

Ⅱ～Ⅳ度褥創は，穴あきポリエチレン/紙おむつや医療用フィルム尿とりパッドなどで処置します．壊死組織が軟化したら，早めにデブリドマンします．

①60代男性　仙骨部Ⅱ度褥創　脳出血後遺症（図2-15）

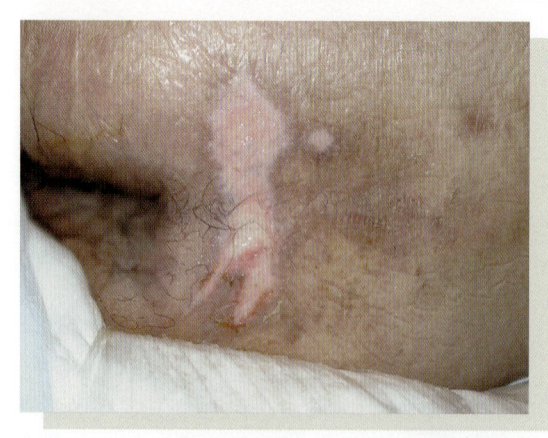

図2-15-①　TP 6.3/Alb 2.6
誤嚥性肺炎を繰り返し，中度の低栄養があります．
常時，便失禁をして，創部が汚染されています．

図 2-15-②
穴あきポリエチレン/紙おむつで処置します．尿とりパッドは，ドレッシングの外側に当てます．

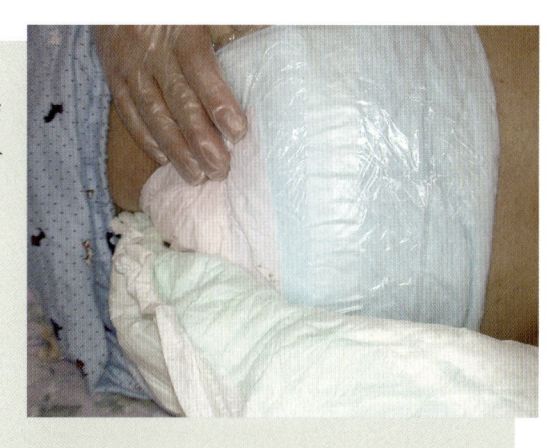

図 2-15-③　4週経過．Ⅱ度褥創．白色期
創の表皮化が見られます．

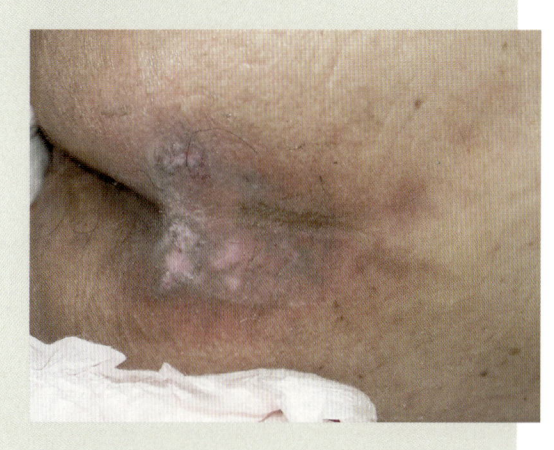

図 2-15-④　5週経過
治癒しました．
表皮が厚くなっています．

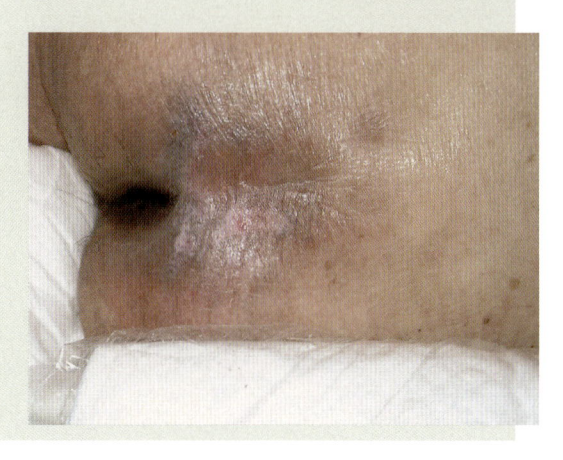

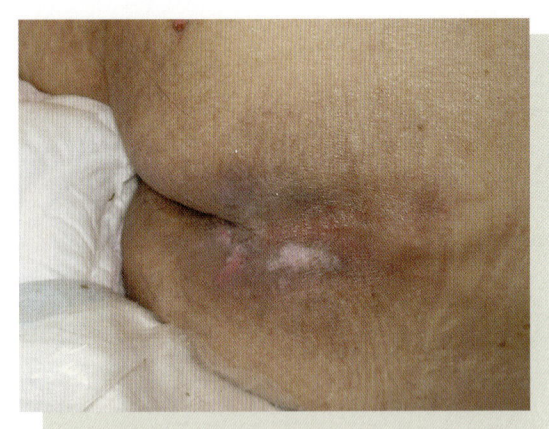

図 2-15-⑤　7 週経過
　摩擦による表皮剥離を認めます．車いすに浅く座っている状態で摩擦が加わって再発したと考えられます．

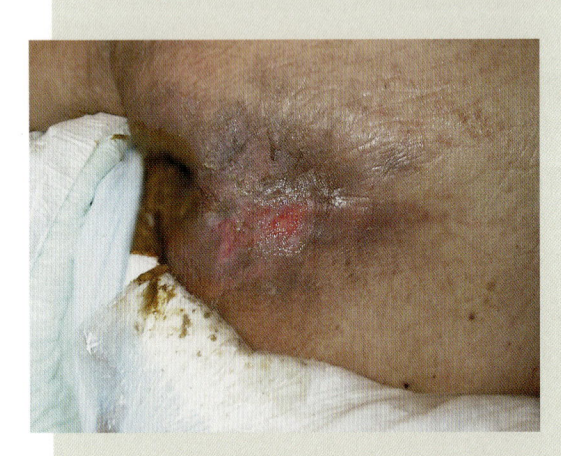

図 2-15-⑥　8 週経過
　表皮剥離の範囲が拡大しています．便失禁のため，創は常時汚染されています．

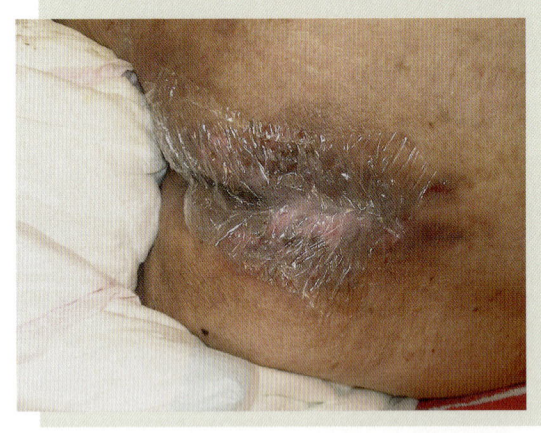

図 2-15-⑦　8 週経過
　尿とりパッドによる摩擦をなくすために，穴あきポリエチレンを直接当てます．

図 2-15-⑧
穴あきポリエチレンの上に尿とりパッドをかぶせます．穴あきポリエチレンによるラップ療法です．

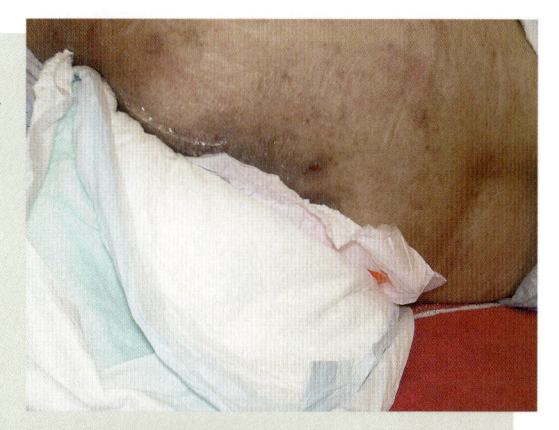

図 2-15-⑨　9 週経過
表皮形成が見られます．
再発予防目的で，同じ処置を退院後も続けていただきます．

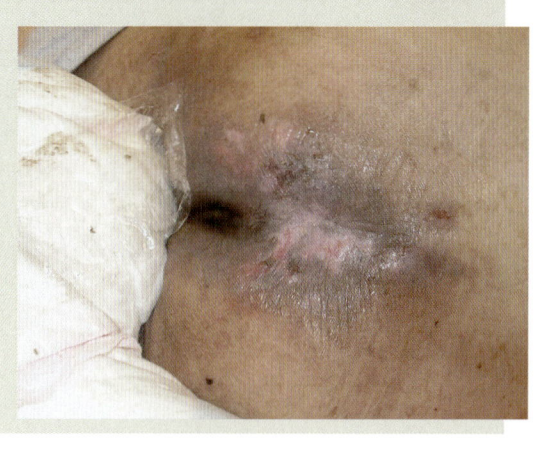

②70代男性　臀部Ⅱ度褥創　パーキンソン症候群（図2-16）

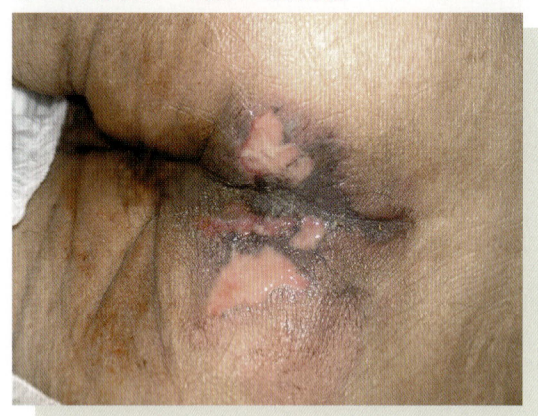

図2-16-①　TP 6.5/Alb 3.4
栄養状態は比較的良好です．
表皮隔離があります．便失禁をしています．
臀部に尿とりパッドによる表皮剥離を生じています．
穴あきポリエチレン/紙おむつで処置しました．

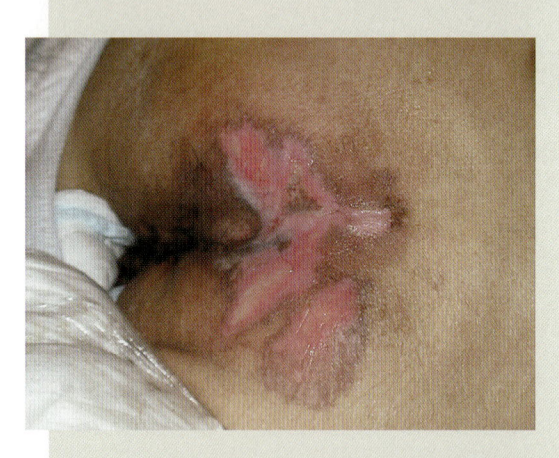

図2-16-②　1週間経過．黄～赤色期
表皮剥離が広がり，臀裂の内側に及んでいます．

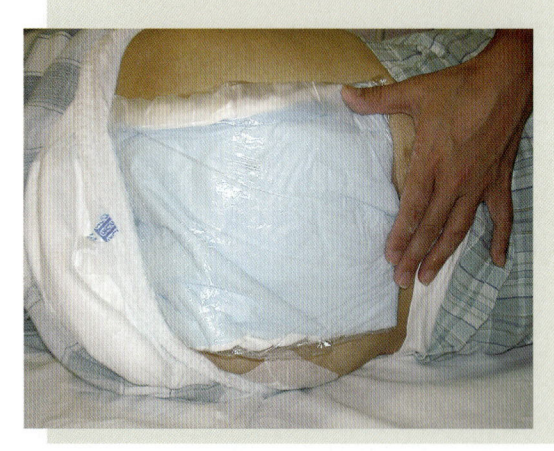

図2-16-③
穴あきポリエチレン/紙おむつを広い範囲にあてて，尿も吸収させるような使い方を指導しました．
尿とりパッドは使わないことにしました．

図 2-16-④ 2週経過. 黄色期-赤色期-白色期創の混合
改善傾向が見られます.

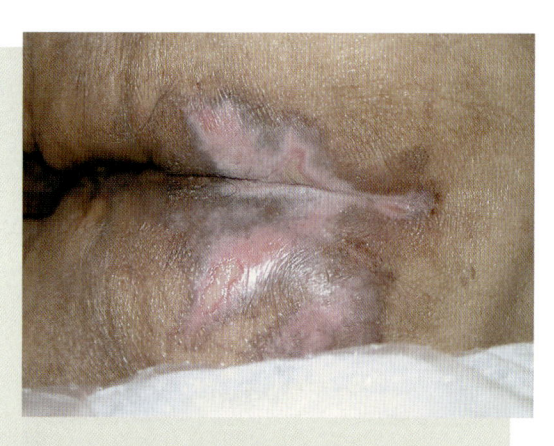

図 2-16-⑤ 3週経過. 白色期
表皮形成しています.

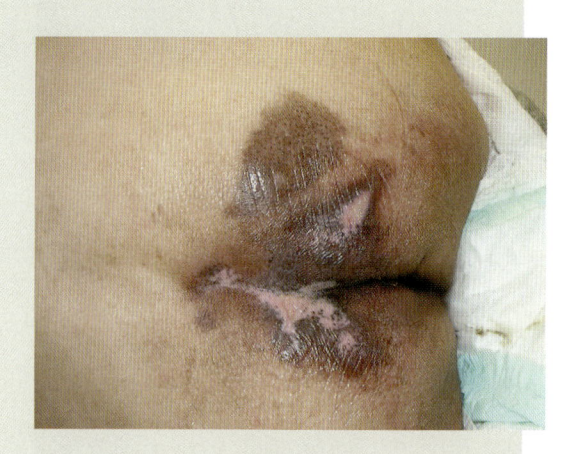

図 2-16-⑥ 11週経過
表皮が厚くなってきました.
リハビリパンツを履いています.

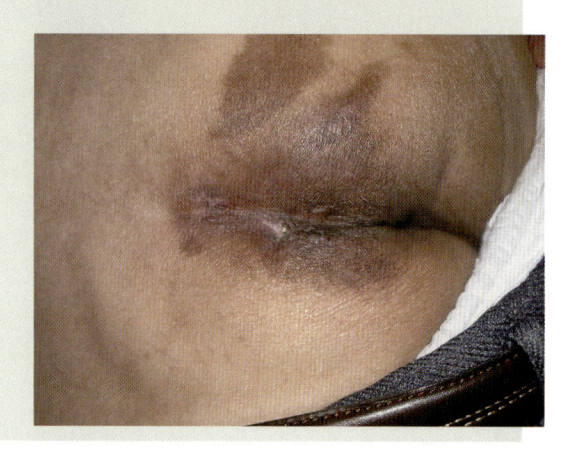

F. 仙骨部の褥創

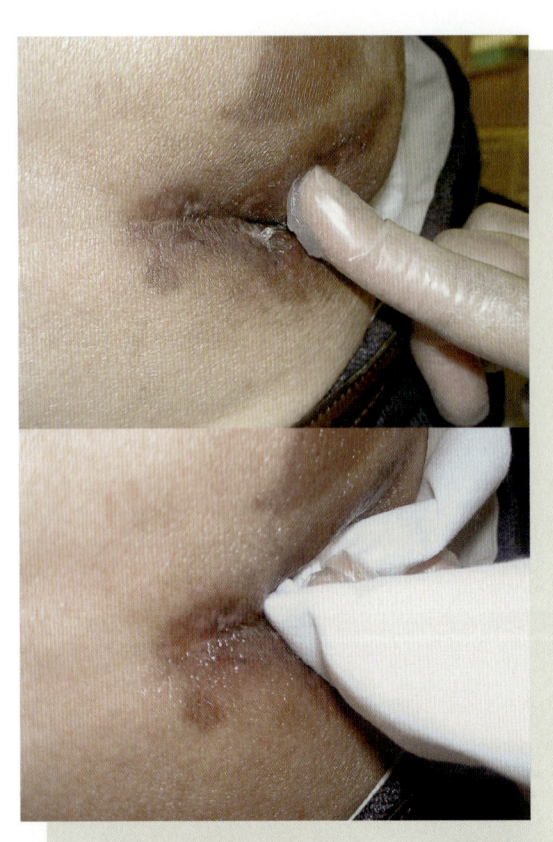

図 2-16-⑦
再発予防目的で，ワセリンを塗布して摩擦を少なくします．
リハビリパンツで摩擦される部分にワセリンを塗布します．
排泄物で濡れたリハビリパンツは摩擦により皮膚を損傷しますが，撥水性のあるワセリンは摩擦を軽減して褥創の再発予防します．
ワセリンは，たっぷり塗ってから十分に拭き取ります．

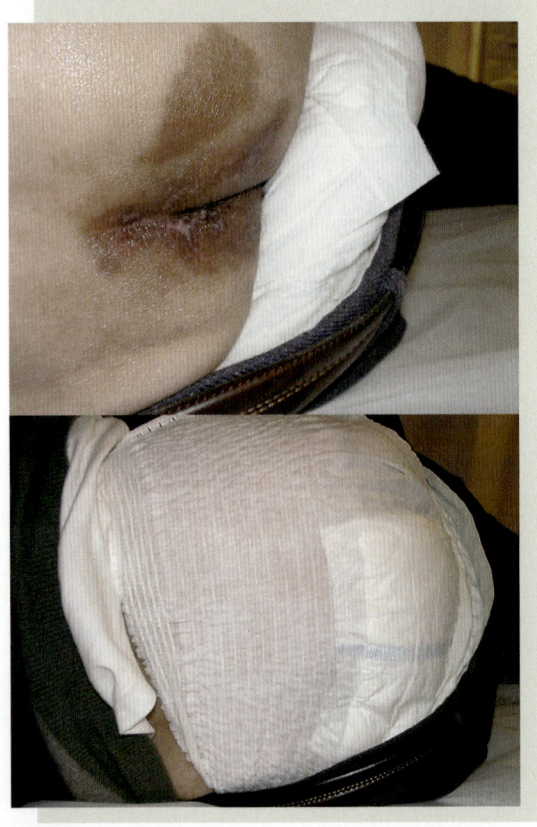

図 2-16-⑧
リハビリパンツを履きます．
皮膚の皺の奥にワセリンが残っているため，撥水性が長時間保たれ，皮膚がしっとりしているのに注目してください．

③90代女性　仙骨部Ⅱ度褥創　脳梗塞後遺症，著しい低栄養，白癬症，消化管出血
（図2-17）

図2-17-①　炎症期〜黒色期．TP 4.7/Alb 1.9
著しい低栄養がみられます．肺炎をきっかけに褥創を発症しました．
最初はⅢ-Ⅳ度褥創？　と思われましたが，かろうじて全層壊死を免れました．厚みのあるドレッシング材を使っていたら，全層欠損になった可能性があります．
創の周囲に発赤が見られますが，デブリドマンをしないで経過観察しました．
穴あきポリエチレン/紙おむつで処置します．
臀部のびらんに，亜鉛華軟膏＋アズノール軟膏®が処方されています．

図2-17-②　1週経過．黄色期
下痢，下血が続きます．
全身状態不良ですが，創は改善しています．

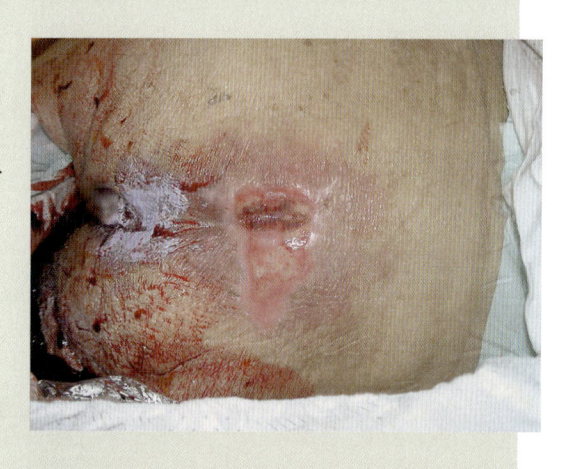

図2-17-③　2週経過．黄色期
創周囲に表在性の発赤が見られます．白癬症と診断し，抗真菌薬を塗布しました．

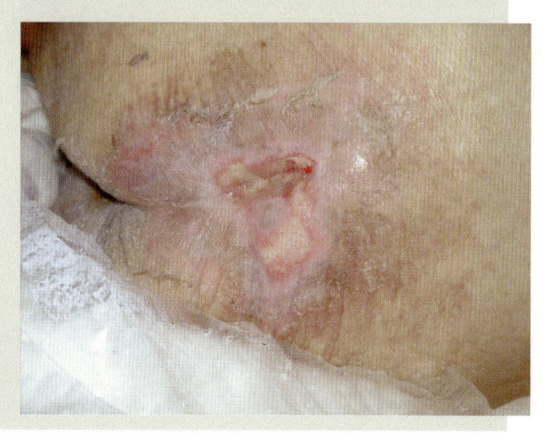

F．仙骨部の褥創

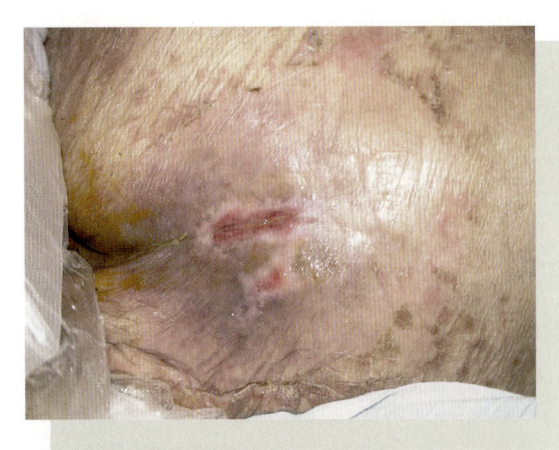

図2-17-④ 5週経過．白色期
創は小さくなってきました．
創周囲の発赤は，軽減しつつあります．

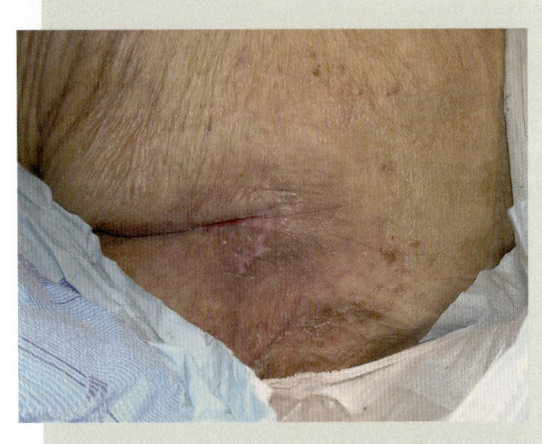

図2-17-⑤ 7週経過
創は小さくなりました．
皮疹は改善しています．

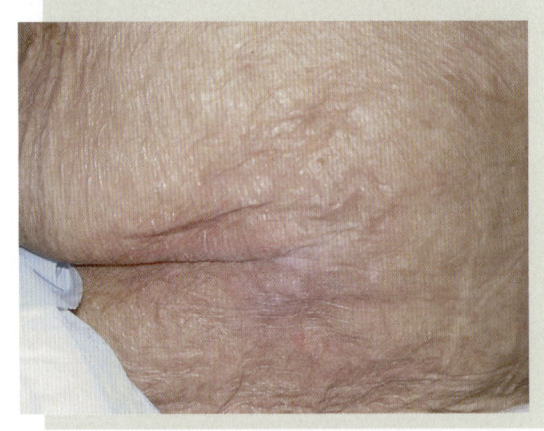

図2-17-⑥ 11週経過
治癒しました．
初診時Ⅲ度褥創を疑われましたが，全層欠損に至らずⅡ度褥創と診断されました．

図 2-17-⑦　27 週経過
経過中肺炎を繰り返し，依然低栄養ですが（TP 6.5／Alb 2.2），褥創の再発は見られません．

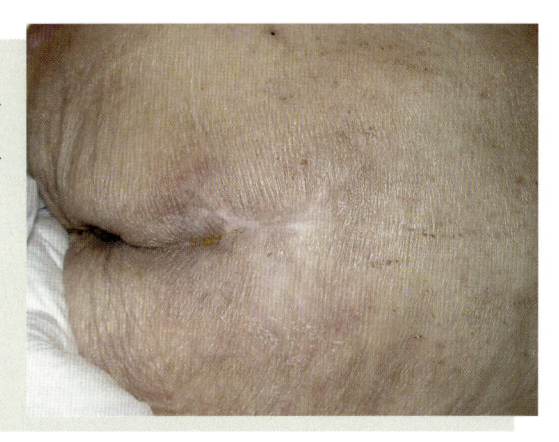

④80代女性　仙骨部Ⅱ度褥創　骨突出例（図 2-18）

図 2-18-①
前医でデュオアクティブ ET® が貼付されていました．

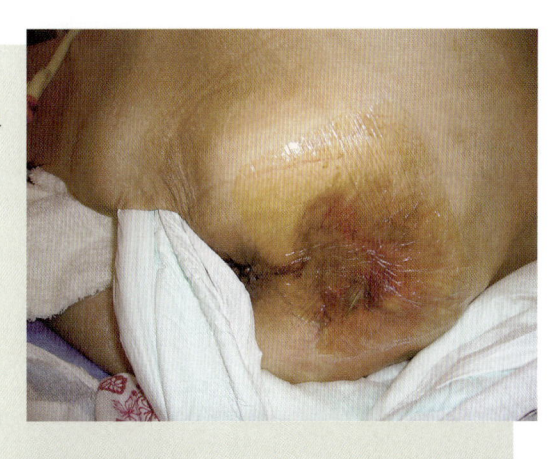

図 2-18-②　1 週経過
ギャッチアップによるずり応力が加わったためか，ドレッシングが剥離しています．

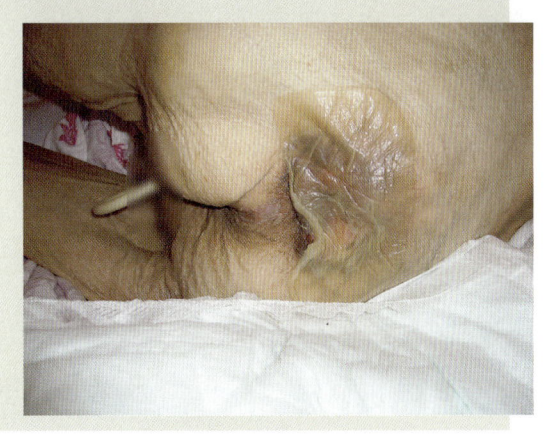

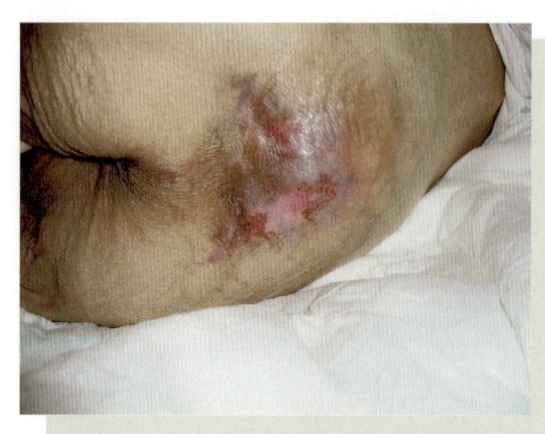

図 2-18-③
表皮剝離が見られます．

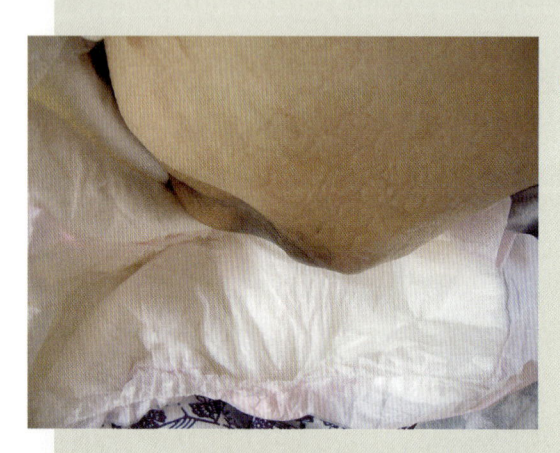

図 2-18-④
骨突出が著明です．

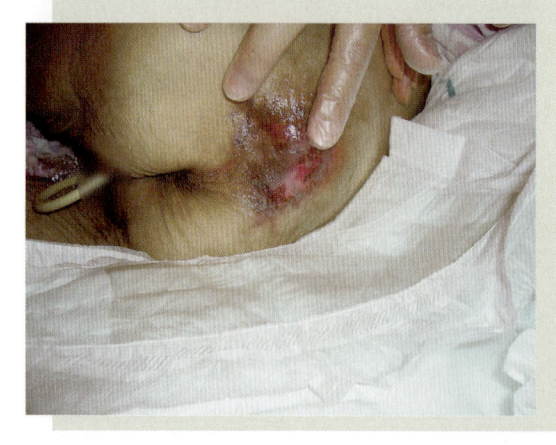

図 2-18-⑤
仙骨部全体にワセリンを塗って十分に拭き取ります．
尿とりパッドに医療用フィルムを貼付します．ワセリンとフィルムにより，骨突出があっても摩擦が少なくなります．

図2-18-⑥　2週経過
表皮形成が見られます．

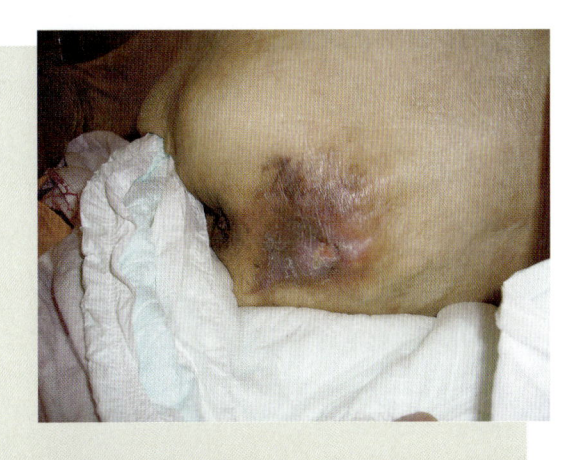

図2-18-⑦　3週経過
治癒しました．
再発予防目的でワセリン塗布を続けます．

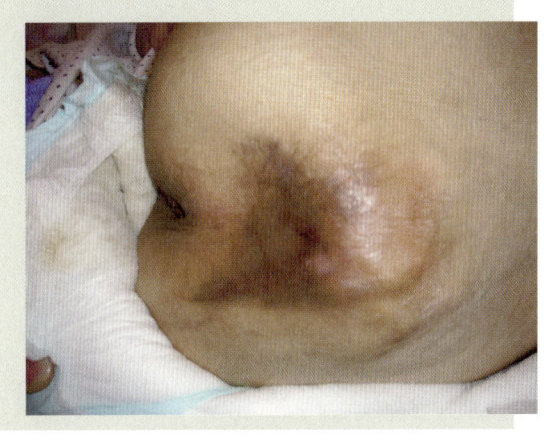

⑤70代女性　仙骨部Ⅲ度褥創　血液透析（図2-19）

図2-19-①　炎症期〜黒色期
血液透析をしています．栄養状態は良好です（TP 5.5/Alb 3.6）．
医療用フィルムを貼布しています．

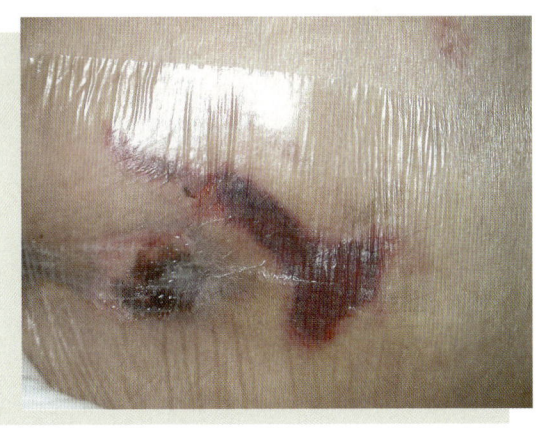

F．仙骨部の褥創

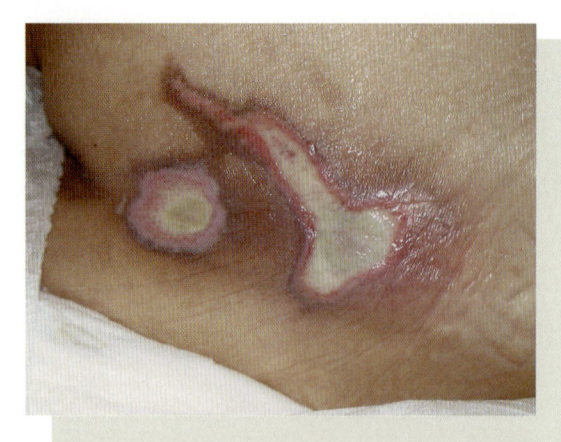

図2-19-②　2週経過．黄色期
浸出液が多いのでフィルムが剥離しました．
穴あきポリエチレン/紙おむつに処置を変更しました．

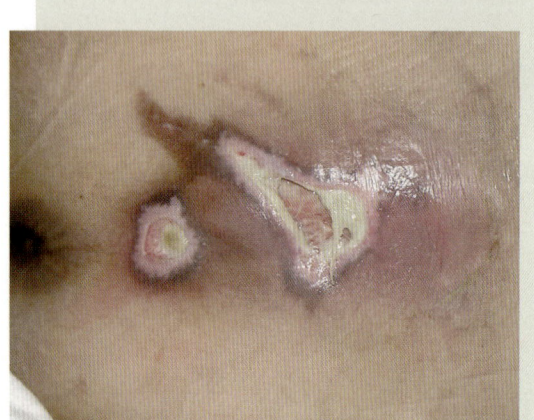

図2-19-③　4週経過
黄色壊死組織は融解しています．

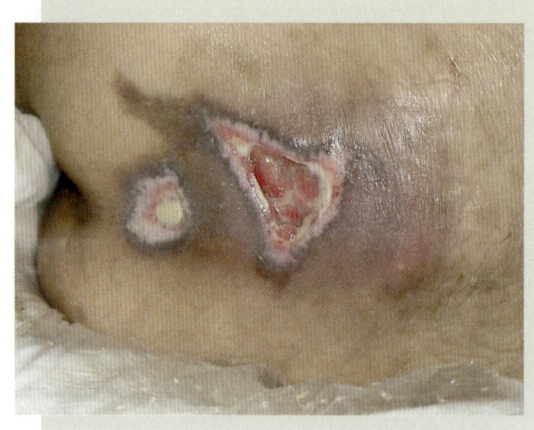

図2-19-④　7週経過．赤色期
黄色壊死組織が融解して，創底が見えています．

図2-19-⑤ 9週経過．赤色期
肉芽が形成されています．
表皮形成も見られます．

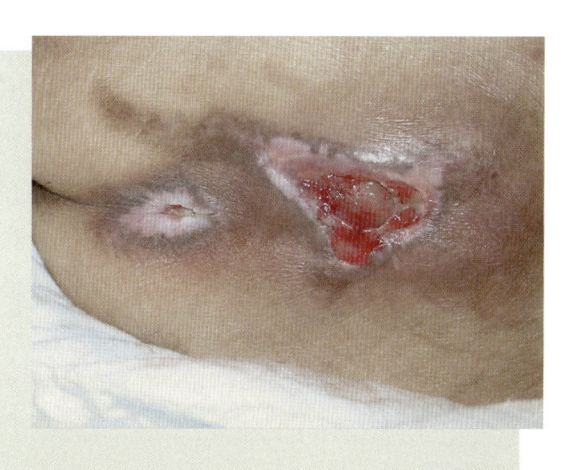

図2-19-⑥ 11週経過．赤〜白色期
創は平坦になりました．
尾骨部褥創は，表皮化が進んでいます．

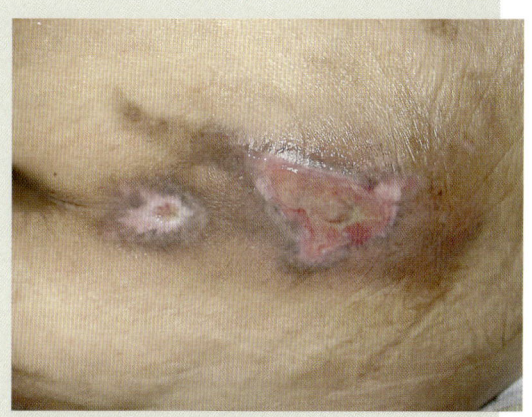

図2-19-⑦ 16週経過
創は閉鎖しました．

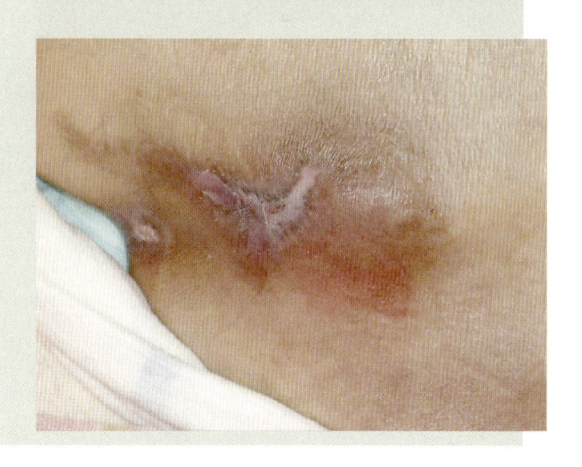

F．仙骨部の褥創

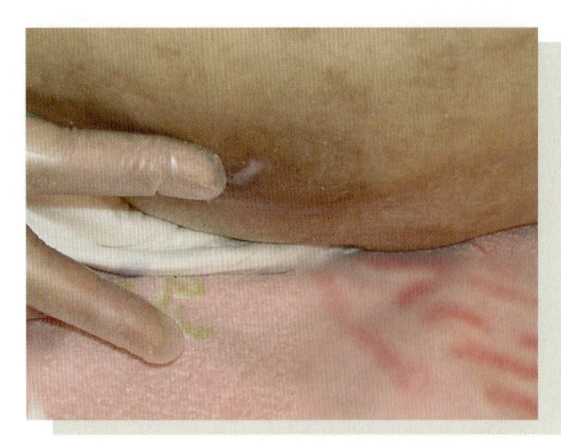

図 2-19-⑧
ワセリンを仙骨部に塗布し，摩擦を減らして再発予防をします．

⑥ 70代男性　仙骨部Ⅳ度褥創　四肢麻痺，長期治療例（図 2-20）

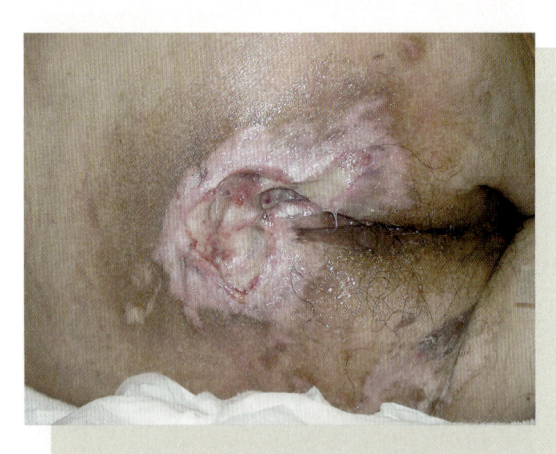

図 2-20-①
褥創発生後3年経過していました．それまでいろいろな治療を試みましたが改善しなかったのですが，ワセリン＋食品用ラップで処置したところ肉芽形成が始まりました．
ラップによる表皮の浸軟が生じたため，筆者に紹介されました．

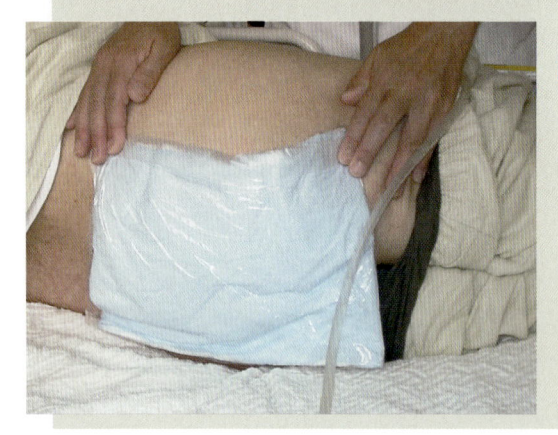

図 2-20-②
穴あきポリエチレン/紙おむつ処置に変更しました．
座位でドレッシングが外れるので，坐骨や肛門部を覆う十分な大きさのものを使いました．

図 2-20-③
ストレッチ素材で股下が U 字型の
パンツを着用すると紙おむつが定位
置に固定できます.

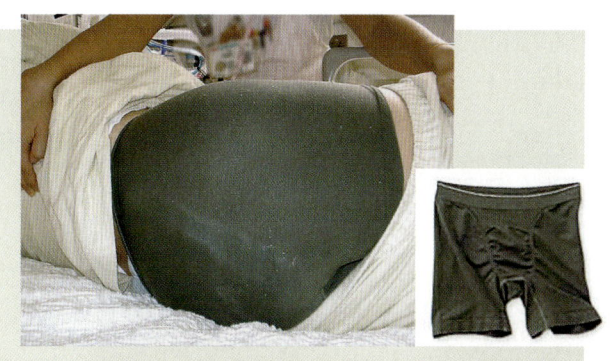

図 2-20-④　2 カ月経過
黄色壊死組織が融解消失しました.
創の中心に表皮形成を認めます.

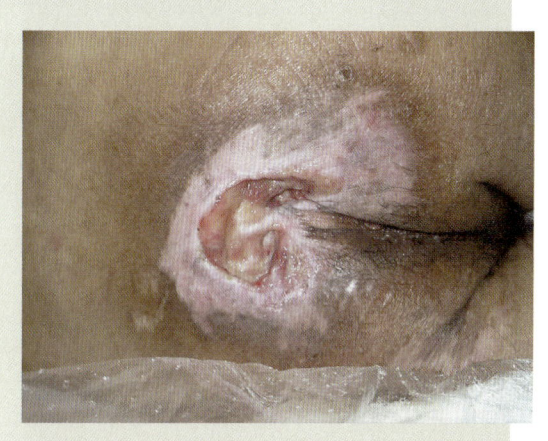

図 2-20-⑤　5 カ月経過
肉芽形成が進んでいます.

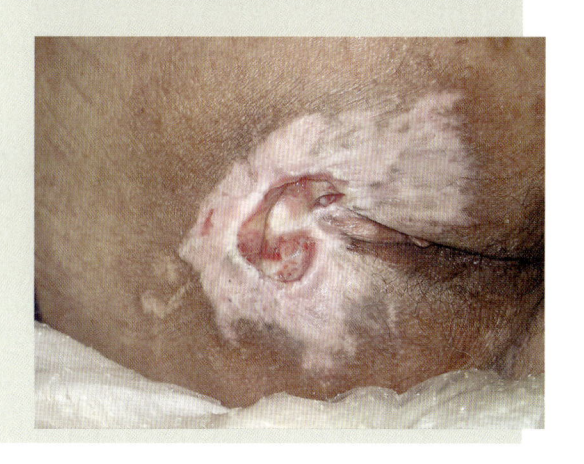

F．仙骨部の褥創

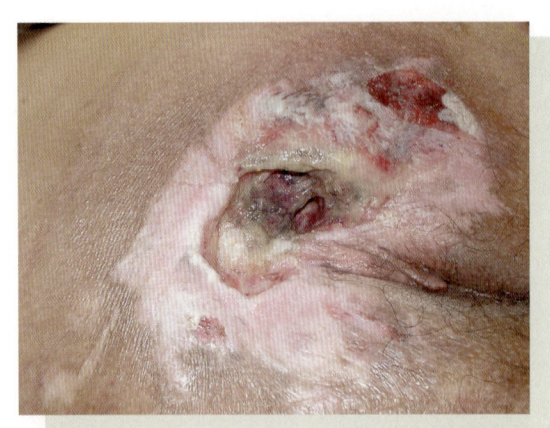

図2-20-⑥　7カ月経過
外泊時に座った椅子が硬かったためか，創の中心部と周辺部に圧迫壊死を生じました．

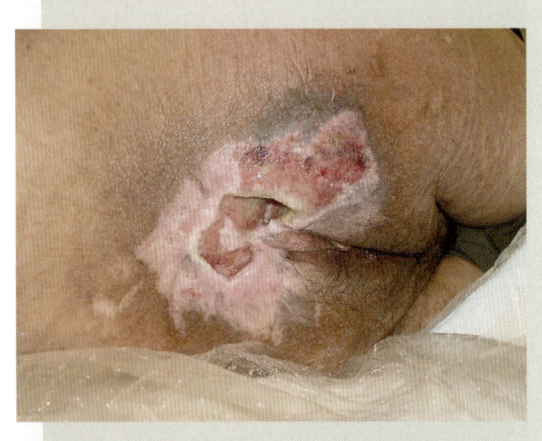

図2-20-⑦　その2週後
壊死組織の融解と肉芽形成が見られます．

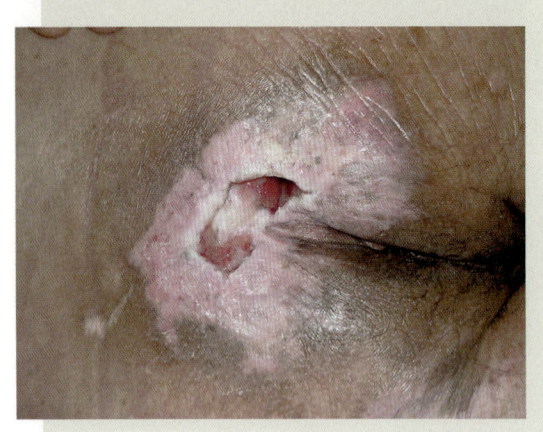

図2-20-⑧　9カ月経過

図 2-20-⑨　12 カ月経過

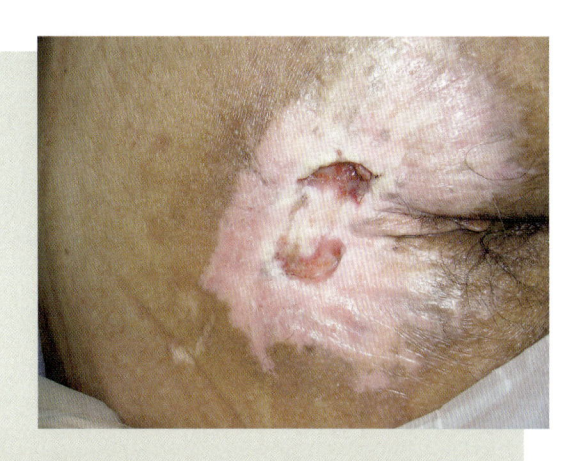

図 2-20-⑩　15 カ月経過
創の大部分が表皮化されました.

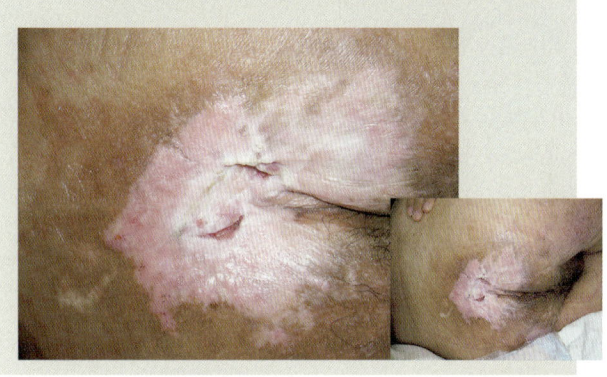

⑦70代男性　仙骨部Ⅲ度褥創　長期治療例（図 2-21）　　　　　　　　（●恩田啓二）

図 2-21-①　入院時
仙骨部Ⅲ度褥創. 黄〜赤色期. 感染は伴っていないと判断しました. 前医では強酸性水とガーゼで治療されていました. 当院入院後は微温湯洗浄と医療用フィルムで治療を開始しました.

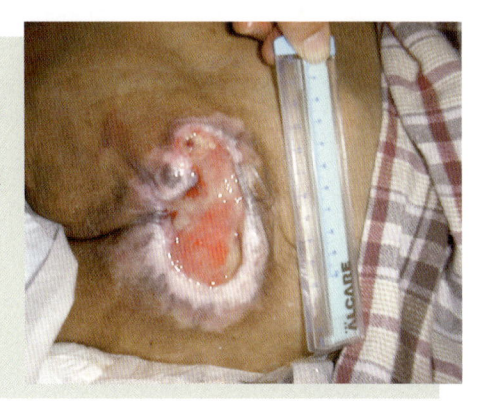

F. 仙骨部の褥創

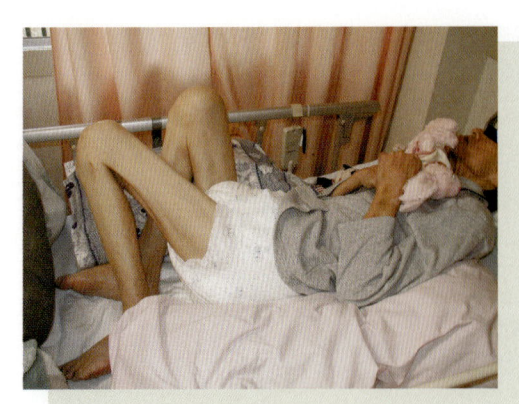

図 2-21-② 四肢関節硬縮
患者はアルツハイマー病でいわゆる寝たきりの状態です．四肢の屈曲硬縮が強く介護や体位変換はとても困難です．このようなときは必ず高機能の体圧分散寝具を使用し，体圧計で体圧を 40 mmHg 以下になるようにします．

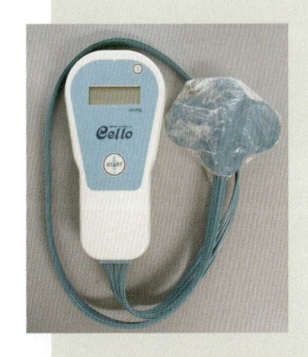

図 2-21-③ 体圧計にも食品包装用ラップ
体圧センサーはおむつの中，体表に接して体圧を測定します．センサーを食品用ラップで包んで使えば汚れません．体圧は褥創発生が予想される部位，日常よくとる姿勢のすべてで測定します．体圧を 40 mmHg 以下にできない姿勢は極力とらないようにします．

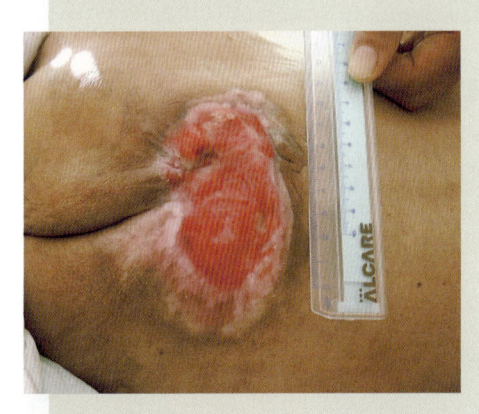

図 2-21-④ 17 日経過．赤色期
赤色肉芽が形成され，創床が平坦になってきました．深い褥創の場合，肉芽が創縁と同じ高さになってから創縁の表皮細胞が増殖して周囲から中央へと修復されていきます．創の中央から突然上皮が出現することは決してありません．浅い創と深い創の再生のストーリーの違いを理解しておくことが重要です．

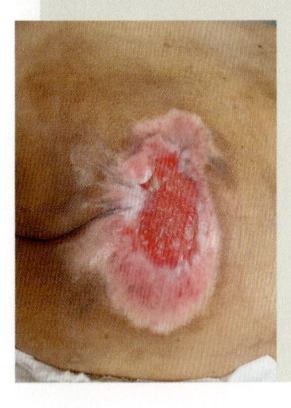

図 2-21-⑤ 124 日経過．赤～白色期
除圧が不十分なこともあり肉芽形成が緩慢ですが，創周囲から上皮の再生が進んできました．

図 2-21-⑥　234 日経過
創が縮小し浸出液も少なくなってきたので，医療用フィルムの交換は入浴時だけにします．

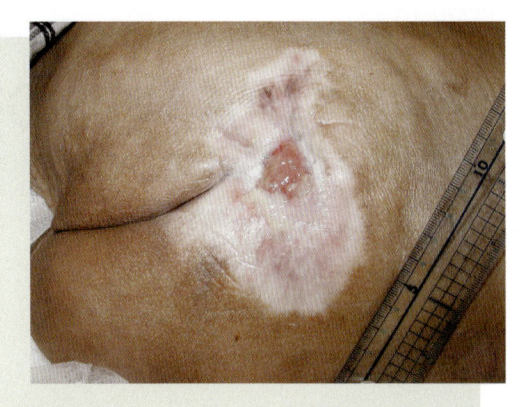

図 2-21-⑦　318 日経過
ここまで来れば医療用フィルムはできる限り交換しません．フィルムの糊が再生したばかりの薄い上皮を剥がすことがあるからです．糊面同士を張り合わせて創に糊が接触しないように貼付したり，また極少量のワセリンを創に塗布しておくのも剥離を防止する効果があります．

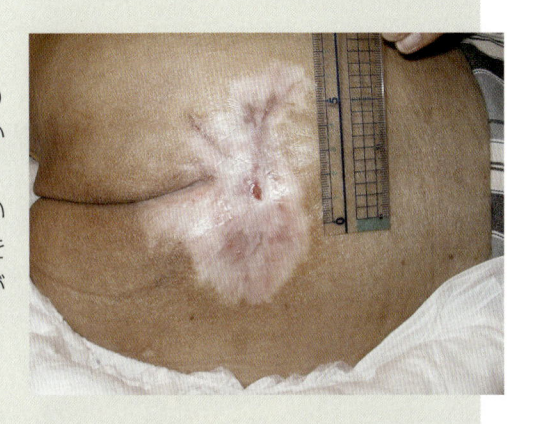

図 2-21-⑧　346 日経過
完全に治癒しました．

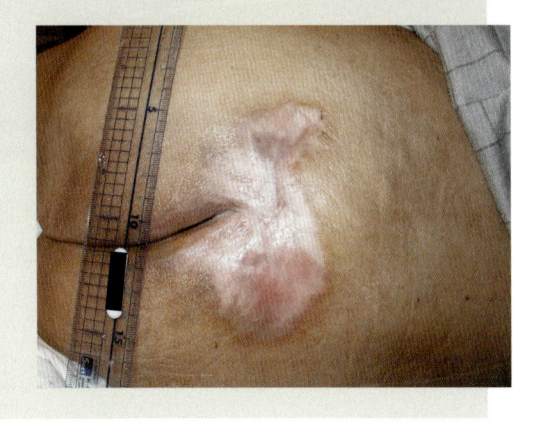

第2章
G 尾骨部の褥創

「尾骨座り」が原因で発生するものがほとんどです（図2-22）．

尿とりパッドを使用している場合，褥創が発生しやすいので注意が必要です．

尾骨座りによる褥創の原因は，ベッドやシーツによる臀部の皮膚の引きつれではなく，下着やおむつによる摩擦です．

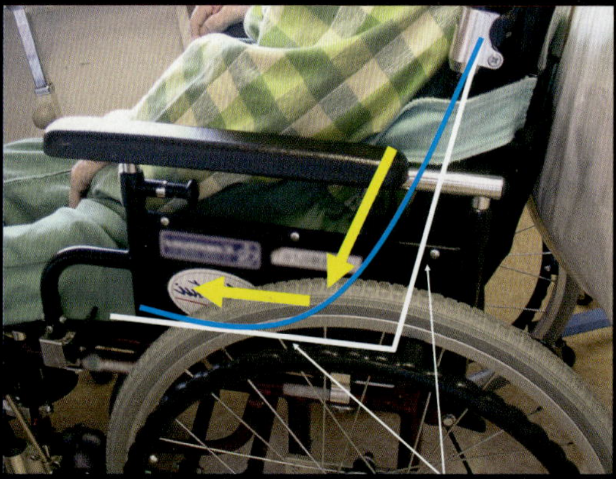

図2-22
尾骨付近に褥創が発生する患者は，やせて尾骨が突出していることが少なくありません．腰椎が後彎（背中が円くなる）していると，車いすなどに座ったとき自然に「尾骨座り」になります．しかも，一般に使われている車いすは座面に傾斜がついていないので，自然に骨盤が前方に出てきます．

高齢の患者は筋力が低下していますから，体を支えきれず腰が前のほうにずれていきます．その結果，尾骨座りになります．車いすに深く腰掛けることができず，いつも尾骨に体重をかけて座っています．そのため体重が尾骨に集中し，ずり応力が発生します．

予防
尾骨とその周辺の皮膚にワセリンをたっぷり塗り，ペーパータオルで拭き取ります．穴あきポリエチレン/紙おむつまたは医療用フィルム/尿とりパッドを予防的に貼付します．

治療（図2-23〜2-29）
穴あきポリエチレン/紙おむつまたは医療用フィルム/尿とりパッドを貼付します．

リハビリパンツを履いている場合は，パンツの内側の吸収体に医療用フィルムを貼ります．

①70代女性　尾骨部Ⅱ度褥創　脱脂綿による皮膚損傷（図2-23）

図2-23-①
前医では，排泄物を創に付着させない目的で脱脂綿を当てていました．

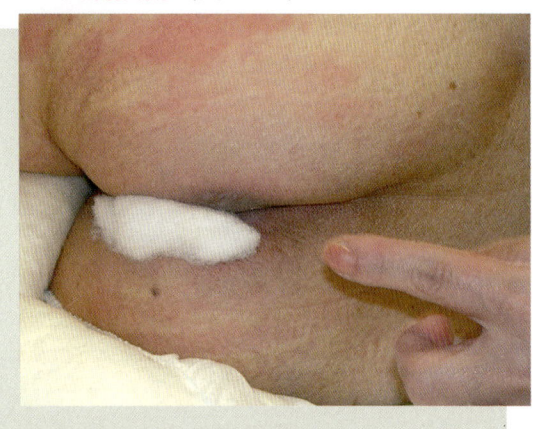

図2-23-②
脱脂綿があらたな皮膚損傷をつくっています．
穴あきポリエチレン/紙おむつで処置します．

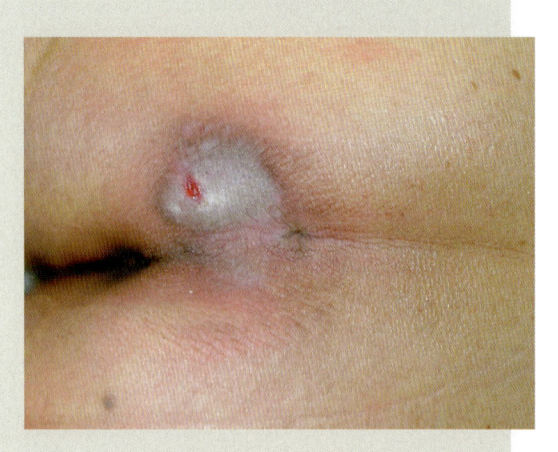

図2-23-③　2週経過
創治癒しています．
（写真は上下回転しています）

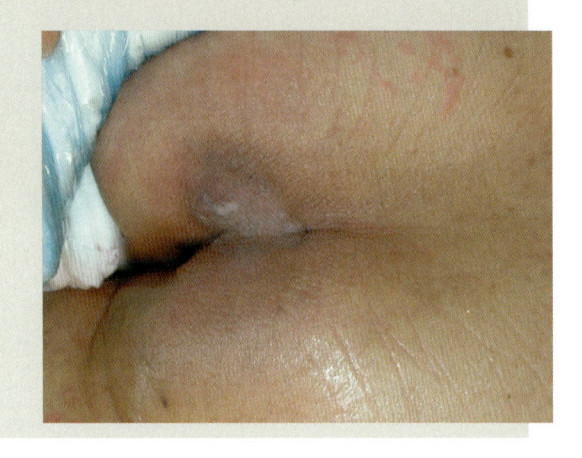

②60代男性　尾骨部臀部に多発するⅡ度褥創　脳梗塞（図2-24）

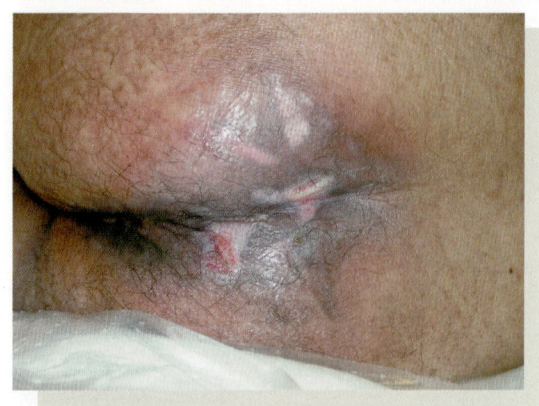

図2-24-①　TP6.0/Alb2.1
高度の低栄養を認めます．

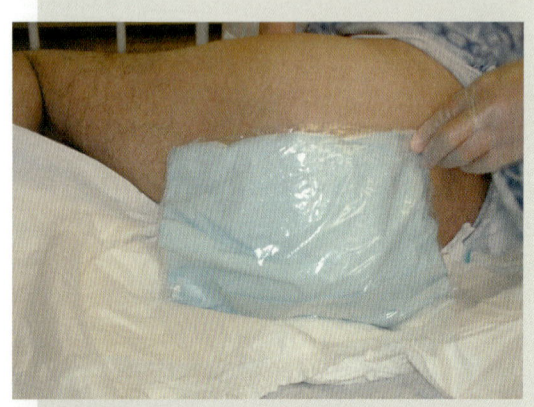

図2-24-②
穴あきポリエチレン/紙おむつを，坐骨，肛門，尾骨，仙骨全体を包むようにして当てます．

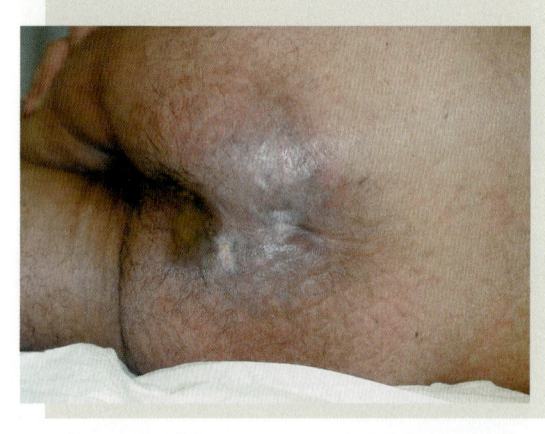

図2-24-③　2週経過
すっかり表皮形成しました．
便失禁があるので，再発のおそれがあります．
予防のため，穴あきポリエチレン/紙おむつ処置を続けます．

③70代男性　尾骨部Ⅱ度褥創　びらん例（図2-25）

図2-25-①
臀部から陰嚢にかけてびらんが見られます．亜鉛華軟膏，アズノール®軟膏を塗布しても改善しません．
常時下痢便で汚染されています．

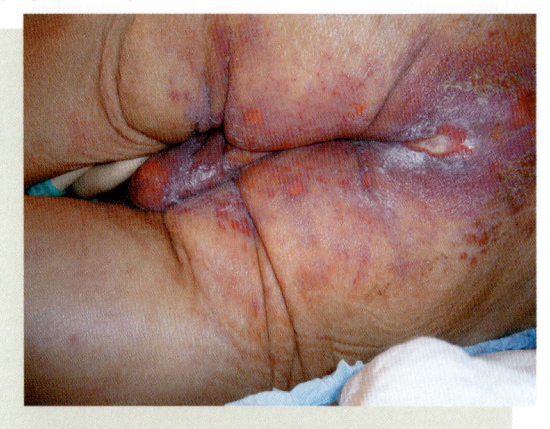

図2-25-②
水洗いして，汚れを落とします．
抗真菌薬を薄く塗ります．

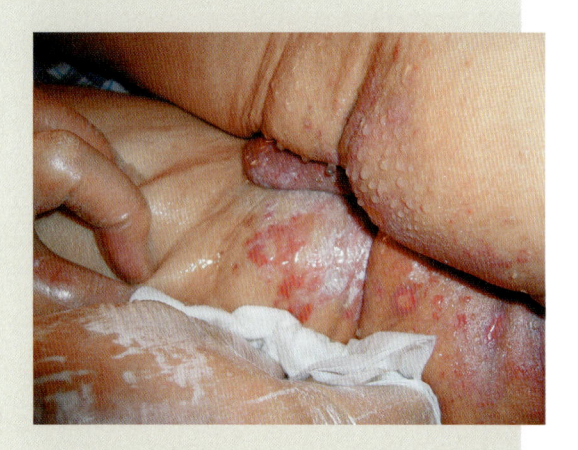

図2-25-③
陰嚢を含め，患部全体を穴あきポリエチレン/紙おむつで覆います．びらんの部分に紙おむつや尿とりパッドが直接当たらないようにするためです．

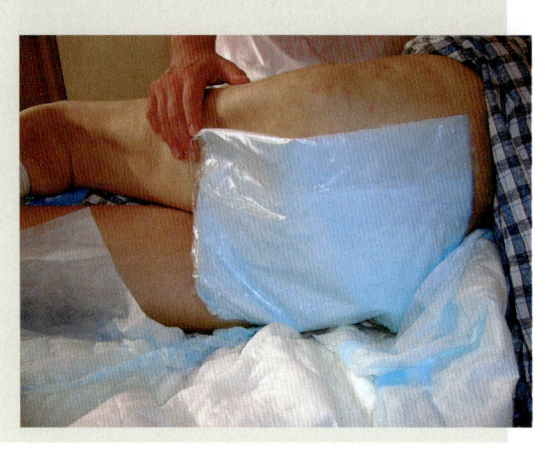

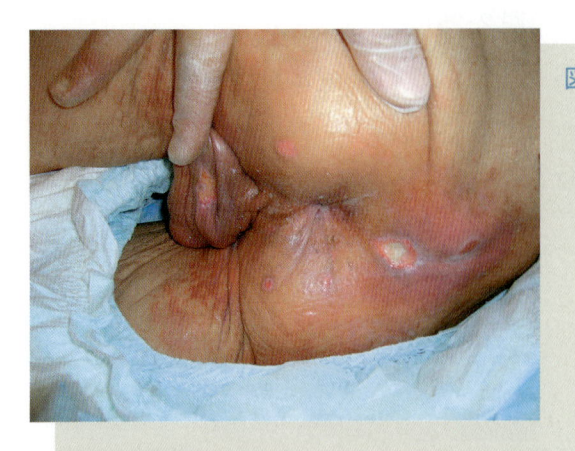

図 2-25-④　1 週経過
陰嚢のびらんは改善しています．クリーム基剤の外用薬は乳化剤を含んでおり，表皮を浸軟させるので，できるだけ薄く塗りましょう．

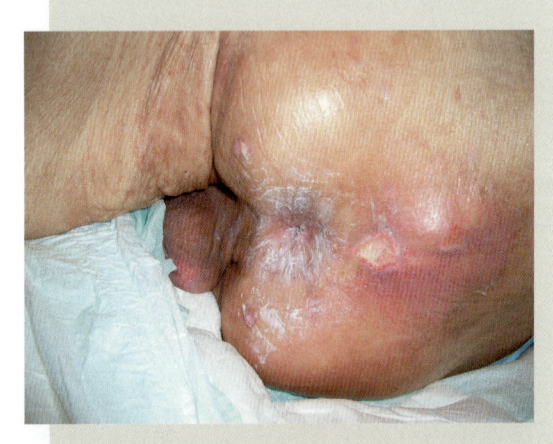

図 2-25-⑤　2 週経過
この抗真菌薬は少しつけすぎです．

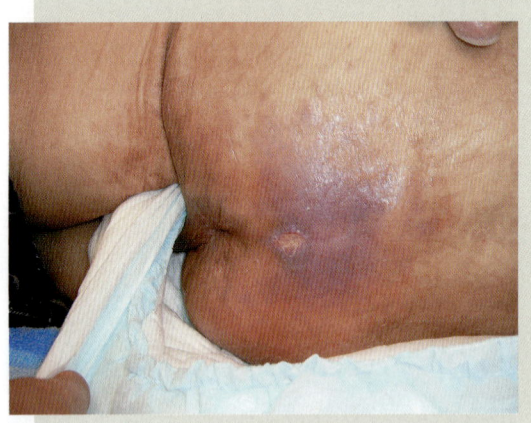

図 2-25-⑥　5 週経過
尾骨部褥創も縮小しています．

図 2-25-⑦ 3 カ月経過．治癒期
ワセリンを塗布して再発予防します．

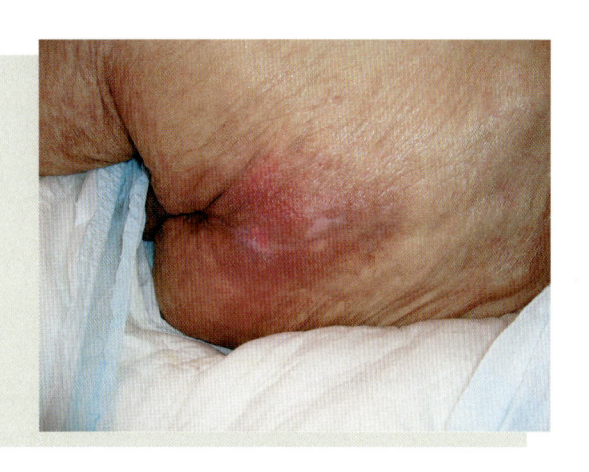

④80代女性　リハビリパンツを履いてできた尾骨部褥創（図 2-26）

図 2-26-①
リハビリパンツで尾骨周囲が摩擦されています．
ADL がある程度維持されているのですが，時々尿漏れがある患者は，介護の都合上リハビリパンツを履いていることが少なくありません．この状態で「尾骨座り」をすると褥創ができます．体動が活発だと，ドレッシングはすぐに剥がれてしまいます．リハビリパンツに医療用フィルムを貼ると，パンツがウエットドレッシングに早変わりします．
⇒医療用フィルム/リハビリパンツ（57 頁）参照

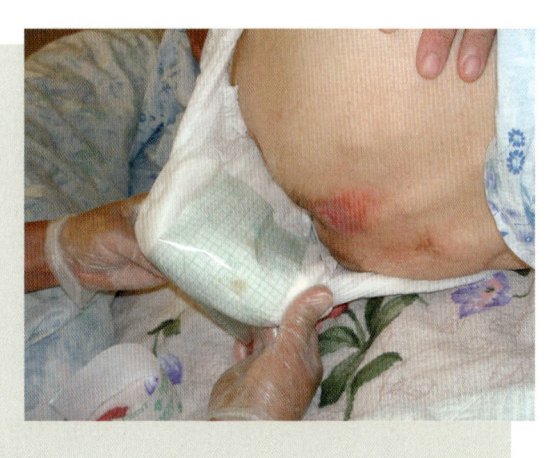

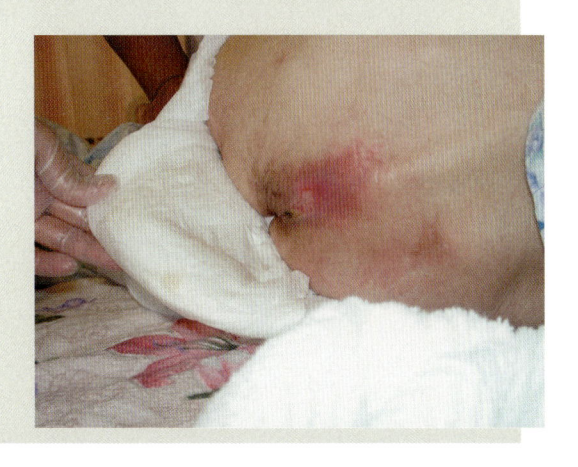

図 2-26-②
フィルム面が創に当たるようにします．

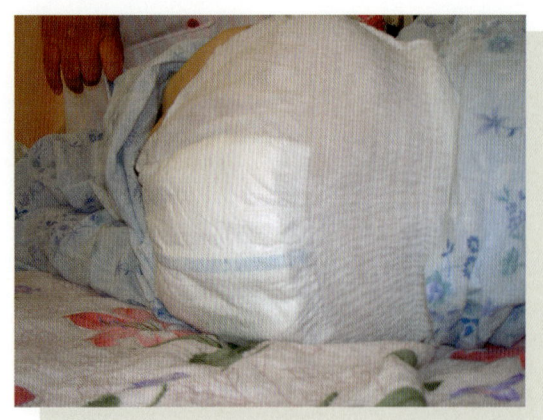

図 2-26-③
おむつを重ねるよりも快適です．

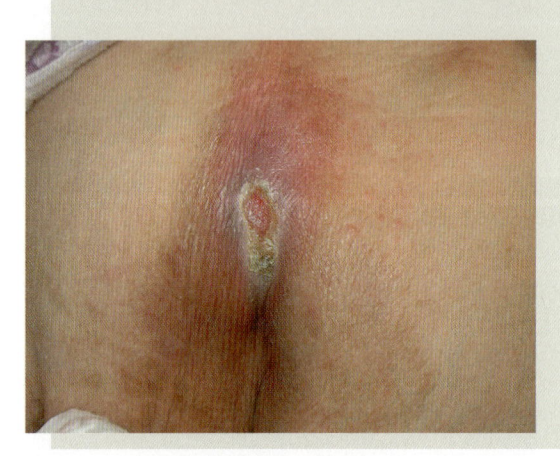

図 2-26-④　10 日経過
尾骨部褥創は浅くなっています．
退院して処置を続けます．

⑤80 代男性　尾骨部Ⅱ度褥創　認知症（図 2-27）

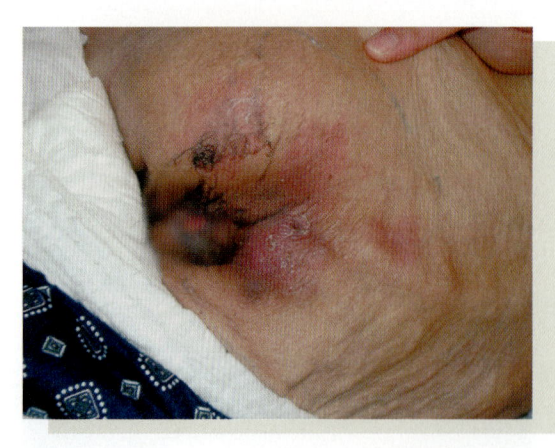

図 2-27-①
脱肛を認めます．常時便失禁しています．低栄養状態です（TP 7.1/Alb 2.3）

図 2-27-②
尿とりパッドに医療用フィルムを貼付します．

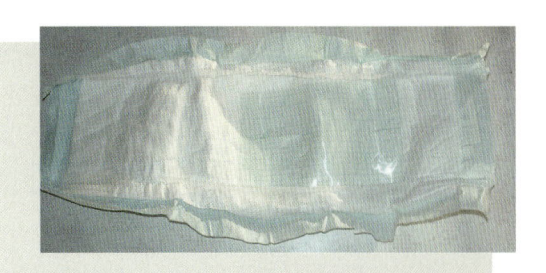

図 2-27-③
フィルム面が創に当たるように貼ります．

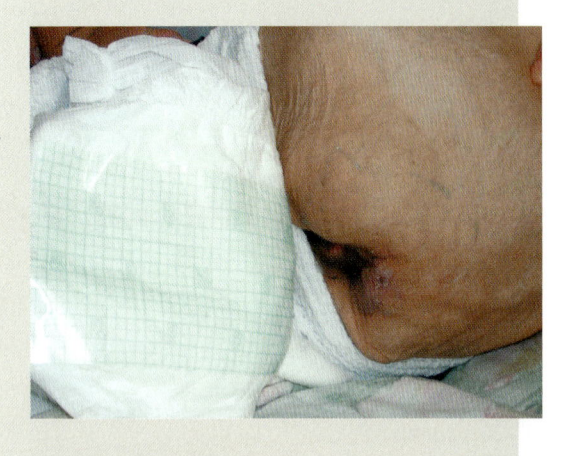

図 2-27-④ 2 週経過

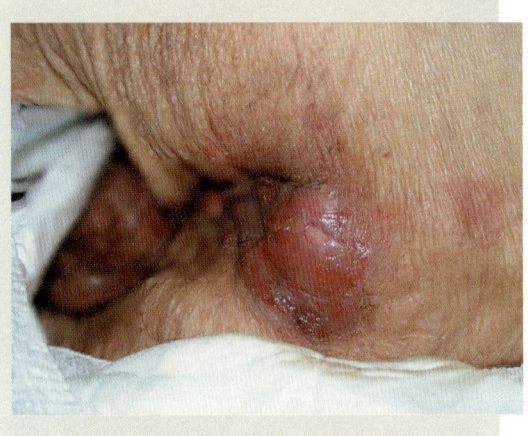

図 2-27-⑤ 4 週経過
尾骨の表皮形成が進んでいます．

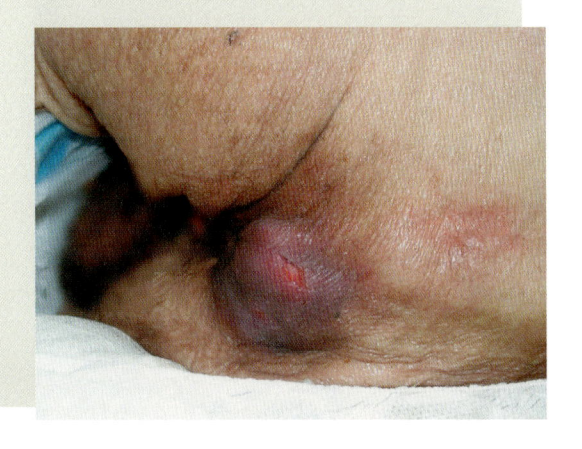

G．尾骨部の褥創

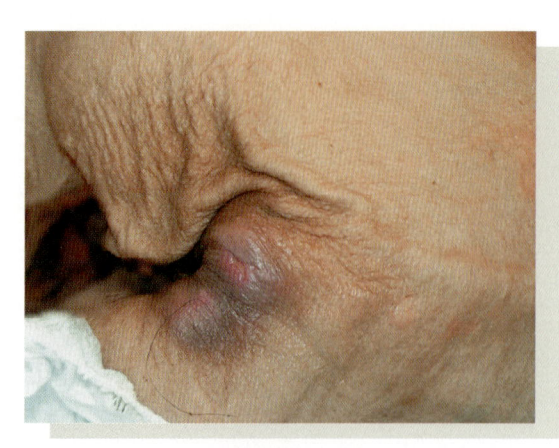

図 2-27-⑥ 5週経過
創は閉鎖しましたが，再発予防のため，医療用フィルム/尿とりパッド処置を続けます．

⑥80代男性　尾骨部Ⅲ度褥創　肺癌，ポケット形成（図 2-28）

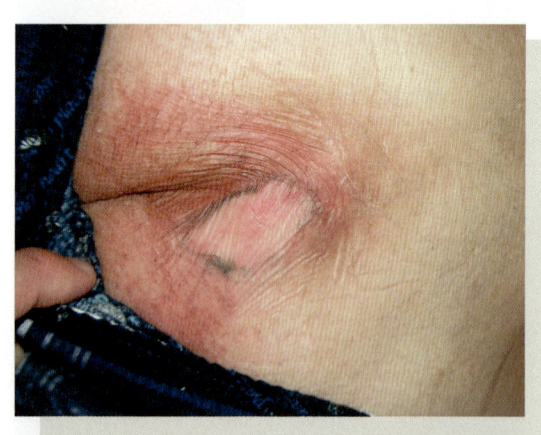

図 2-28-① TP6.6/Alb2.6
中等度栄養不良を認めます．
Ⅱ度褥創？　と診断し，医療用フィルムを貼付して治療していました．

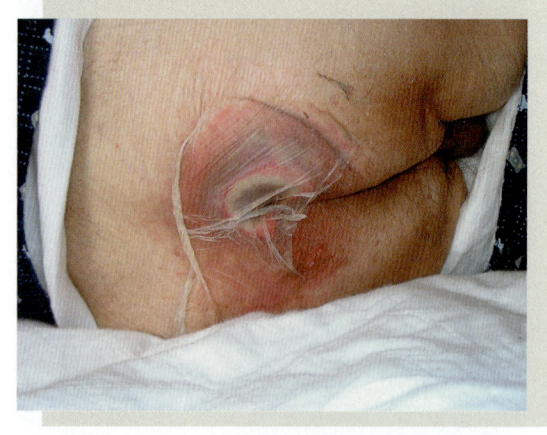

図 2-28-② 1週経過．Ⅲ度褥創．黒〜黄色期
皮膚全層欠損になりました．
尾骨座りのため，フィルムがずり上がっています．

図 2-28-③
創の周囲皮膚にも，摩擦によるびらんが見られます．
中心部を切除してドレナージします．穴あきポリエチレン/紙おむつ処置をします．

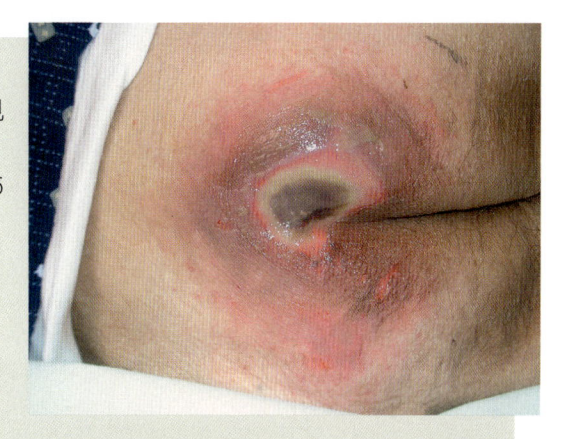

図 2-28-④ 2週経過．Ⅲ度褥創．黄色期
壊死組織を少しずつ切除します．ドレナージ目的です．

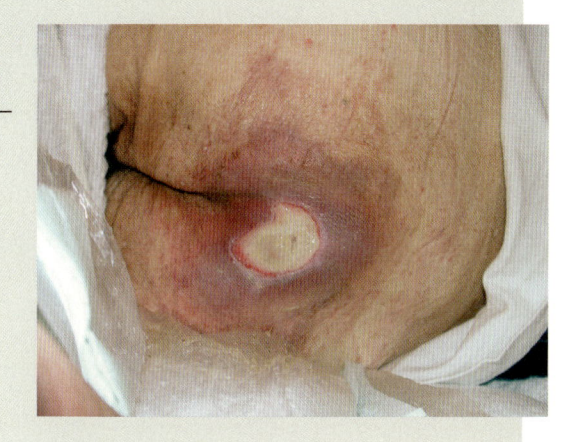

図 2-28-⑥ 5週経過．Ⅲ度褥創
壊死組織は，こまめに切除します．

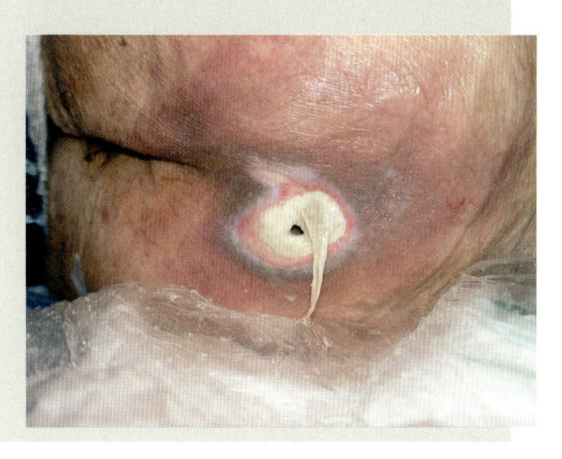

G．尾骨部の褥創

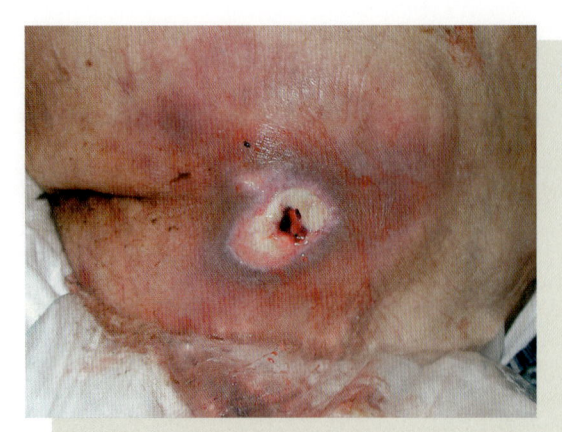

図 2-28-⑦
デブリドマン後です．
創の周辺を切除すると出血しました．周辺部のⅡ度褥創の部分には血流があるためです．

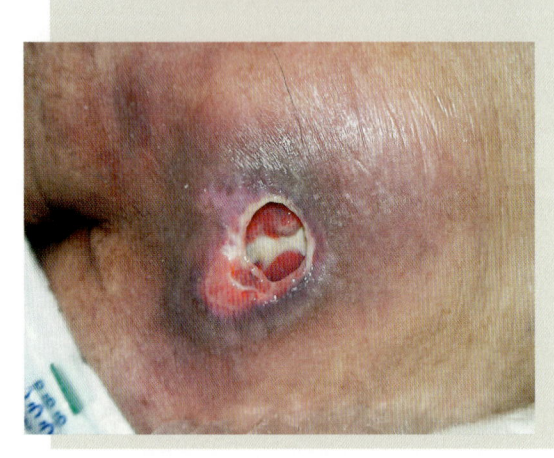

図 2-28-⑧　7 週経過
壊死組織が融解消失して創底が見えてきました．
ポケットは，自然に閉鎖するのを待ちます．

図 2-28-⑨　12 週経過
創は縮小しましたが，ポケットが残っています．

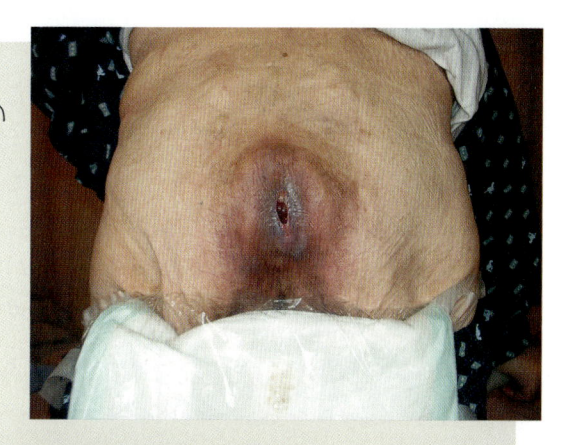

図 2-28-⑩
尾骨座りをしていると，ポケットがなかなか閉鎖しません．
このように ADL が保たれている患者は，尾骨に絶えずずり応力が加わるため，ポケット閉鎖が困難です．ポケットがあっても日常生活に差し支えないので，退院後も処置を続けていただきます．

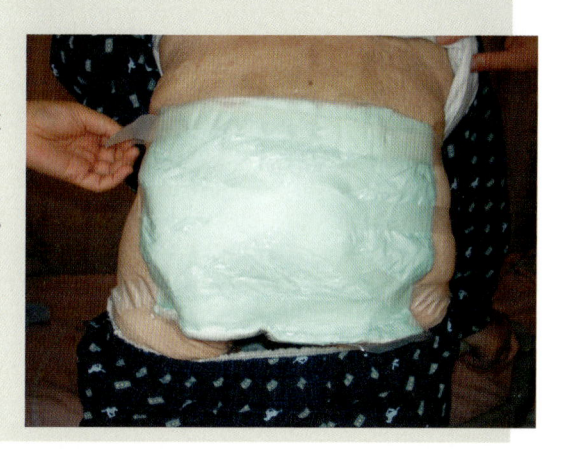

治療のポイント

● 治癒後の再発予防のために

いったん治癒した創も，まだまだ表皮が薄いので，保護が必要です．
基本は，摩擦力（ずり応力）を打ち消すことです．

① 傷跡だけでなく，臀部全体（肛門周囲，尾骨を含め）にワセリンを塗布します．滑りを良くして，おむつなどの摩擦を減らします．摩擦の加わる部位は，表皮が剥離して白い粉をふいています．たっぷり塗って，ペーパータオルで拭き取ります．
② 医療用フィルムを貼付するのも再発予防法の一つですが，摩擦が加わると剥がれやすいのが欠点です．交換するときは，入浴中にシャワーで濡らしながら剥がします．
③ 尾骨座りのためにフィルムが剥がれてしまう場合は，医療用フィルム/尿とりパッドまたは医療用フィルム/リハビリパンツで処置をします．

● ポケットがなかなか治らない症例

①尾骨座りをしていると，ポケットがなかなか閉鎖しません．

特にADLが保たれている患者は，尾骨に絶えずずり応力が加わるため，ポケット閉鎖が困難です．小さなポケットがあっても患者の日常生活はそれほど制限されません．気長にラップ療法を続けましょう．

②ごく小さなポケットだけが残っているだけの場合，創も小さく，浸出液もそれほど多くはありません．それでも浸出液が貯留する場合は，医療用フィルムに浸出液が出るための穴を開けたフィルムを貼るとよいでしょう（図2-29）．

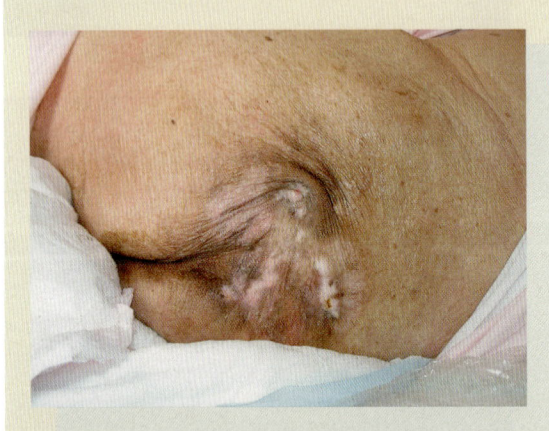

図2-29-①　80代女性．仙骨部Ⅲ度褥創．胃癌
長い間，「ポケットがふさがらない」とのことでした．尾骨付近からポケットに向かう皮膚の引きつれを認めます．中等度の低栄養を認めます（TP6.3/Alb2.8）．
穴あきポリエチレン/紙おむつを貼付します．

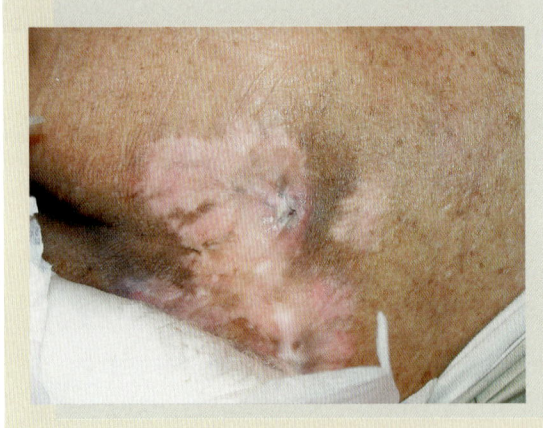

図2-29-②　16週経過
皮膚の引きつれはなくなりました．小さな穴はあいたままです．

図 2-29-③　同日
小孔より浸出液が出ています．

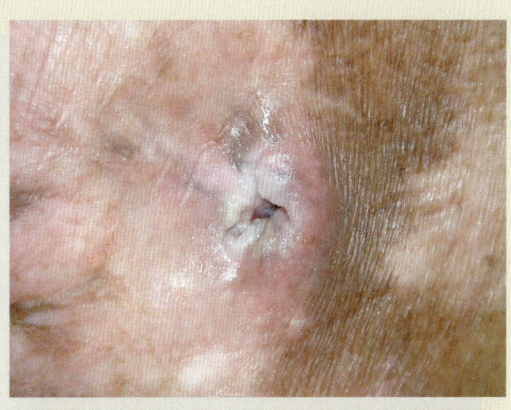

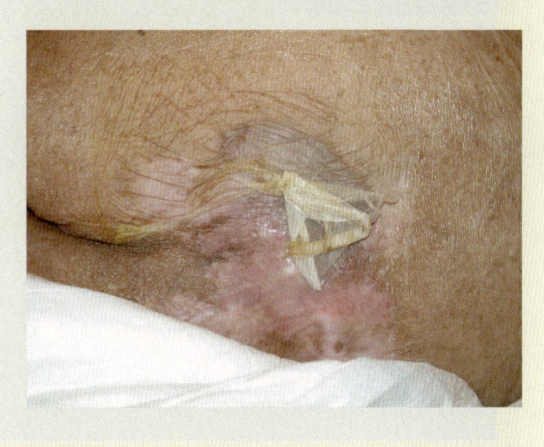

図 2-29-④
浸出液が少なくなり，医療用フィルムを貼付したのですが….

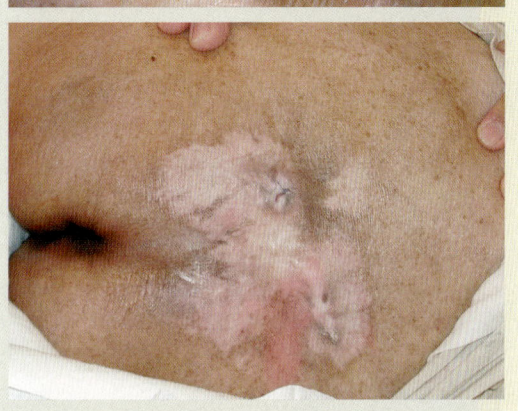

図 2-29-⑤　18 週経過
浸出液が溜まり，フィルムが剥離します．

G．尾骨部の褥創

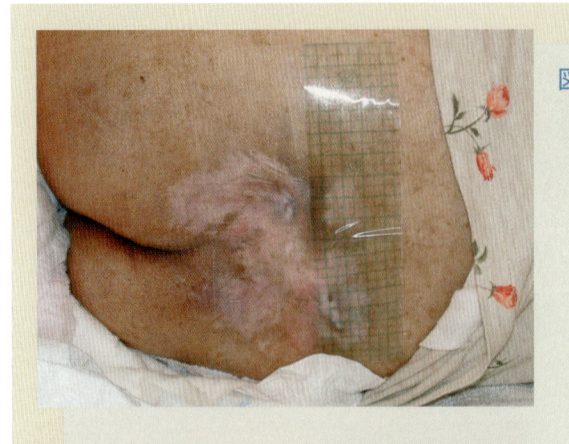

図 2-29-⑥
創全体を水洗いして,医療用フィルムを貼ります.

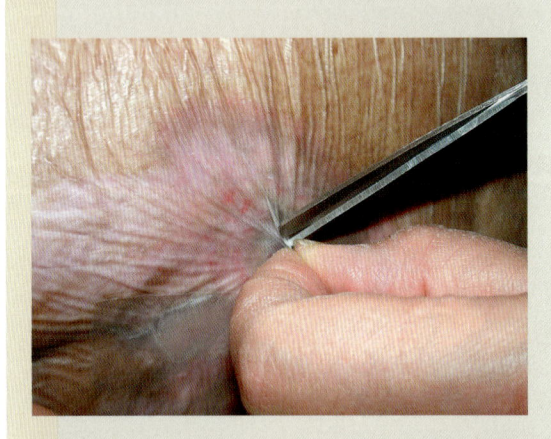

図 2-29-⑦
フィルムにドレナージ用の穴をあけました.

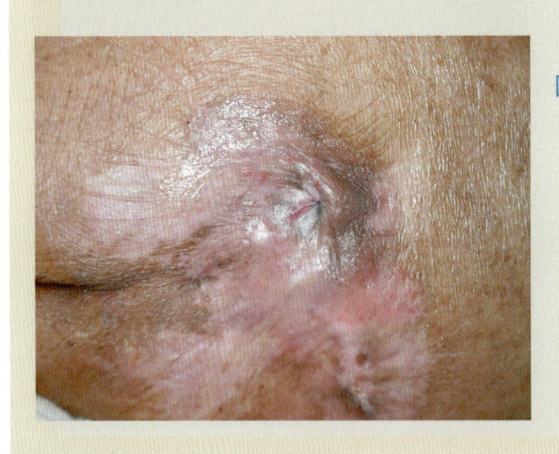

図 2-29-⑧
この小さい穴から浸出液が排出されます.浸出液は,おむつに吸収されます.

図 2-29-⑨　20 週後
浸出液が穴から排出されるため，フィルムは，剥離しません．

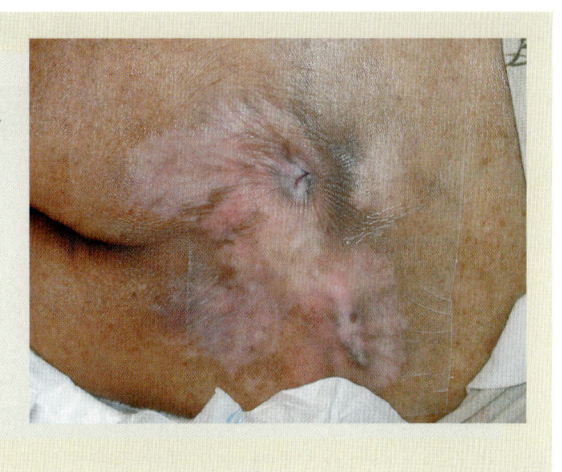

G．尾骨部の褥創

第2章
H 坐骨部の褥瘡

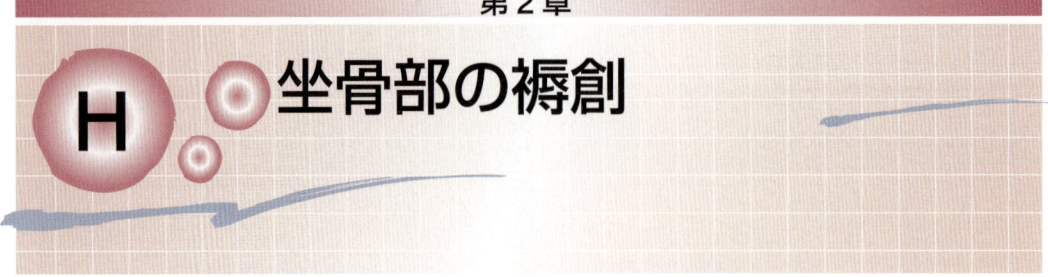

脊髄損傷患者に多く見られます．車いすに長時間座っていることが原因の一つです．一般に難治性といわれています．皮弁手術が試みられることが多いのですが，再発例が少なくありません．局所治療にも抵抗します．座位で常時荷重が加わる部位なので，厚みのあるドレッシングやガーゼを創に貼ると，深いポケットがさらに深くなります．

予防
除圧クッションの利用など（図 2-30）．

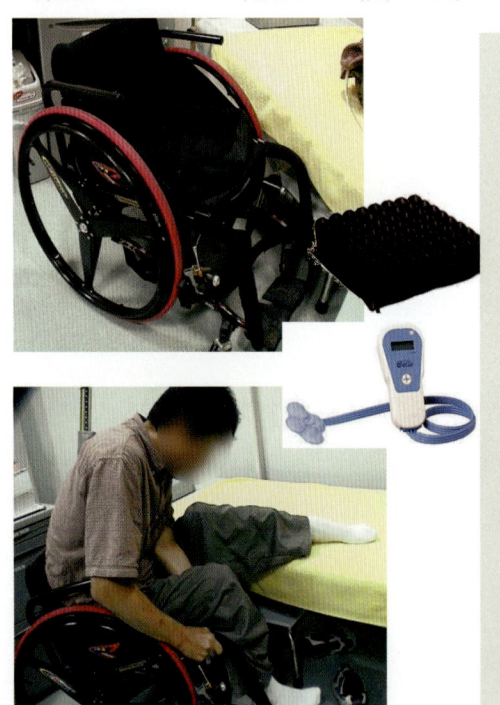

図 2-30
再発予防も大事です．
体圧計セロ®（ケープ社製）を使って免荷方法を工夫します．
シーティング車いすと免荷クッション（ロホクッション®）の使用法を指導しました．
座位時のポジショニングの指導をします．シーティング車いすはやっぱりいいですね．ラップ療法で治療している場合は通常の日常生活を続けることができます．

治療
穴あきポリエチレン/紙おむつを臀部から坐骨部や大腿部を広く覆うように貼付します（図 2-31）．医療用フィルム/尿とりパッドを貼る方法もあります．摩擦を小さくするために，ワセリンを薄く塗ってもよいでしょう．皮弁手術後の創離解例（図 2-32）にも有効

です．

①坐骨部に生じたⅣ度褥創（図2-31）

図2-31-①
自壊排膿しました．

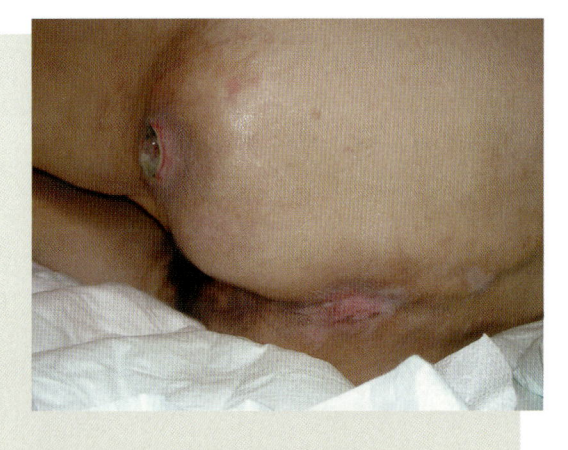

図2-31-②
紙おむつのギャザーが当たる部位であるため，ドレッシング処置が困難です．

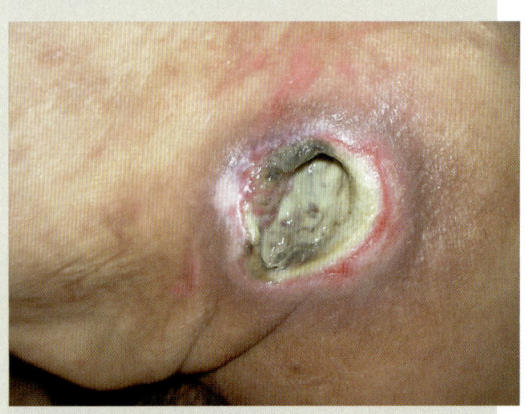

図2-31-③
紙おむつのギャザーが，股のすれの原因なので，おむつ全体を穴あきポリ袋で包みます．

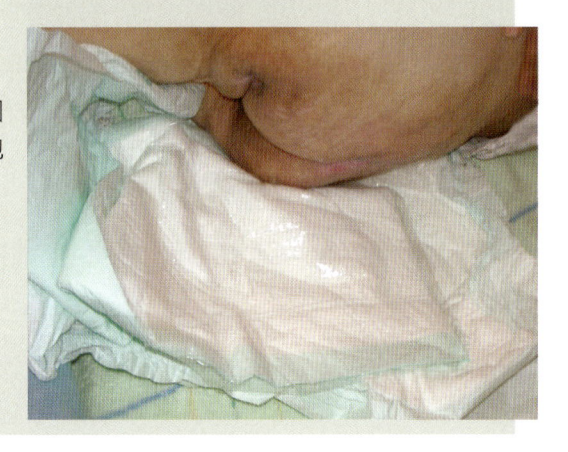

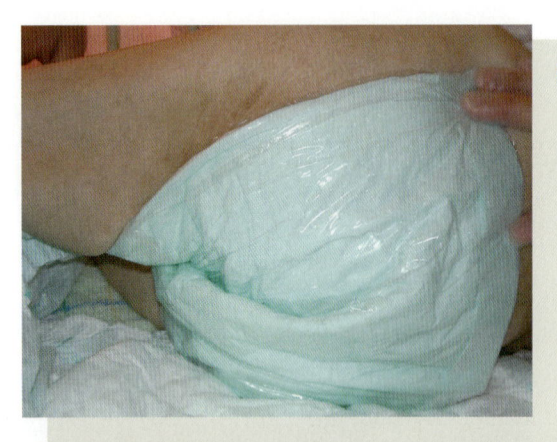

図2-31-④
このようにすればギャザーが当たりません.

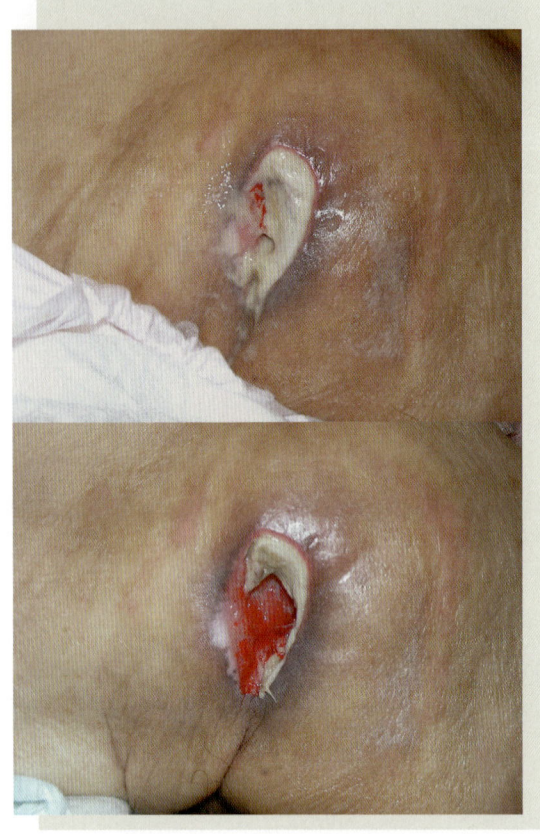

図2-31-⑤　5週経過
壊死組織が融解し,ポケット内部のスラフ（軟らかくなった黄色壊死組織）が押し出されました.
壊死組織の一部を切除しました.

図 2-31-⑥ 10 週経過
スラフは融解消失しました．
肉芽形成が見られます．

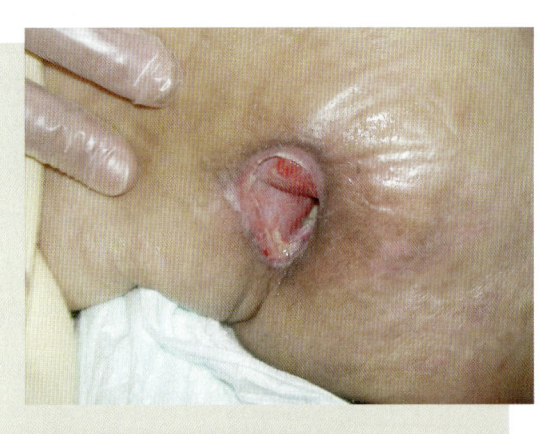

図 2-31-⑦ 11 週経過

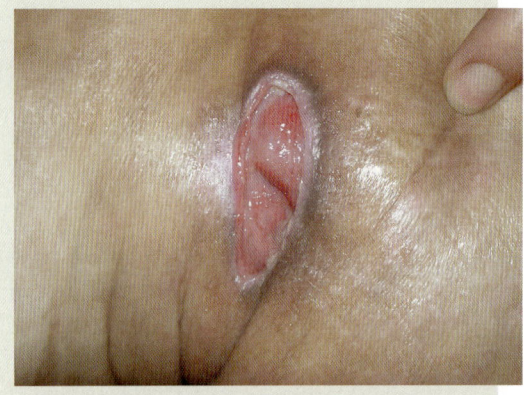

図 2-31-⑧ 17 週経過
ポケットはほとんど閉鎖しました．

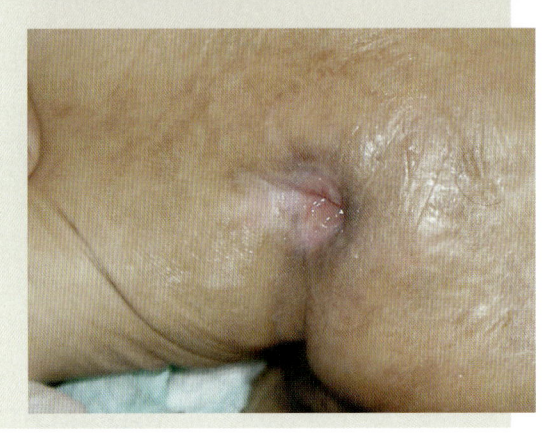

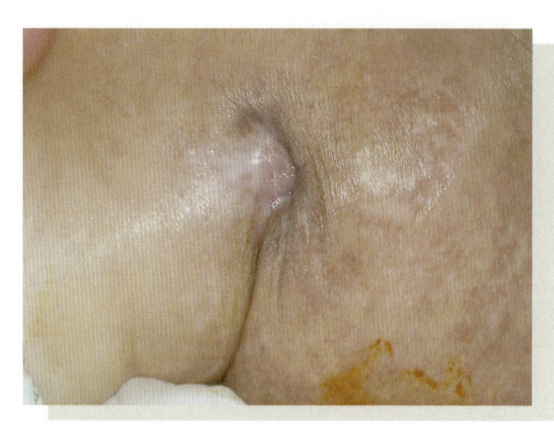

図 2-31-⑨　22 週経過
創は表皮化しました．
排泄物で汚染しても，すれは生じません．

②皮弁術後に創離解を生じた坐骨部褥創（図 2-32）

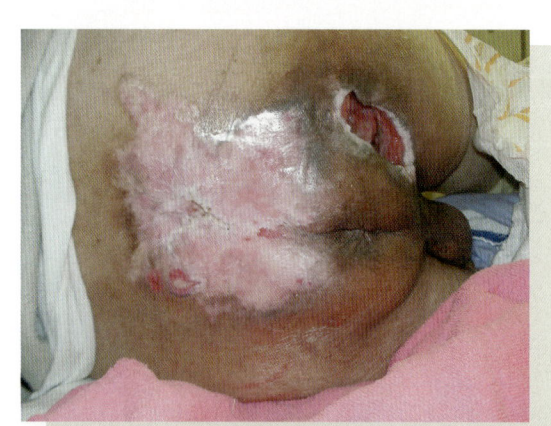

図 2-32-①
仙骨全体は瘢痕組織で覆われています．
瘢痕組織は壊死，脱落を繰り返しています．

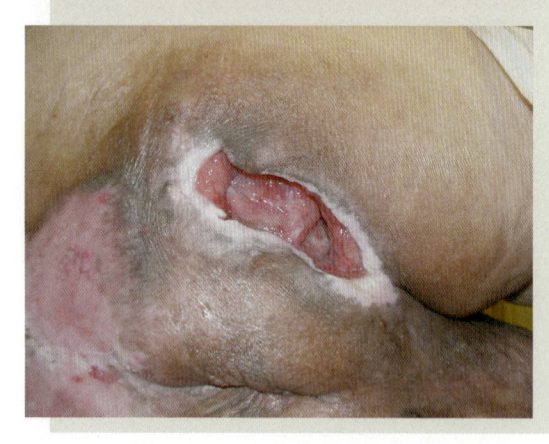

図 2-32-②　拡大図

図 2-32-③
平おむつの半分を穴あきポリエチレンで包み，創を摩擦しないようにします．仙骨部全体にワセリンを塗ります．

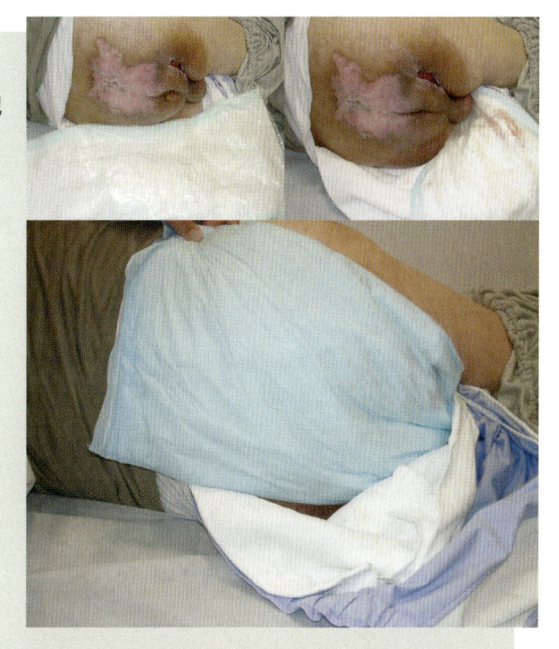

図 2-32-④　6 週経過
創の内部がきれいになりました．

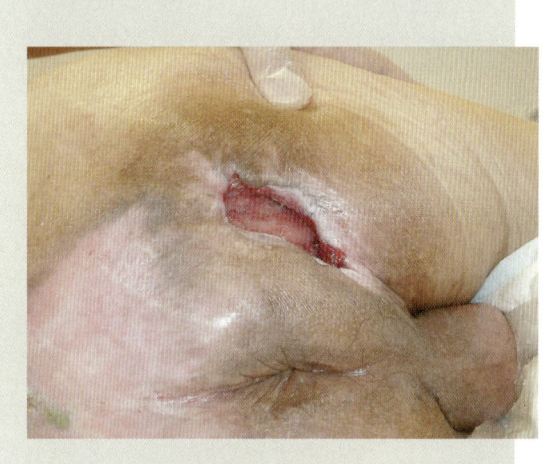

図 2-32-⑤　20 週経過

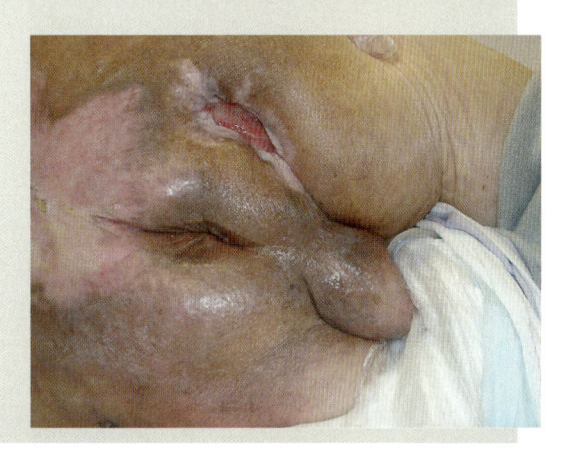

H．坐骨部の褥創

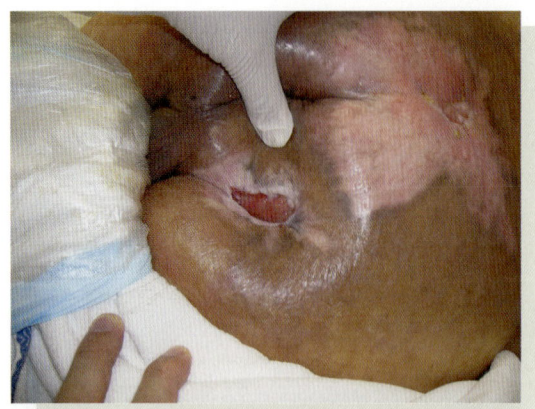

図 2-32-⑥ 約1年経過
創は小さくなりました．

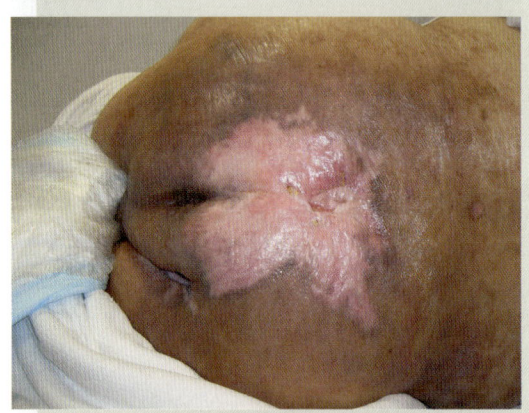

図 2-32-⑦
仙骨部瘢痕組織の脱落部分は新しい表皮で修復されています．

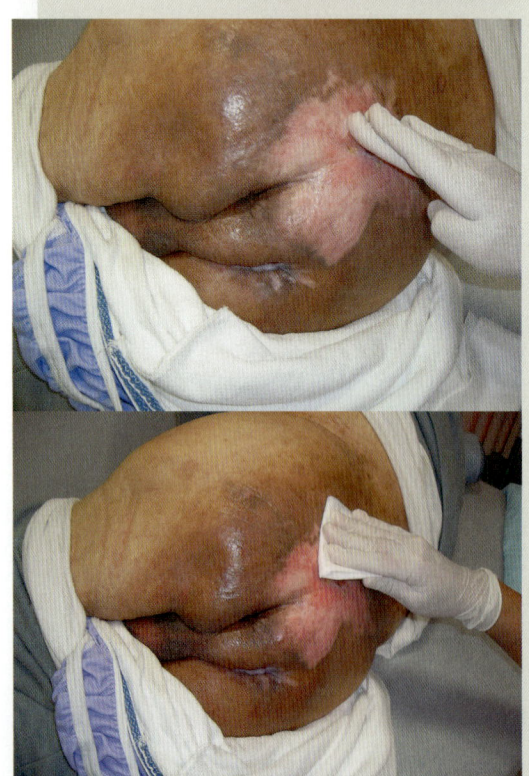

図 2-32-⑧
今後は穴あきポリエチレンの使用をやめて，ワセリン塗布を続けます．
臀部全体にワセリンをたっぷり塗って，十分に拭き取ります．

第2章
大転子部の褥創

①70代女性　左大転子部Ⅱ度褥創（図2-33）

図2-33-①　炎症期

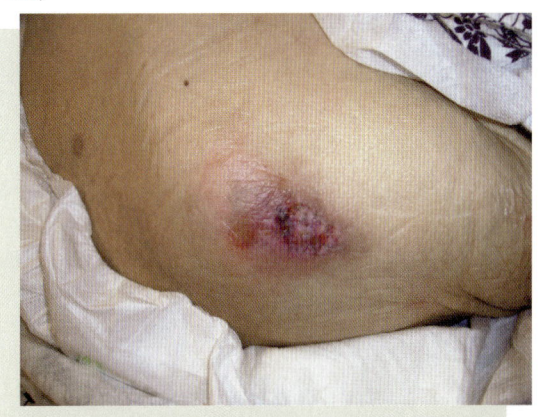

図2-33-②
穴あきポリエチレン／母乳パッドで処置しました．

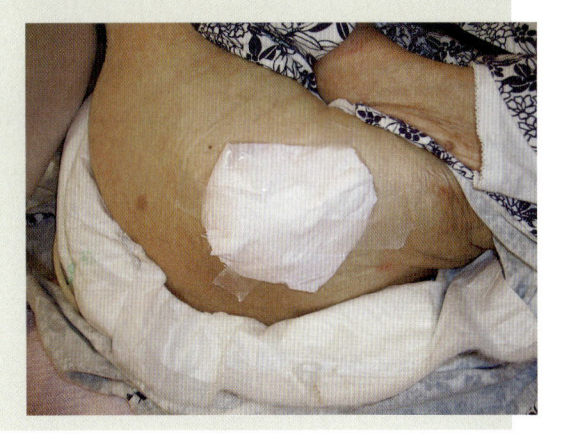

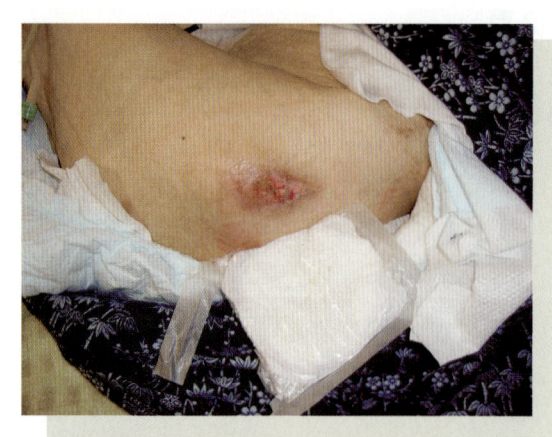

図 2-33-③ 1週経過
穴あきポリエチレン/母乳パッド処置を続けます．

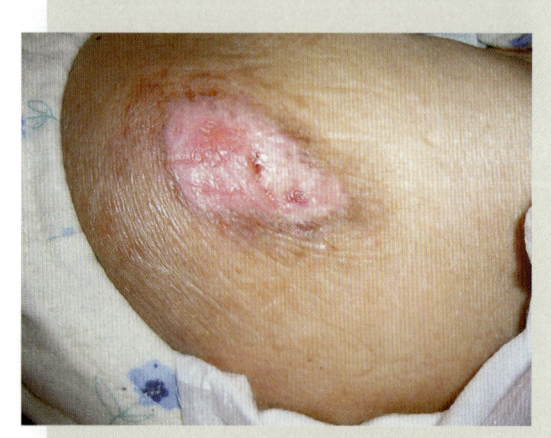

図 2-33-④ 2週経過
表皮化が進んでいます．
浸出液が少なくなったので処置を医療用フィルム貼付に変更しました．

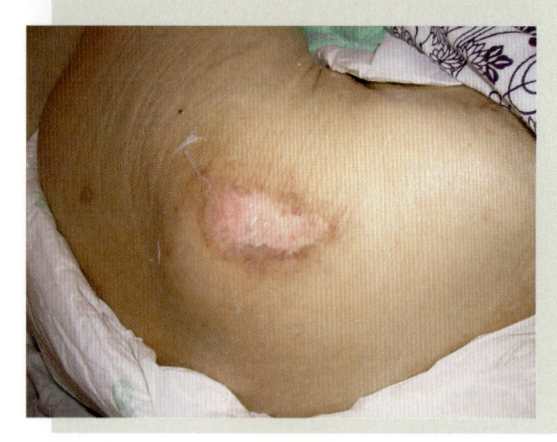

図 2-33-⑤ 3週経過
表皮が厚くなりました．
創保護のため，医療用フィルム貼付を続けます．フィルムが剥がれそうな場合は，重ねて貼ります．

②80代男性　右大転子部Ⅳ度褥創　寝たきり，感染合併例（図2-34）—（●山下倫徳）
「穴あき医療用フィルム」による処置例

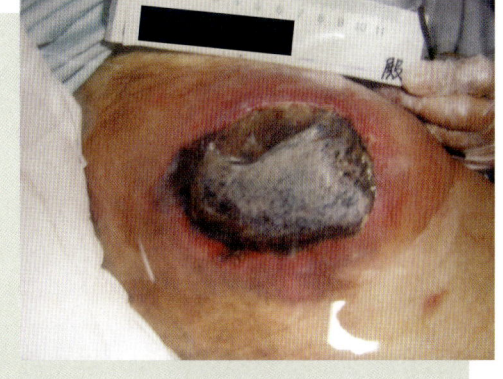

図2-34-①　Ⅳ度褥創
　脳梗塞，心不全で寝たきりの状態で内科に入院．低反発マットレスを使用していましたが右大転子部に褥創を発生．瞬く間に悪化，筆者に紹介されました．
　創周囲に発赤，熱感，腫脹を認め，感染を伴っていると判断し抗生剤を全身投与しました．写真は褥創の頭側の表層だけはさみで外科的デブリドマンしたところです．筋膜，筋肉も壊死しているのがわかります．
　抗凝固剤を服用しているため，深部まではデブリドマンできません．出血しない範囲でしかも十分ドレナージできるぎりぎりのところまでデブリドマンします．デブリドマンのあとは，「穴をあけた医療用フィルムを貼ったおむつ」で処置しました．
　またマットレスを二層式エアマットに変更し，抗生剤の投与も行いました．

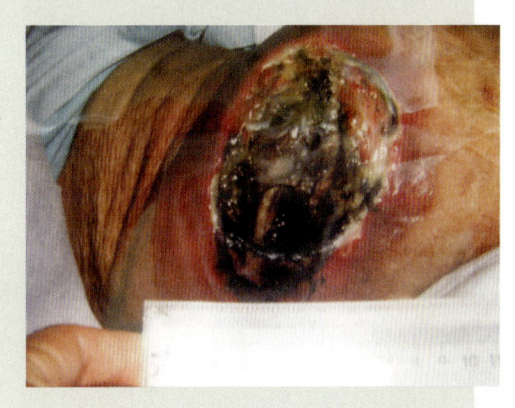

図2-34-②　1週経過
　頭側，尾側は少し肉芽があがっていますが，まだ壊死組織も多く，創周囲の発赤，腫脹はまだ続いています．

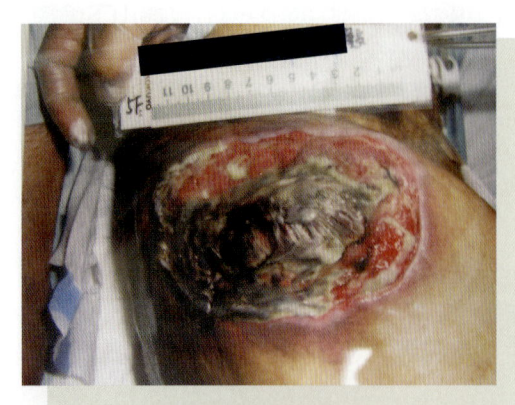

図 2-34-③　2 週経過
周囲には少しずつ良好な肉芽が盛り上がってきました．黒色の壊死組織はこまめに外科的デブリドマンを行います．出血しないように行うのが基本ですが，たまに深入りしすぎて出血させてしまったときやこの患者のように易出血性の場合は，一晩だけアルギン酸ドレッシングを使います．この頃には周囲の発赤もなくなってきました．

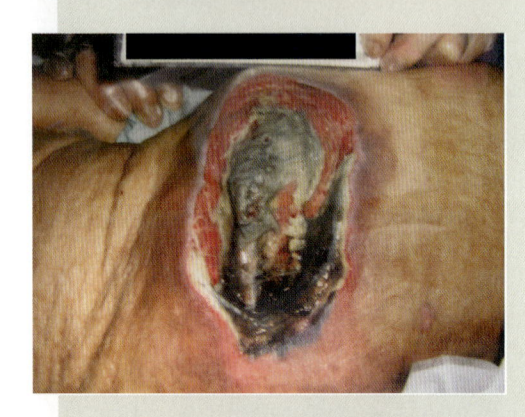

図 2-34-④　2 週半経過
処置は微温湯（水道水）での洗浄と「穴あき医療用フィルム付きおむつ」を貼って処置をしました．

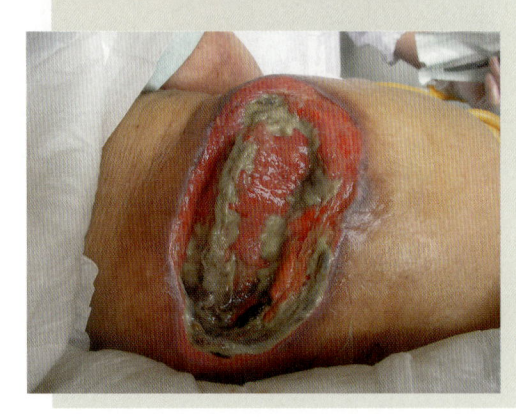

図 2-34-⑤　3 週経過
壊死組織はほぼ消失しました．肉芽形成が進んでいます．

図 2-34-⑥　12 週経過
創内部肉芽形成が進んでいます．創縁の収縮により，創が小さくなってきました．この段階では浸出液が少ないので，「穴あき医療用フィルム」を貼った処置をします．

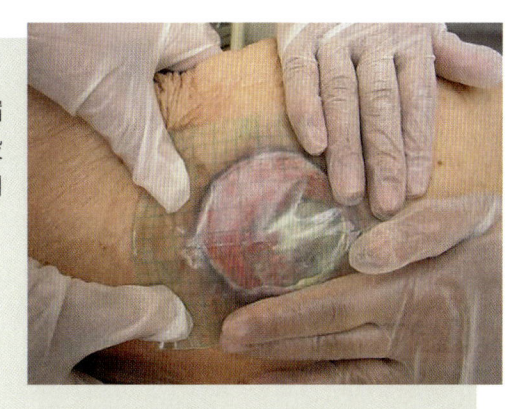

図 2-34-⑦
食品用ラップを使った方法よりも処置時間が短縮できますし，浸出液が貯留することがありません．

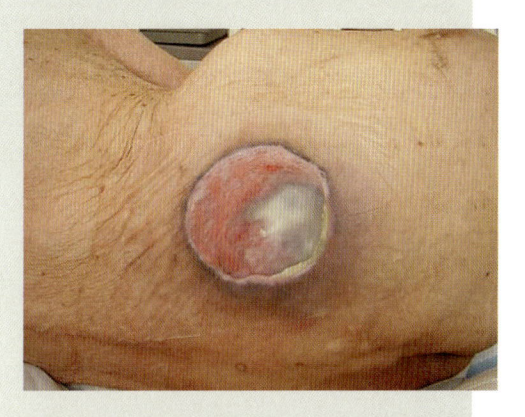

図 2-34-⑧　「穴あき医療用フィルム」の作り方
未滅菌の医療用フィルムに 18 G 針で穴をたくさんあけます

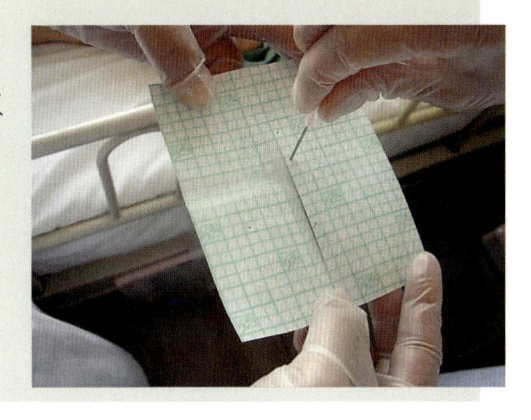

I．大転子部の褥創

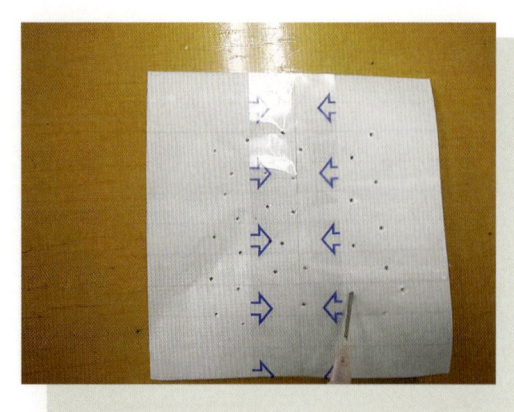

図 2-34-⑨
図 2-34-⑥とは異なるメーカーの医療用フィルムを使った例を示します．だいたいこのくらいを目安に穴をあけます．

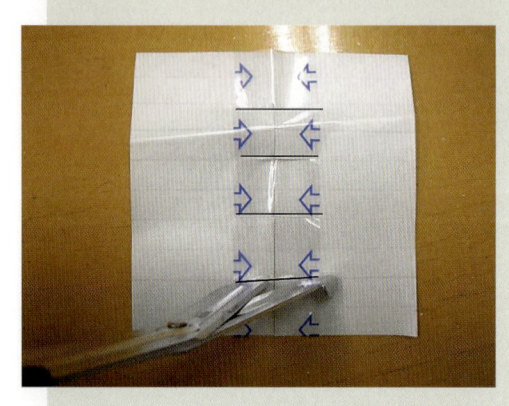

図 2-34-⑩
浸出液が多く，もう少しドレナージを効かせたい場合ははさみで切れ込みを入れます．

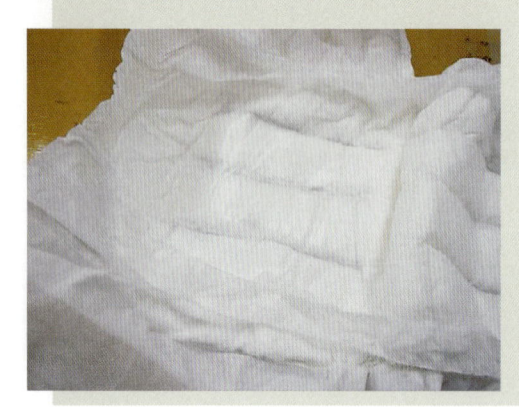

図 2-34-⑪
「穴あき医療用フィルム」は紙おむつに貼って使用することもできます．粘着面が創部にあたらないため，テープかぶれをする患者や皮膚の脆弱な患者に有用です．

③ 80代女性　右大転子部Ⅳ度褥創　治療に難渋した例（図2-35）──（●山下倫徳）

図2-35-①　治療開始時
脳塞栓症，慢性心房細動があり寝たきりです．ADLは車いす保持はでき，食事のみ自力でとれますが自力で体位変換できませんでした．療養型病棟に入院中，褥創発生したため当科に転入院しました．

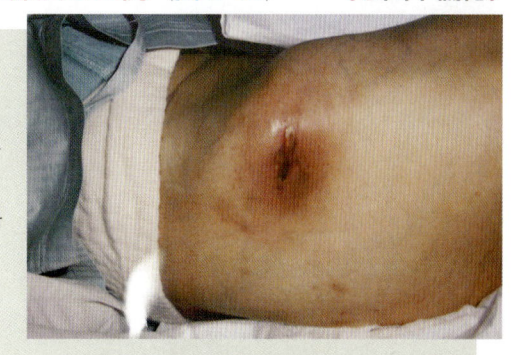

図2-35-②　4日経過
創周囲に発赤，熱感を伴い，感染していると判断し，外科的デブリドマンと抗生剤全身投与を行います．出血のない範囲で最小限の切除をします．

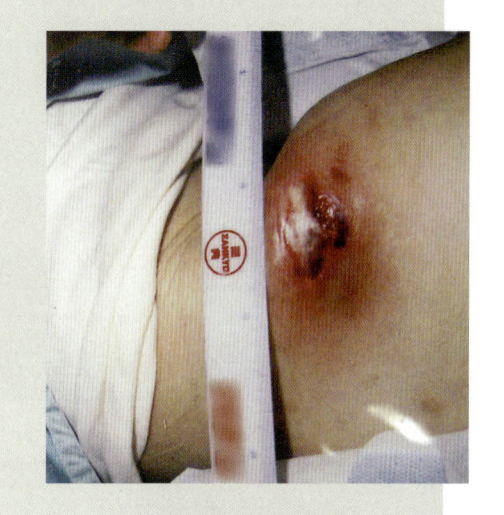

図2-35-③　12日経過
周囲の発赤は軽減しました．創はスラフ（黄色壊死組織）に覆われています．小切開を加えずに経過観察しましたが，出血させない範囲でデブリドマンしてもよいでしょう．

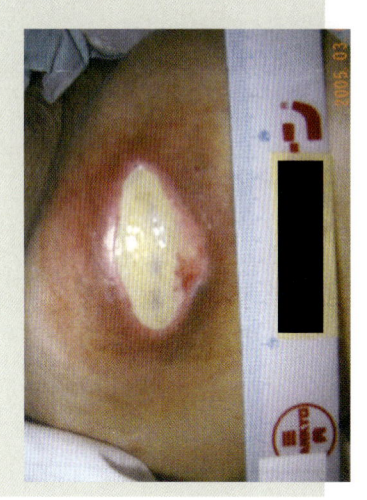

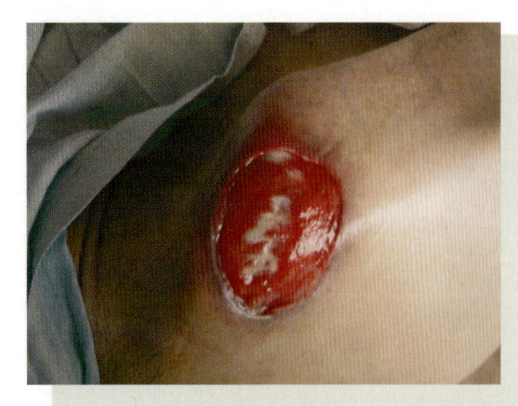

図 2-35-④　61 日経過
黄色の壊死組織は自然に融解消失し，赤色肉芽が盛り上がってきました．

この後，低栄養状態になり，創部は易出血性となりこの間の創治療に時間を要しました．

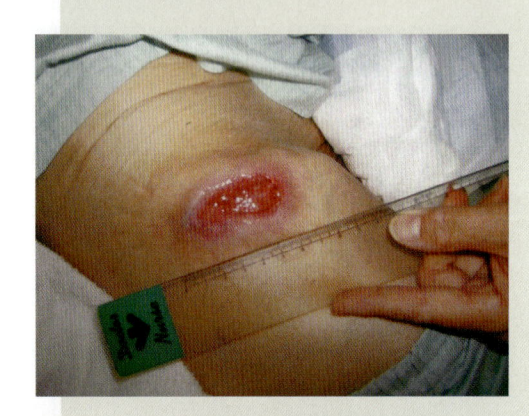

図 2-35-⑤　145 日経過
後方から上皮化が進んできました．

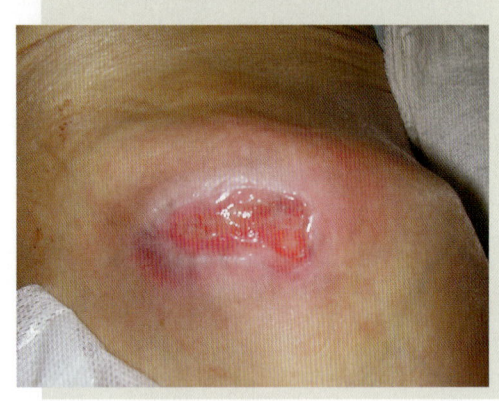

図 2-35-⑥　180 日経過
創の収縮と表皮形成が進んでいます．

図 2-35-⑦　229 日経過
創の全体が上皮化しました．

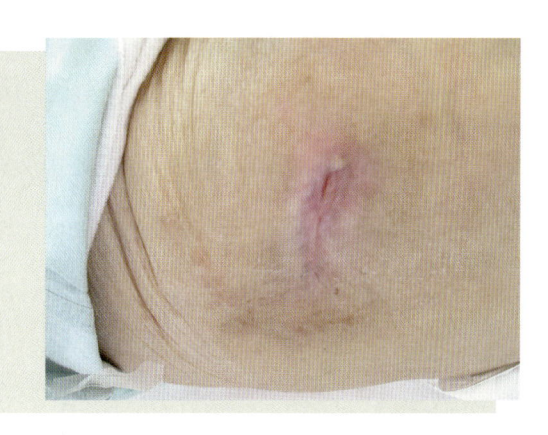

④80代女性　左大転子部Ⅳ度褥瘡（図 2-36）　　　　　　　　　　　（●恩田啓二）

図 2-36-①　入院時
感染を伴っている場合にはひと工夫してラップ療法を行います．
創周囲に発赤・腫脹・熱感・疼痛があります．感染を伴っていると判断します．
感染を伴うのは，黒色痂皮で覆われた閉鎖腔内に壊死組織が閉じ込められているからです．前出症例のように外科的なデブリドマンをするのが一般的ですが，この症例では抗凝固剤を内服していたことなどの理由で化学的デブリドマンを選択しました．表面が乾燥した創の場合，医療用フィルムで被覆する中にハイドロゲル® を少量入れておきます．ハイドロゲル® に含まれる水分が壊死組織を浸軟させるため自己融解が進みます．このため浸出液が多くなり 1 日に数回の洗浄交換を必要とすることもあります．この症例では抗生剤を内服で 3 日間使用し，化学的デブリドマンが進むのを待ちました．

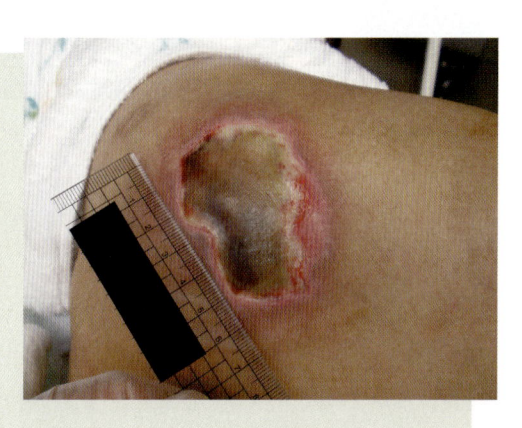

※ハイドロゲル® にはタンパク分解酵素が含まれておりません．ハイドロゲル® に含まれる水分が壊死組織を浸軟させる結果，自己融解を促進するものと推測されます．

I．大転子部の褥瘡

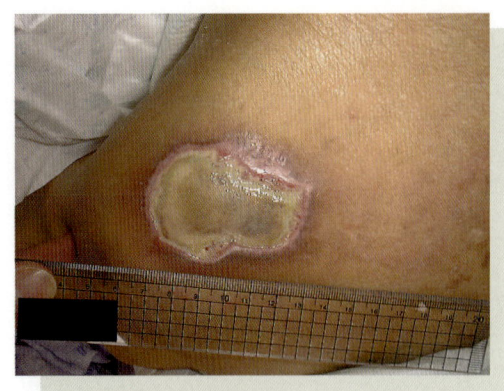

図 2-36-②　1 週経過．黄色期
壊死組織の自己融解で化学的デブリドマンが進みました．その結果ドレナージが効いて，創周囲の発赤・腫脹・熱感・疼痛が消失しました．もうハイドロゲルは不要です．微温湯洗浄と医療用フィルム貼布を継続します．

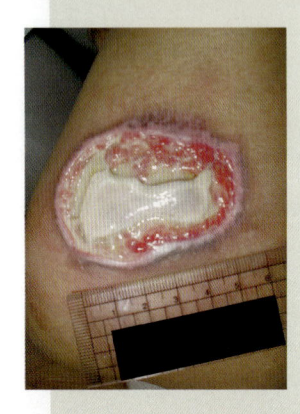

図 2-36-③　2 週経過
表面を覆っていた壊死組織が融解し消失しました．創縁には肉芽形成が見えてきました．壊死組織の除去から創の再生まで一連の経過をすべてラップ療法で処置できることがメリットの一つです．

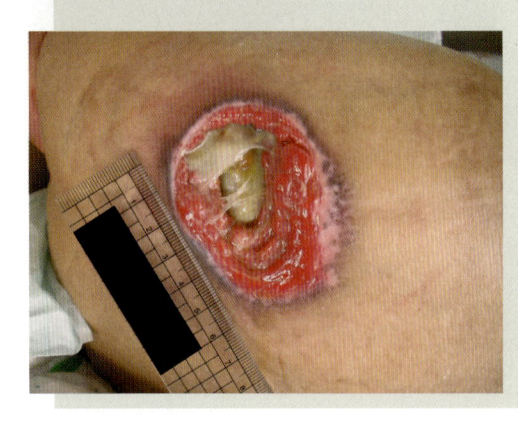

図 2-36-④　3 週経過
壊死組織は少なくなりました．
融解する壊死組織が少なくなると臭いも浸出液も少なくなります．それに伴いフィルムの交換頻度も少なくします．

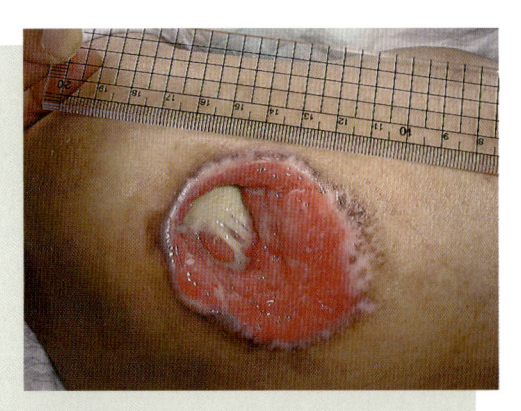

図2-36-⑤　4週経過
創底には腱が露出していますが創全体は肉芽で埋まりつつあります．まだ創縁から上皮の再生は進んできません．

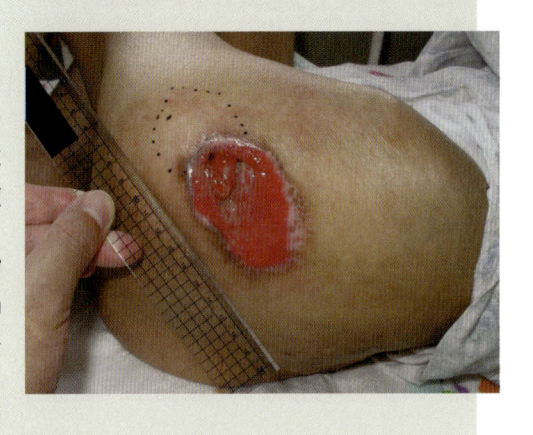

図2-36-⑥　5週経過
創全体の収縮が始まったのにポケットができています．ポケットを見たら感染があるかないかを判断します．この症例では感染の4徴候（発赤・腫脹・熱感・疼痛）はありません．感染を伴っていなければノズルを使ってポケット内をそっと洗浄します．ポケットの中にはものを詰め込んではいけません．感染を伴っていた場合，ポケット内をよく洗浄するか，閉鎖腔になっていれば切開して開放します．また，ポケットが発生したときはずれ力が働きそうな体位を見つけてずれ力の防止を図ります．この症例では側臥位にしたときのギャッチアップを制限しました．

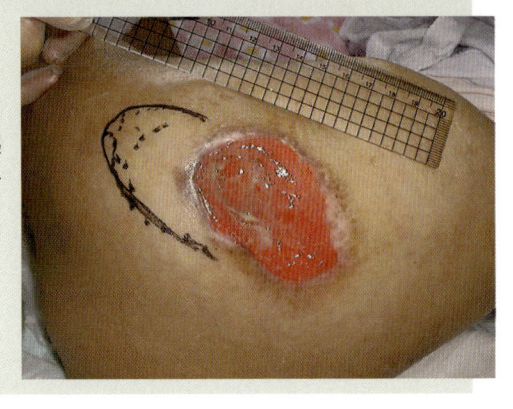

図2-36-⑦　6週経過
ポケットが残ったままポケットの口が肉芽で塞がれそうです．閉鎖腔ができると感染を起こしやすくなるので要注意．ポケットの部分に発赤・腫脹・熱感・疼痛がないかこまめに観察する必要があります．

1．大転子部の褥創

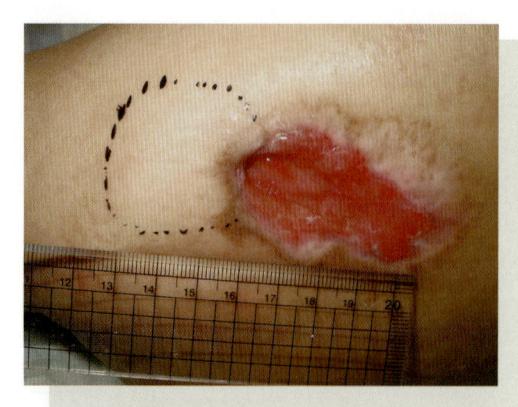

図 2-36-⑧　9 週経過
創縁からの上皮化が進むにつれ創全体の収縮も進みました．ずれ力の防止を図ったためポケットは小さくなりました．

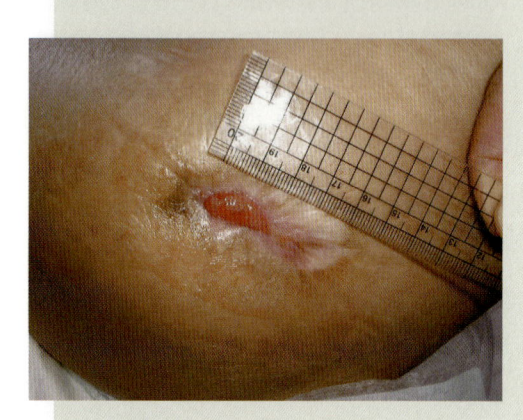

図 2-36-⑨　20 週経過
ポケットは消失し，創は小さくなりました．この症例では一切の観血的処置を行っておりません．ポケットは切開したり詰め物をしたりせず，ずれ力を防止してそっとしておけば自然に塞がります．ここでも注意は発赤・腫脹・熱感・疼痛があるかないかです．

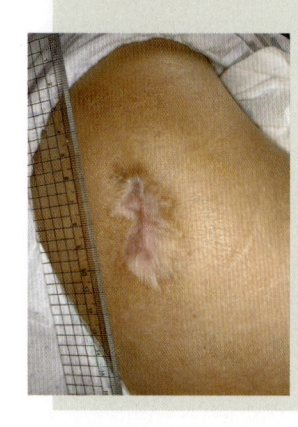

図 2-36-⑪　24 週経過
完全治癒です．

第2章

J 腸骨部の褥瘡

①80代女性　右腸骨部Ⅳ度褥瘡，左腸骨Ⅱ-Ⅲ度褥瘡　悪条件下での治療例（図2-37）

（●兼古　稔）

図2-37-①　入院時現症と検査所見

体重30 kg，BMI約14
るいそう著しく，病的骨突出，両下肢の高度の屈曲拘縮を認めます．
WBC 17,500，RBC 409万，Hb 13.5　Plt 12.2万，neut 86.5%，CRP 6.0，TP 7.0，Alb 3.6，Na 167，Cl 118と強い炎症所見を認めました．入院後の補液でRBC 309万，Hb 10.9，TP 5.6となり，入院時は高度の脱水状態であったと思われます．以上の状態が特養入所中に認められ，当院に紹介されました．

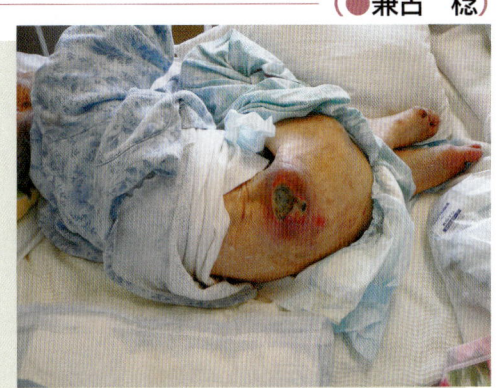

■本症例の初診時の状態について
①下肢屈曲拘縮が強いため，サポートなしでは仰臥位が取れない（今回の発症原因も常に側臥位を取り続けたことによると思われます）．
②サポート下の仰臥位においても下肢の加重が骨盤部に集中してかかるため，圧負荷は大きい．
③るいそうが著しいため，通常の体圧分散マットレスでは体重設定すら困難（通常，設定の下限が30 kg）．
④低栄養であるため，治癒自体が困難（栄養改善についても，介助下では経口摂取可能であり，誤嚥も少なく，また高齢でもあるためPEG・経管栄養は家族も望まず選択しにくかった）．
⑤痴呆性老人自立度がⅣ，介護抵抗もあるため，患者自身の協力による環境改善ができない．
⑥著しい病的骨突出がある．

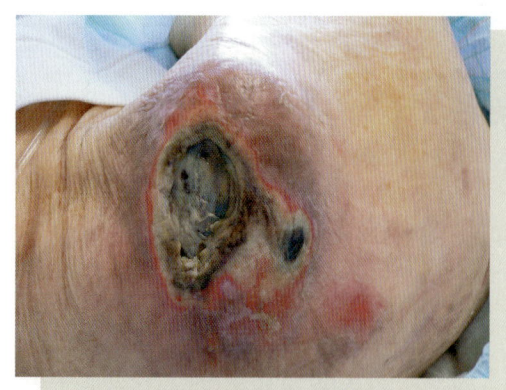

図 2-37-② 入院翌日
右腸骨部（12×4 cm）の壊死組織をデブリドマンしました．
壊死組織は腸骨骨膜に及んでいました。

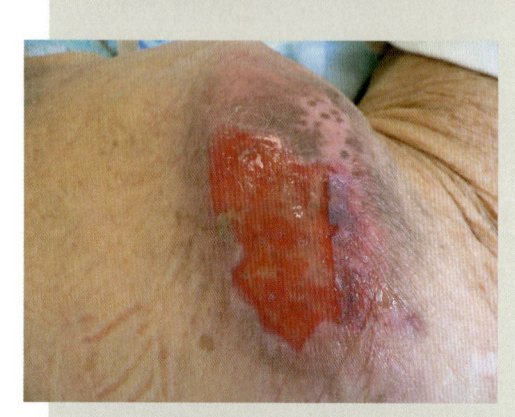

図 2-37-③
左腸骨部は写真のように一見Ⅱ度の褥創のように見えます．

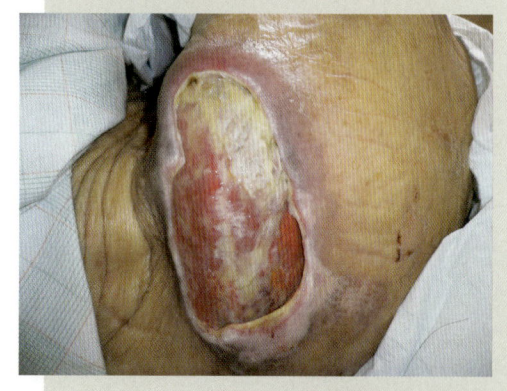

図 2-37-④ 3週経過．左腸骨部
壊死組織はほぼ自己溶解し，良性赤色肉芽が大半を占めました．

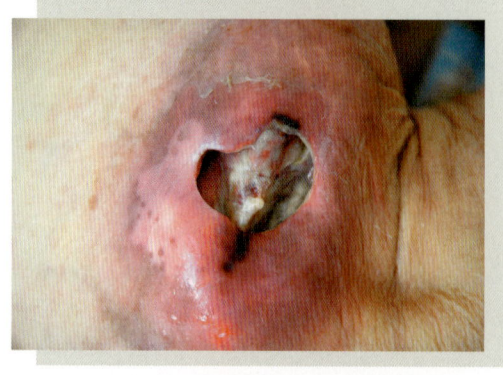

図 2-37-⑤ 6週経過．右腸骨部
一見，Ⅱ度のように見えた右の腸骨部も皮膚が壊死し，デブリドマンすると左のように腸骨が露出しました．

図2-37-⑥　9週経過
　両腸骨部とも壊死組織は消失し，良性肉芽のみが占めました．しかし，経過中両腸骨皮質が一部欠けるアクシデントがありました．この時期からは鎮痛剤を投与せずとも痛みの訴えは聞かれなくなりました．また，処置時に痛がることもまったくありませんでした．

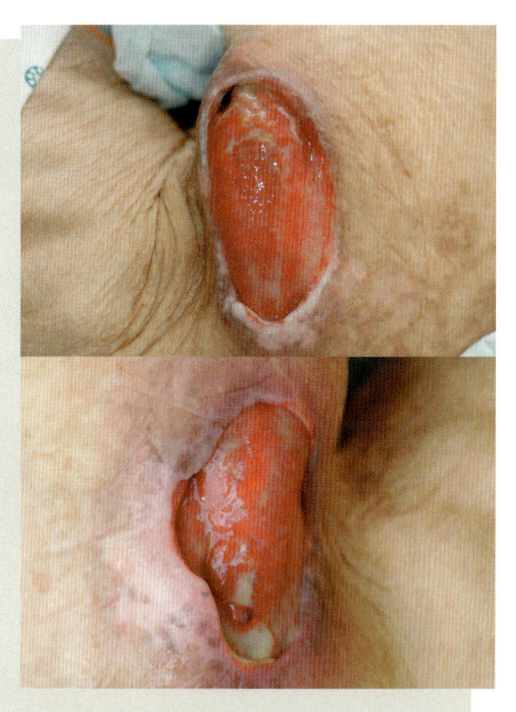

図2-37-⑦　6カ月経過
　創部の収縮は良好で，面積比で最大時の50％程度まで縮小しました．この時期ややドライにしすぎたために肉芽が少しごつごつとした顆粒状になっています．

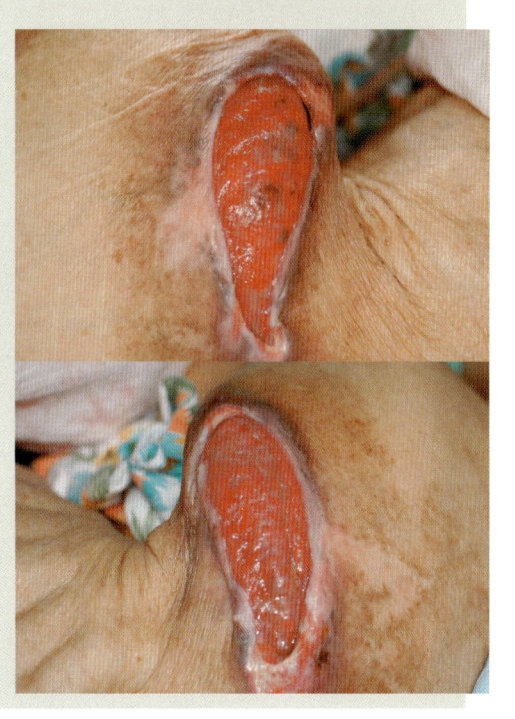

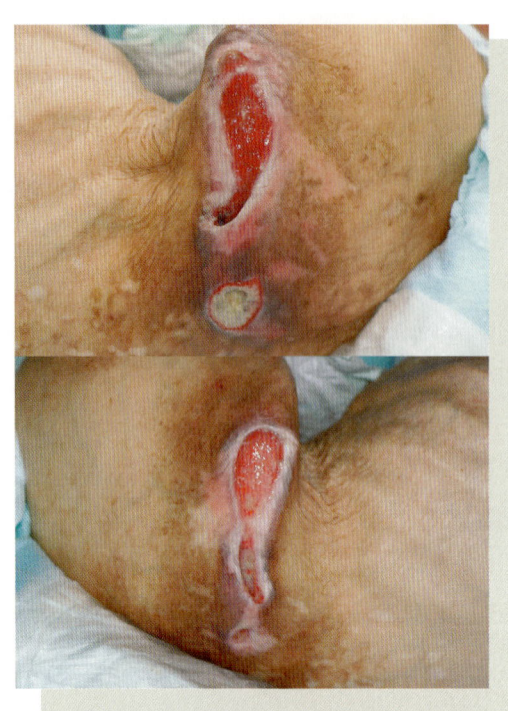

図 2-37-⑧　1 年経過
元の創部は最大時の 20％程度まで縮小しました．しかし，経過中全身状態の悪化から右仙骨部に新たな褥創を 2 カ所生じました．

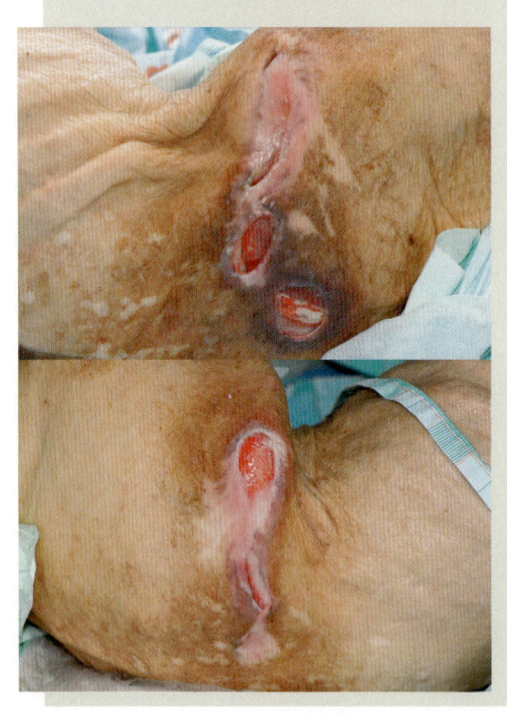

図 2-37-⑨　1 年 3 カ月経過
右腸骨部の原発創はほぼ閉鎖しました．右仙骨部にできた新たな褥創も肉芽の状態は良好です．左腸骨部も最大時の 15％ぐらいまで縮小しました．
ラップ療法（OWT）で褥創治療を行うと本症例のような悪条件下でも苦痛が少なく介護/看護負担が少なく療養できます．

著者コメント

この症例について，優先順に
1．患者の苦痛の少ない治療を行うこと．
2．コストが安いこと（治療の長期化が予想されるため）．
3．介護者（看護師，看護助手，医師）の労力が少ないものであること．
4．これらを満たしたうえでできるだけ治癒方向に持っていく．創の閉鎖ではなく創との共存を目標とすること．

を考えて治療を行いました．
そのため，治療方針は以下のように定めました．
1．積極的かつ最小限のデブリドマンを行って，早期に炎症期を離脱する．
2．栄養法はできるだけ経口摂取のみで行う．
3．ポケットの切開は避ける．

患者はもとより在宅復帰が見込めない状態で全身状態的にも在宅や老健での管理は不可能な状態であったため，長期入院は最初から視野に入れていました．褥創の治療としてはやや消極的な治療を続けたにもかかわらず，この症例の創は図 2-37 のようにゆっくりと治癒方向に向かっていきました．

≪褥創治療の目標とは何か？≫

高齢者終末期の合併症のひとつである褥創治療の目標は，「完治」ではなく「共存」にあると私は考えます．優先すべきは「褥創があることによる患者・家族の経済的なものを含めた負担・苦痛を軽減」することです．OpWT の優位性はここにあります．

また，この患者が退院できるような全身状態であったらどうでしょう？ 例えば V.A.C.®（陰圧閉鎖療法）が仮に OpWT に比べ治療期間を 2 割短縮できるとします．しかし入院治療期間とコスト，手間はどうでしょう？ 四六時中チューブにつながれている精神的負担はどうでしょう？ OpWT であれば赤色期に移行してしまえばこれらの患者さんを在宅管理することも V.A.C.® や従来の被覆材治療に比べて低コストに，かつ手間を少なく行うことができるのです．手術治療によって治療期間が 5 割短縮できるとします．しかし手術に伴うリスク，苦痛，コストはどうでしょう？ そして褥創はちょっとした管理の不手際や全身状態の悪化から簡単に再発してしまう疾患なのです．

症例によっては V.A.C.® や手術のような苦痛とコストを伴う治療によって治療期間を短くする選択もあるかもしれません．しかし，ほとんどの場合は，OWT で目的を達成することができるのです．私たち医療者は患者・家族の利益に立った医療を心がけたいものです．

（兼古　稔）

コラム

褥創往診とOpWT

　昨今の医療制度改革に伴い，高齢者医療の在宅シフトが行われようとしています．こういった中での褥創治療はどのように行っていけばよいでしょうか？

　まず，従来の消毒＋抗菌性軟膏＋ガーゼは論外としても，一般的被覆材を用いた治療や陰圧閉鎖療法（V. A. C®）は可能でしょうか？　これは論を待たずに不可能であると私は考えます．どの被覆材が適当であるか，創の状態に合わせて選択するのは医師が行うにしても，そのコスト負担は誰がするのかという問題があります．また，処置自体もOpWTに比べ，煩雑であるため，家族による自己処置が期待しにくいのです．またV. A. C®については夜間に陰圧漏れがあったときの対処をどうするかという問題があります．在宅医療では老夫婦のみの世帯も珍しくなく，煩雑な方法はできるだけ避けるほうがよいのは言うまでもありません．

　2005年より当院ではⅢ度以上の炎症期褥創は入院医療で対処し，赤色期に移行したら在宅でOpWTというやりかたで治療しています（患者の全身状態によっては入院を継続します）．在宅に移行した患者は週に一度往診で褥創の状態を観察し，ドライシフトさせるか，ウエットシフトさせるかの判断を行うとともに，患者の肢位，除圧マットレスの適切な使用法などについて指導しています．図2-37の症例であっても，こと褥創治療のみに限れば家庭の事情が許せば，在宅での治療は可能であったと考えています．

　創を正しく診断する能力があれば，手技的にはきわめて簡単であり介護者の負担も少ないOpWTは，在宅での褥創治療に最適であると考えます．

　　　　　　　　　　　　　　　　　　　　　　　　　　　　　　　　　（兼古　稔）

第 2 章

K. 膝の褥創

①膝蓋Ⅲ度褥創（図 2-38）

図 2-38-①　黄色期
膝関節の拘縮が高度です．

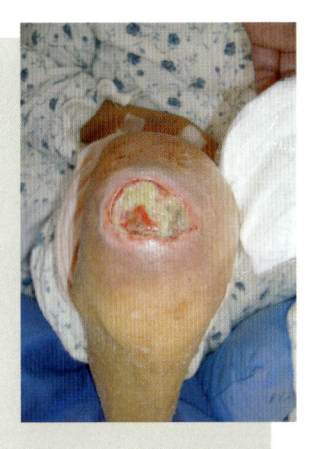

図 2-38-②
穴あきポリエチレン/母乳パッドを当てます．

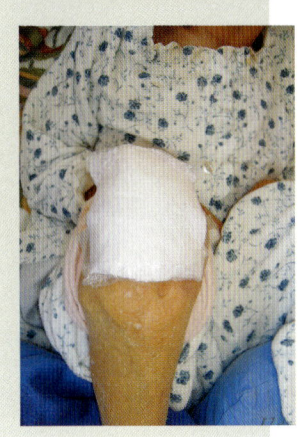

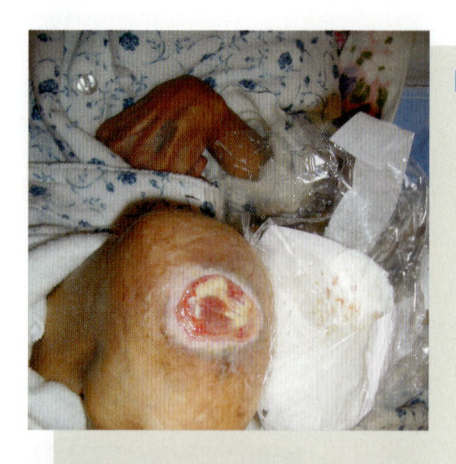

図 2-38-③　2 週経過．黄～赤色期

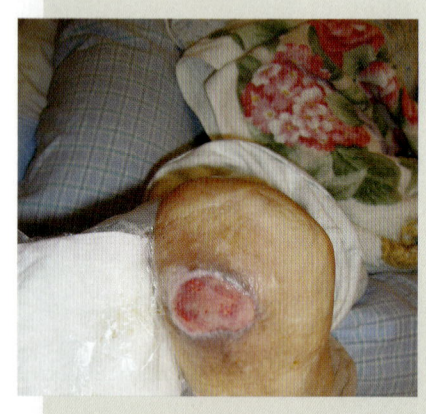

図 2-38-④　5 週経過．赤色期

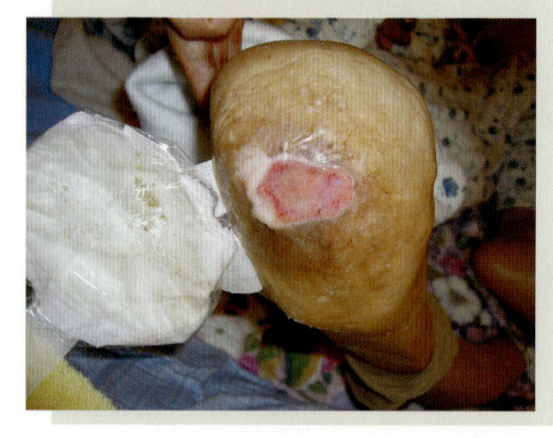

図 2-38-⑤　8 週経過
創の周縁より表皮化が始まっています．退院し，自宅で治療継続することになりました．

②膝の裏側にできた褥創（図2-39）

図2-39-①
軟膏ガーゼで処置されていて改善しないため紹介されました．

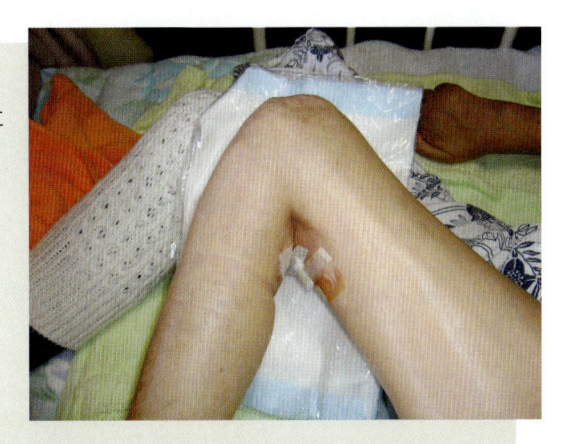

図2-39-②
緊張の強い腱（縫工筋）とクッション（膝関節拘縮防止目的）の間に皮膚が挟まれて潰瘍形成したものと推定しました．

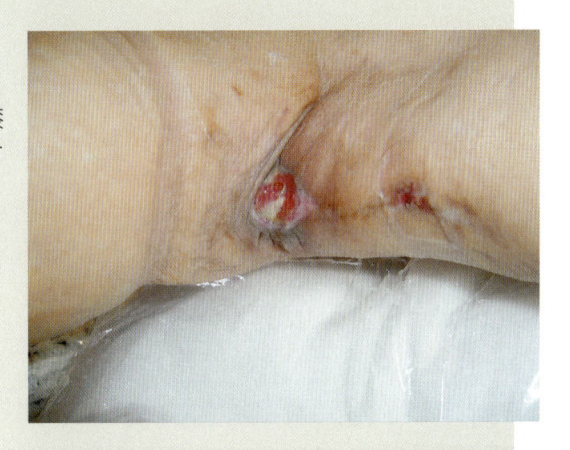

図2-39-③
膝関節の拘縮は高度だったため，膝関節は伸ばさずに軽く水洗いし，穴あきポリエチレン／紙おむつを緩やかに当てました．膝の後ろに挟み込まないようにします．

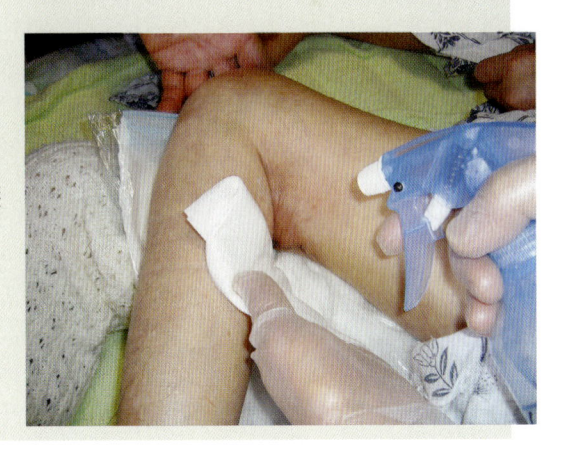

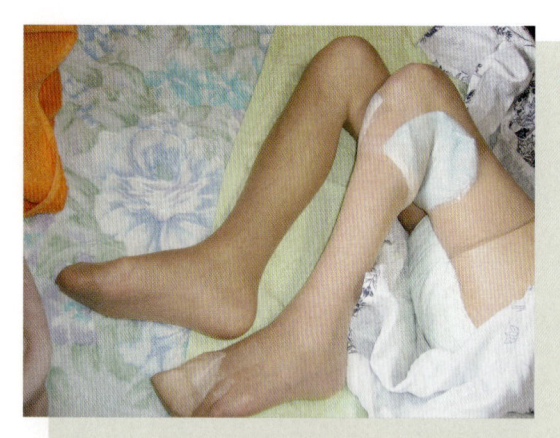

図 2-39-④
ナイロンストッキングで固定します．

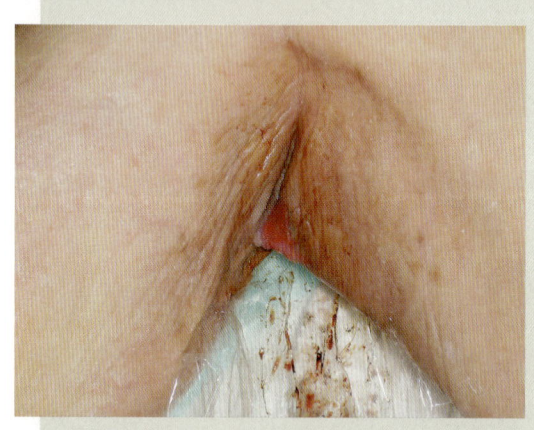

図 2-39-⑤　4 週経過
肉芽形成が見られます．

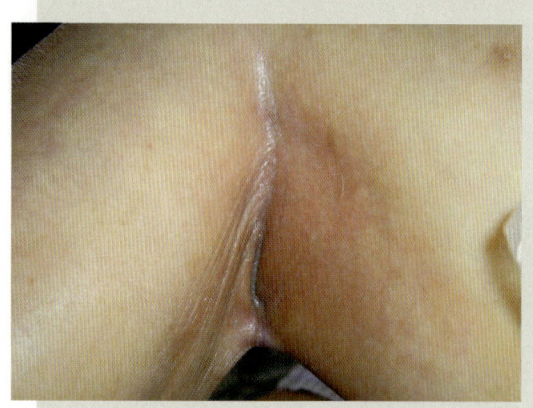

図 2-39-⑥　24 週経過
創は 8 週後に閉鎖しました．
再発予防のため，ワセリンを塗ってストッキングを履かせていました．

第2章

L. 下腿の褥創

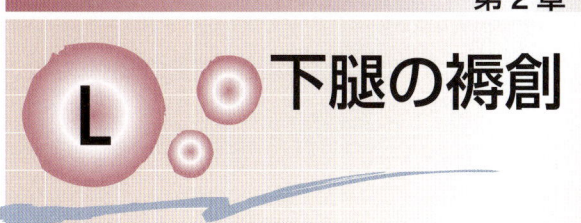

予防
- 骨突出部位に医療用フィルムを貼り，ストッキングで保護します（図 2-40）
- 下腿全体を上手に除圧します（図 2-41）．

治療
（図 2-42, 2-43）．

図 2-40-①
るいそう著明です．
骨突出部位に医療用フィルムを貼ります．

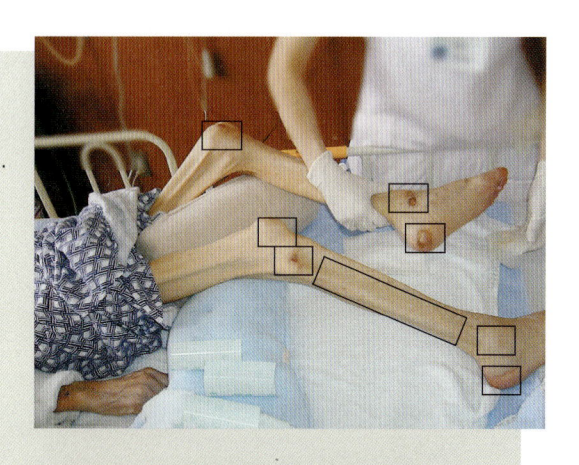

図 2-40-②
ナイロンストッキングを履きます．

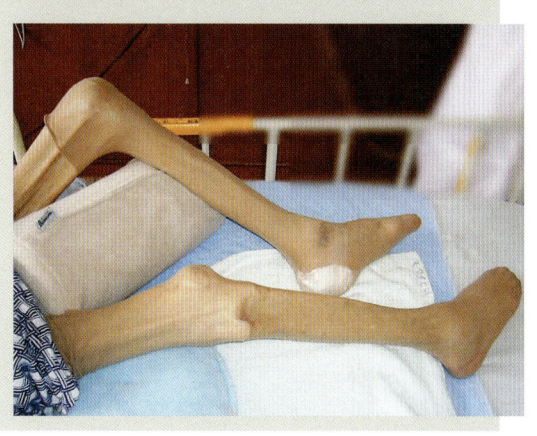

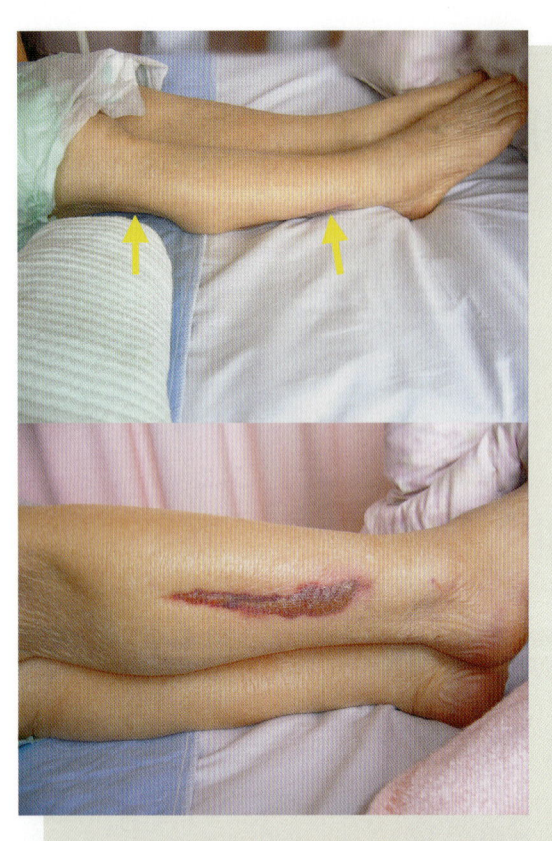

図 2-41-①
膝の下に枕を入れると，圧迫の原因になります．

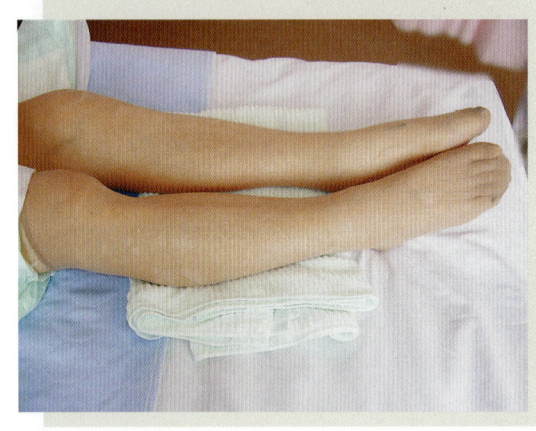

図 2-41-②
下腿全体が持ち上がるように，タオルを敷きます．
踵の免荷は 50％ほどにします．

①70代女性　腓骨に沿って生じたⅢ度褥創（図2-42）

図2-42-①
血液透析をしています．TP 6.0/Alb 3.2

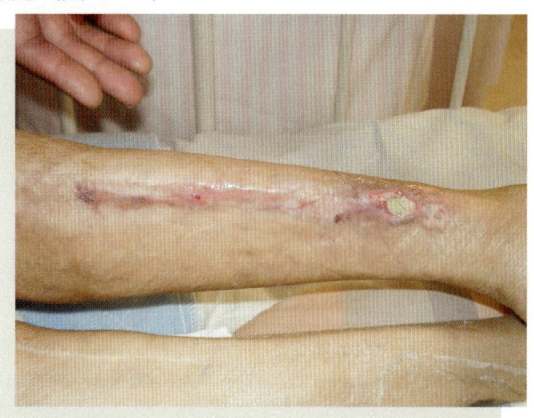

図2-42-②
右下肢は常に外旋位にあります．腓骨と外踝が圧迫されています．
食品用ラップ/紙おむつで処置しておりました．

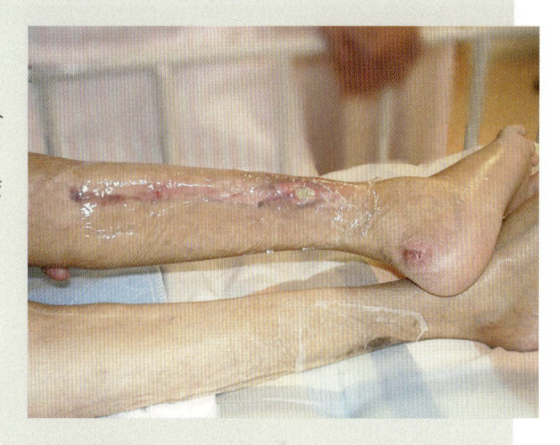

図2-42-③
創周囲の浸軟のため，穴あきポリエチレン/紙おむつに換えて処置し，ナイロンストッキングで固定します．

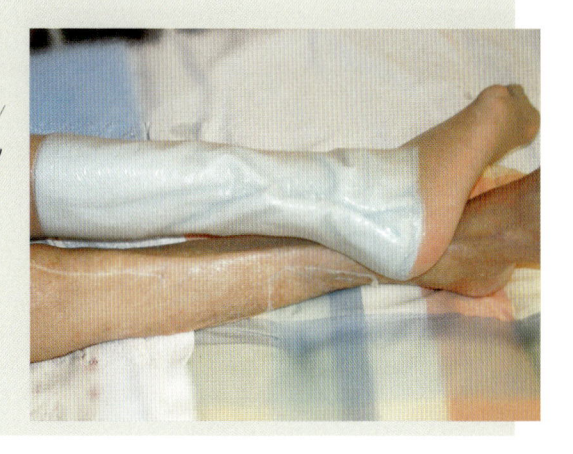

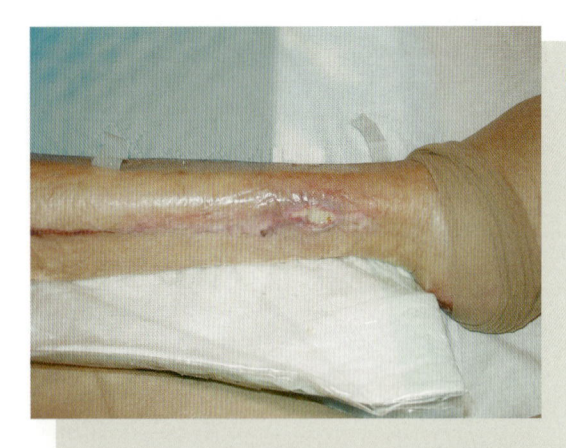

図 2-42-④　1 週経過

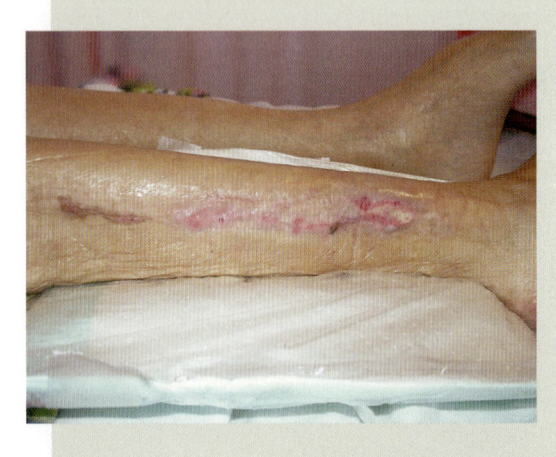

図 2-42-⑤　2 週経過
治癒傾向が見られます．

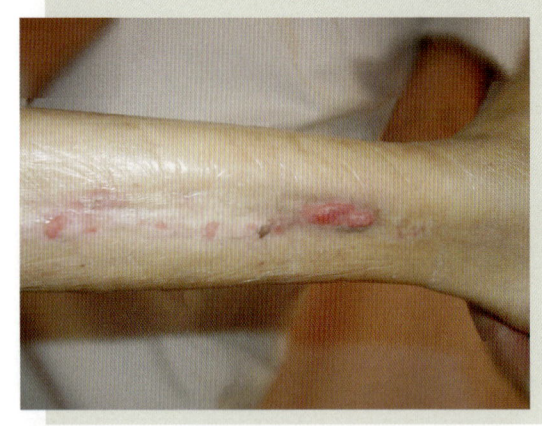

図 2-42-⑥　6 週経過
浸出液が少なくなり，表皮化が進んでいます．

図 2-42-⑦
保護のために医療用フィルムを貼ります.

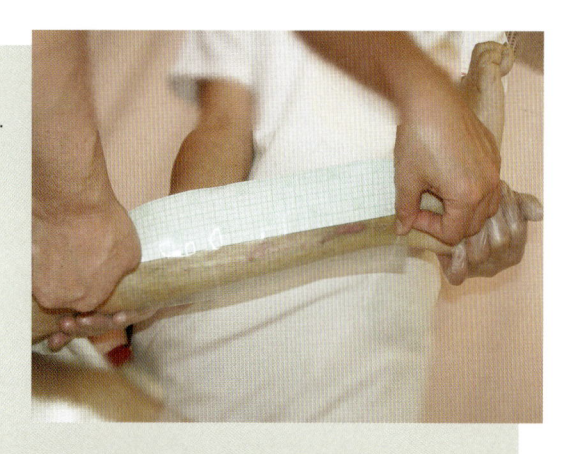

図 2-42-⑧
フィルムに, 浸出液を逃がす穴をあけます.

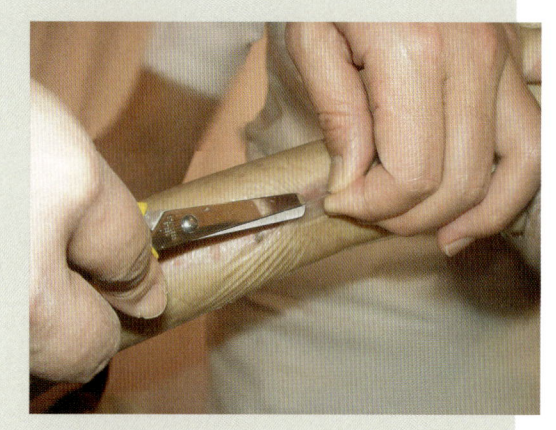

図 2-42-⑨
これくらいの大きさの穴でよいでしょう.

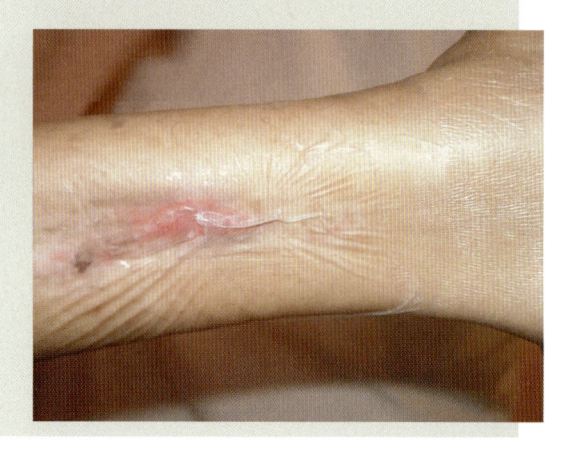

L. 下腿の褥創

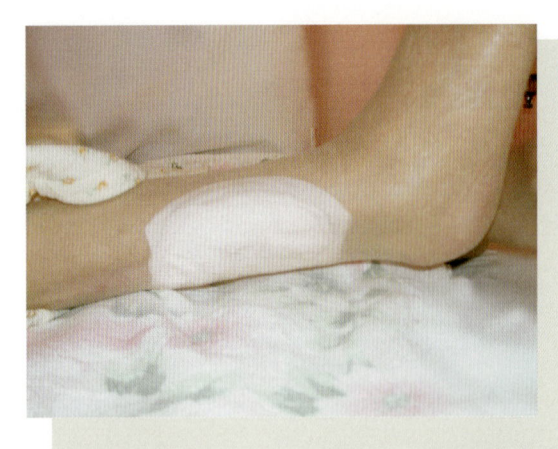

図 2-42-⑩
母乳パッドを直接当てて,浸出液を吸収させます.

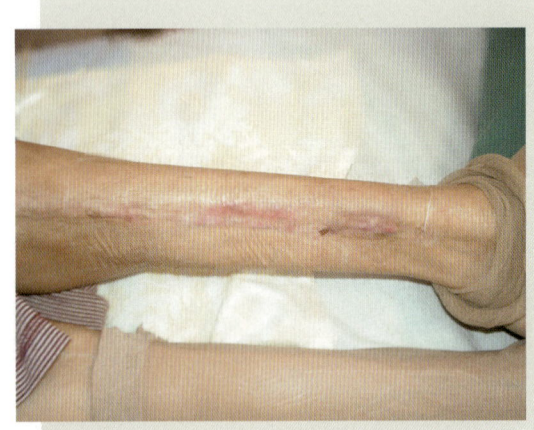

図 2-42-⑪ **7週経過**
浸出液が出なくなりました.治癒です.
再発予防目的で,医療用フィルム貼付を続けます.
ナイロンストッキング保護を続けます.

②弾力ストッキングによるⅢ度褥創（図 2-43）

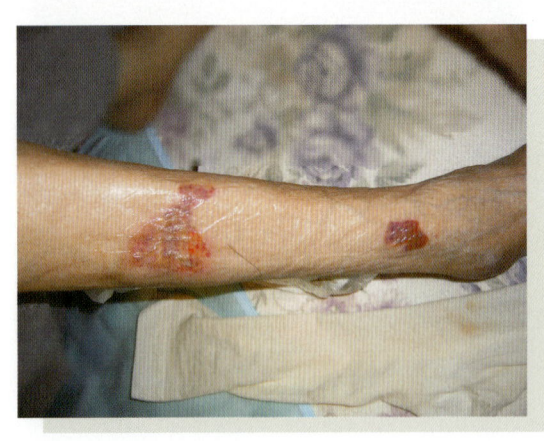

図 2-43-①
入院時に履いていた弾力ストッキングを退院後も着用していました.

※深部静脈血栓症予防目的で使用される弾力ストッキング（コンプリネット®など）は,圧迫により褥創を発症させることが知られています.「使用上の注意」を守って使いましょう.

図 2-43-②
穴あきポリエチレン/紙おむつで処置します．

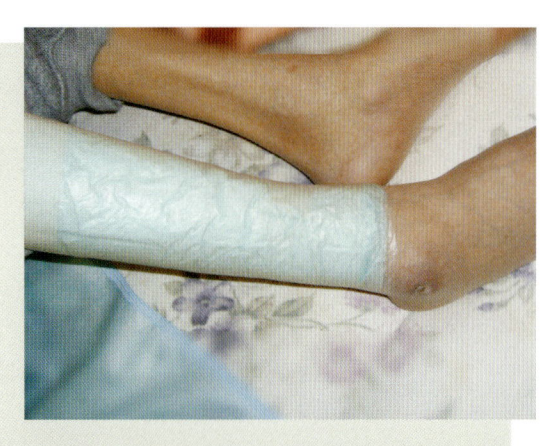

図 2-43-③　1 週経過．黄色期
感染徴候は見られませんが，ドレナージ目的で切開します．

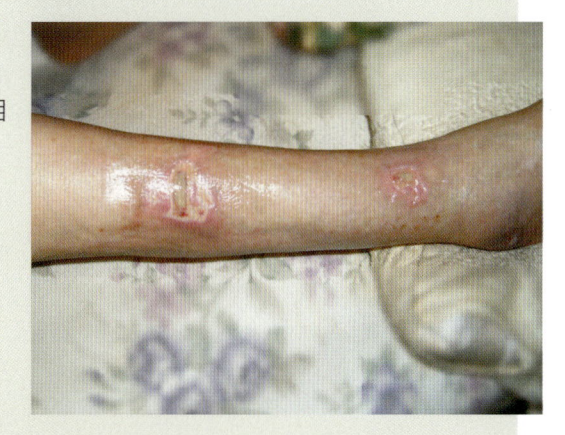

図 2-43-④
1％キシロカインを生理食塩水で薄めて使います．
壊死組織の下に十分な量を浸潤させます．

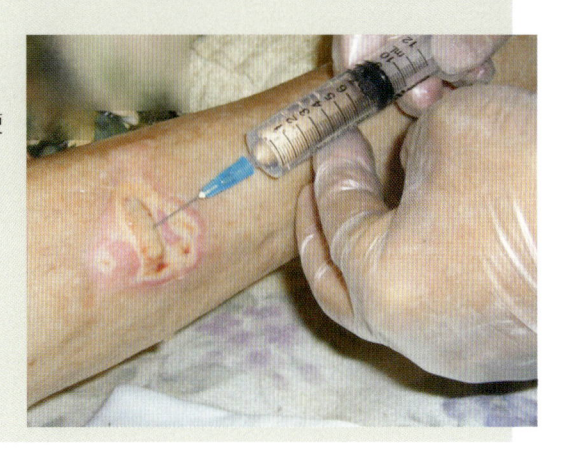

L．下腿の褥創

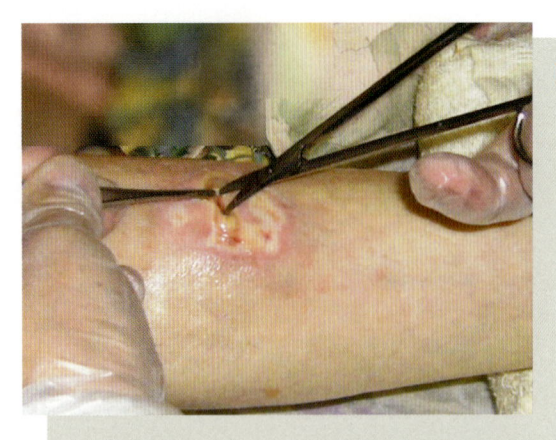

図 2-43-⑤
壊死組織だけを持ち上げて切開します

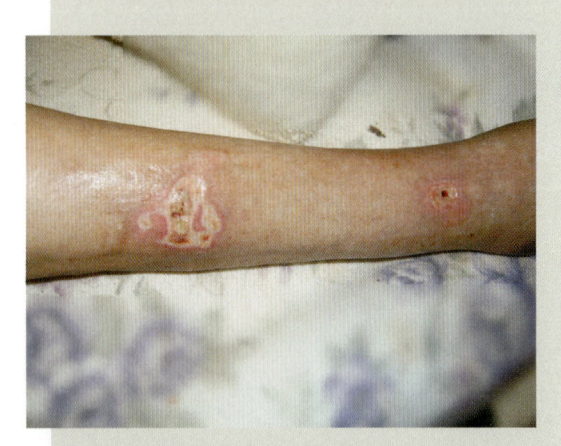

図 2-43-⑥
出血は最小限です．
この処置は往診先で行いました．

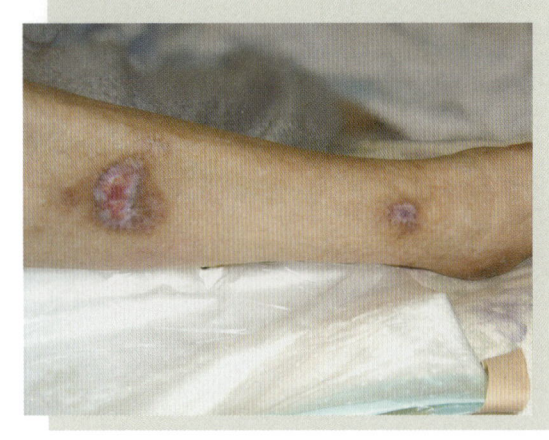

図 2-43-⑦　3週経過．赤色期

図 2-43-⑧　8 週経過
治癒しました.

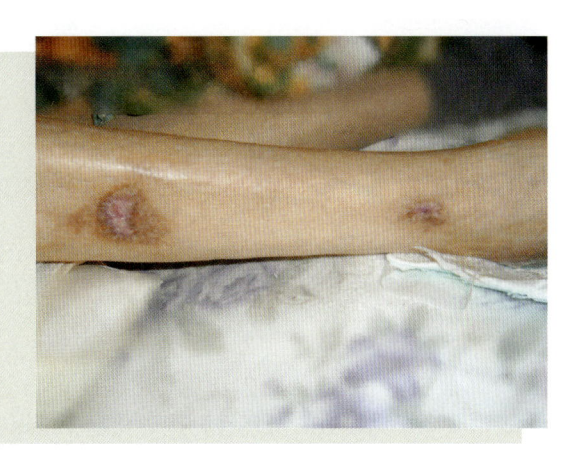

L．下腿の褥創

第2章 足の褥創

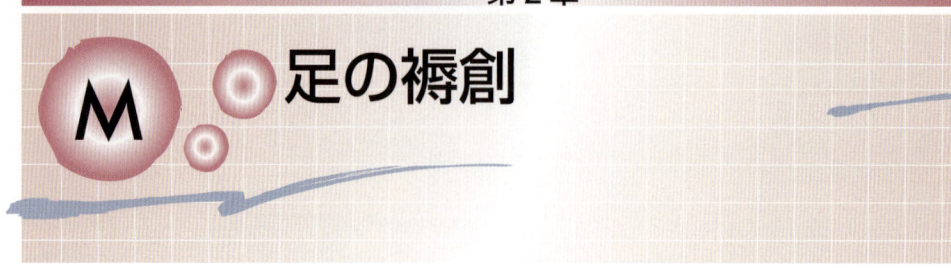

　足の潰瘍を見たら，閉塞性動脈硬化症や糖尿病性壊死などの血管病変がないことを確実に診断してからラップ療法で治療します（4頁「99％失敗しないラップ療法入門」，191頁「治るASO？　治らないASO？　見分け方は」参照）．褥創は，「圧迫による潰瘍」であることを思い出してください．

予防

　踵の褥創は，膝関節の屈曲拘縮が原因です．膝が曲がっているので下肢の荷重が踵に集中します．膝の曲がり方に合わせ，下肢全体で荷重を受けるよう徐圧を工夫します（図2-41，44）．アキレス腱の下に丸めたバスタオルを挟めてはいけません．新たな褥創ができます．

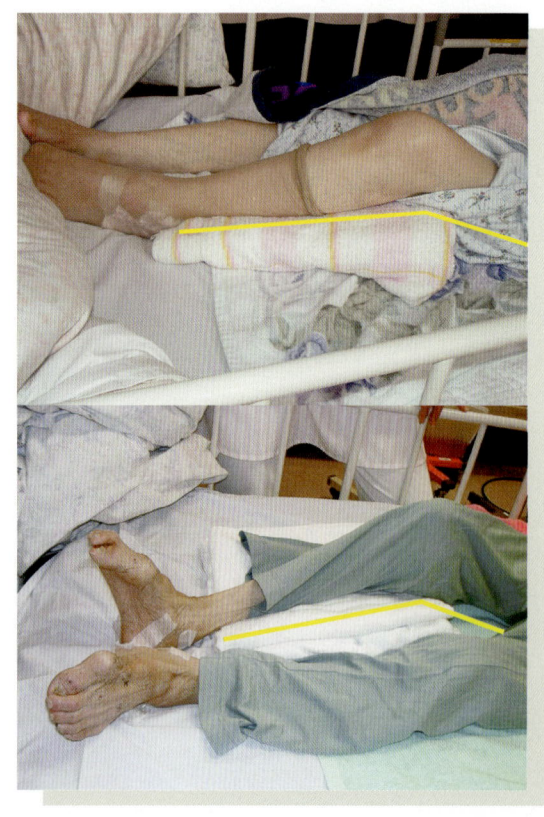

図2-44
膝の曲がり方に合わせた徐圧をします．

> 治療

- 足は立体的な形状をしているので，その形状に対応したドレッシングが必要です．穴あきポリエチレン/母乳パッドは，踵の褥創や装具でできた潰瘍，趾（あしゆび）にできた褥創には大変使いやすく重宝します．
- Ⅲ度褥創の場合は，仙骨部のⅢ度褥創と同様に処置します．壊死組織の境界が明らかになるのを待ってデブリドマンします．踵の脂肪組織の全層が壊死している場合は，足底筋膜が見えるほど深い潰瘍ができます．浸出液が多いので，穴あきポリエチレン/紙おむつで処置します．

医療用フィルム/母乳パッド

① 母乳パッドに医療用フィルムを貼ります．

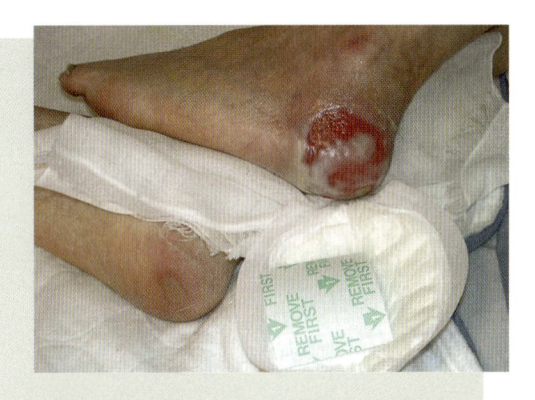

② 母乳パッドを当てた上から，ストッキングを履きます．

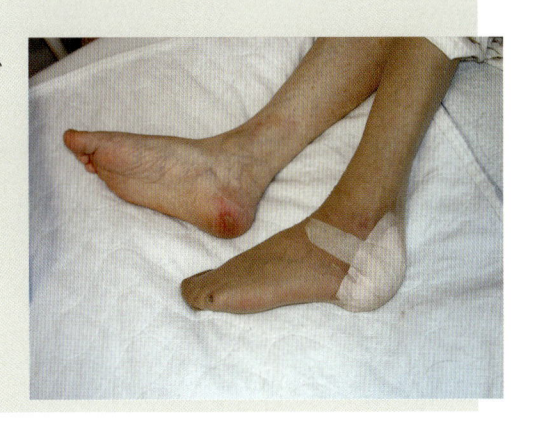

①踵の褥創―水疱がある症例

下記のいずれかの処置を行います．

A：水疱の皮を除去して処置します．穴あきポリエチレン/紙おむつを貼付します．

B：小さな創の場合は水疱の皮を温存して処置します．医療用フィルムを貼って水疱が破れないように補強します．皮の中心部をフィルムと一緒にはさみで切り取り排液します．フィルムを重ねて貼ります．液体が溜まるごとに排液を繰り返しているうちに，1週間ほどで表皮が再生します．水疱が破れてしまった場合は，Aの処置に切り替えます（図 2-45）．

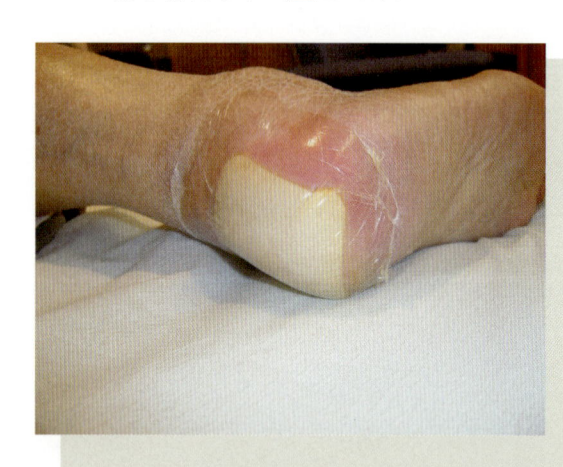

図 2-45-①　踵Ⅱ度褥創
前医でデュオアクティブ®を貼付していました．

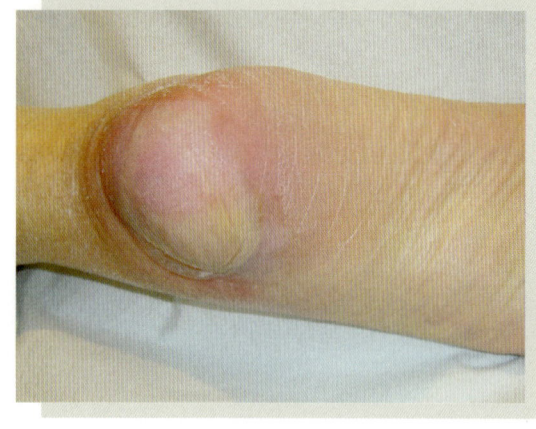

図 2-45-②
大きな水疱形成が見られます．

図 2-45-③
医療用フィルムを貼付し，小孔をあけました．

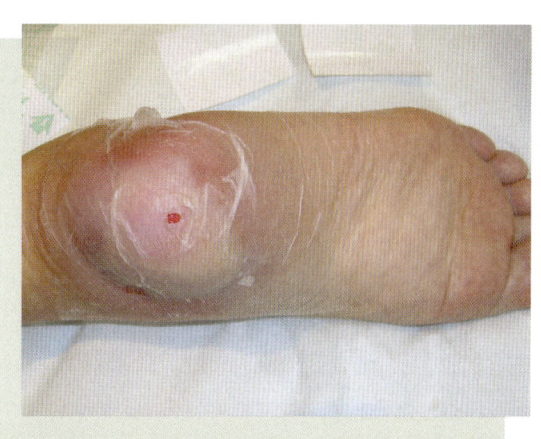

図 2-45-④　1 週経過
水疱が破れています．
表皮の浸軟が見られます．

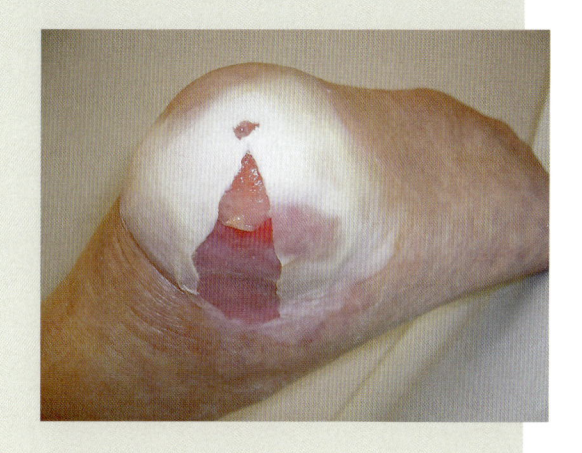

図 2-45-⑤
水疱の皮を切除しました．

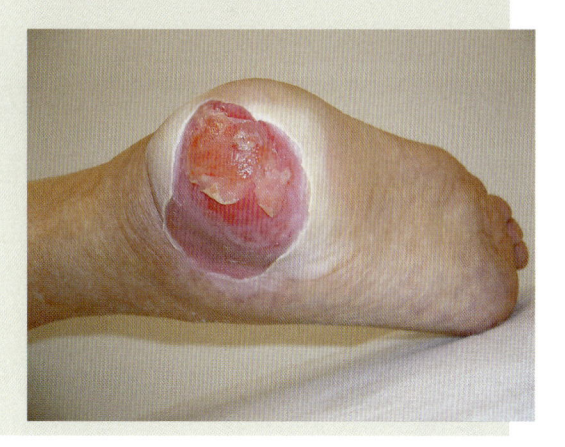

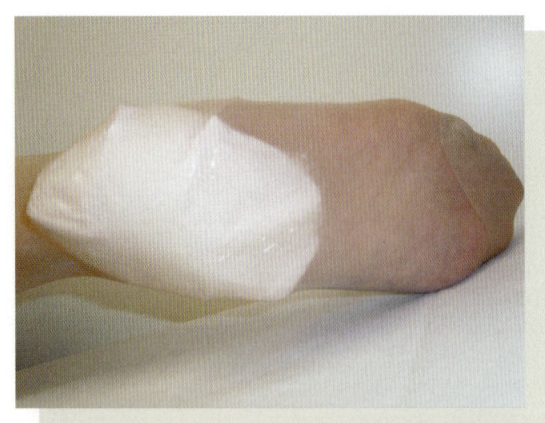

図 2-45-⑥
穴あきポリエチレン/母乳パッドを貼付しました．

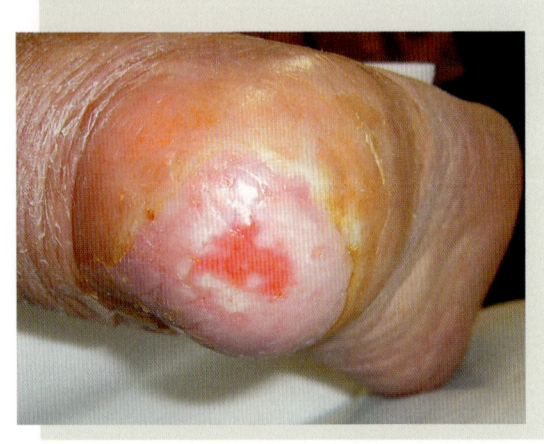

図 2-45-⑦　3 週経過
表皮形成が進んでいます．
退院先で治療を続けます．

②踵のⅣ度褥創—感染例（図 2-46）

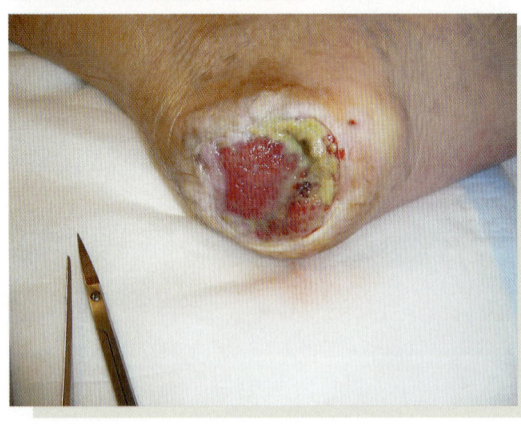

図 2-46-①　治療開始時
施設入所中の患者です．
外来で処置しました．

図 2-46-②
足底の方向に切開しました．

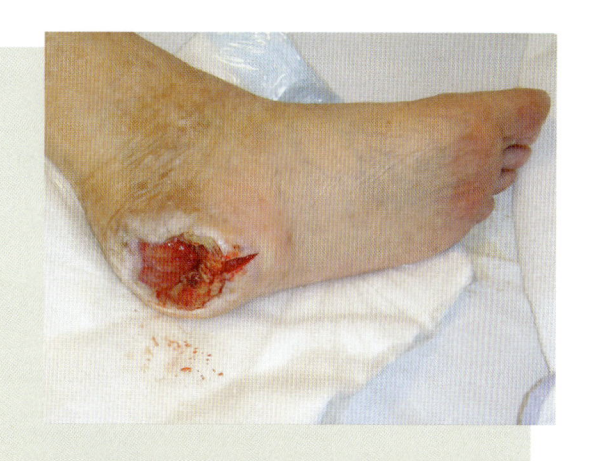

図 2-46-③
穴あきポリエチレン/紙おむつを当てます．

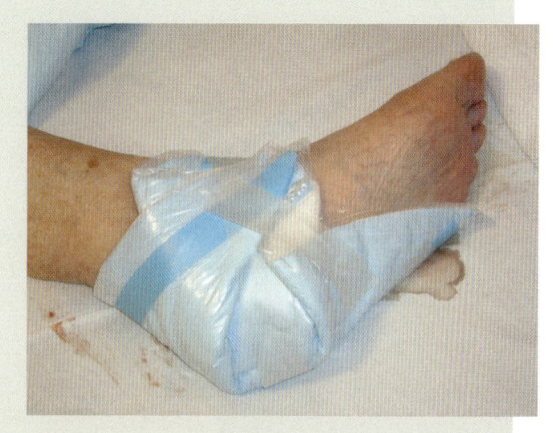

図 2-46-④ 1週経過

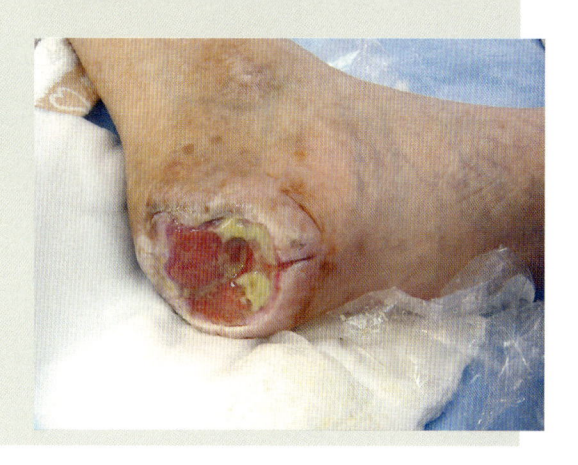

M．足の褥創

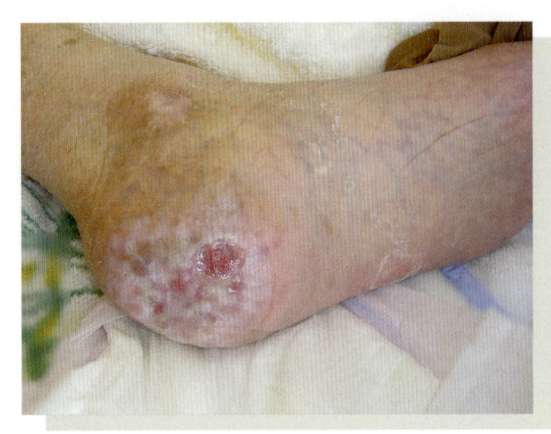

図 2-46-⑤　6 週経過
表皮形成しています．
退院して施設で治療を続けます．

③装具で踵に褥創ができた例（図 2-47）

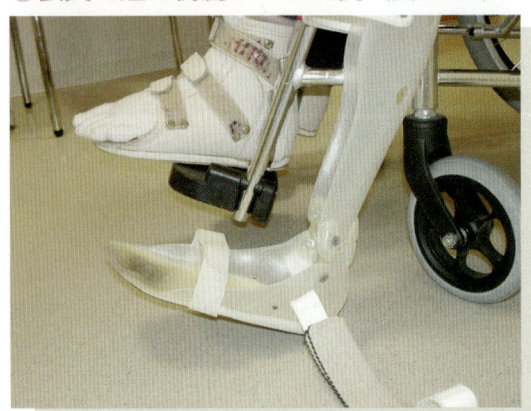

図 2-47-①
装具で踵にⅡ度褥創が生じました．

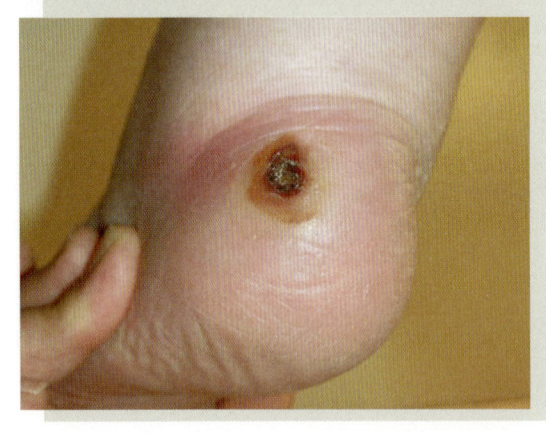

図 2-47-②
消毒，ガーゼ処置をしていたので，壊死組織が乾燥しています．
ワセリンを塗布し，プラスチックテープ/母乳パッド処置※をしました．

※母乳パットの吸収面にプラスチックテープを貼ってウエットドレッシングにしたものです．

図2-47-③
プラスチックテープ/母乳パッドの処置をしたところです．

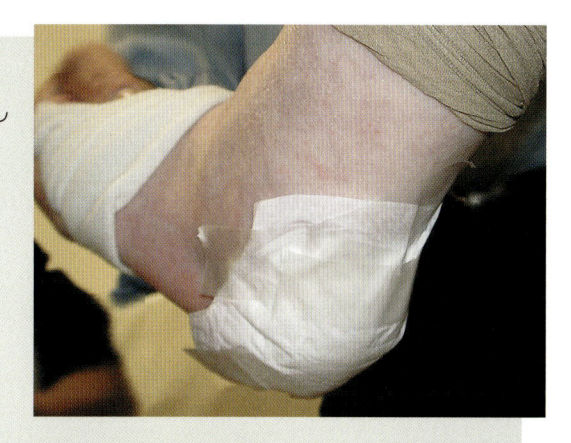

図2-47-④　1週経過
壊死組織が融解しています．

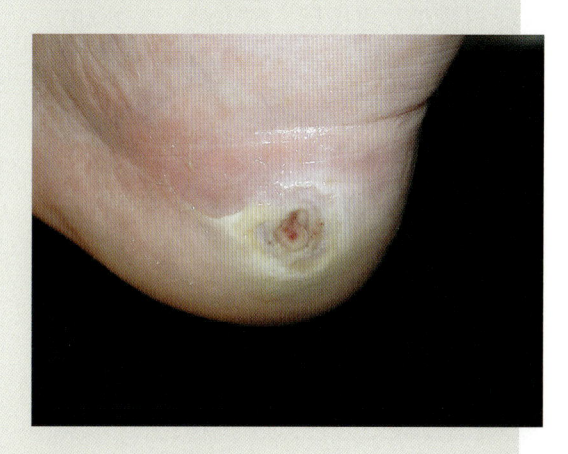

図2-47-⑤　6週経過

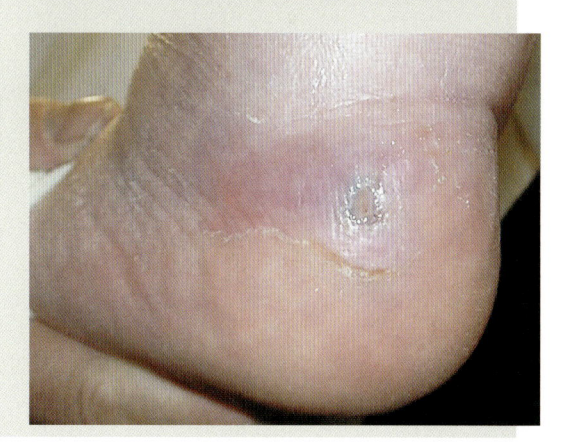

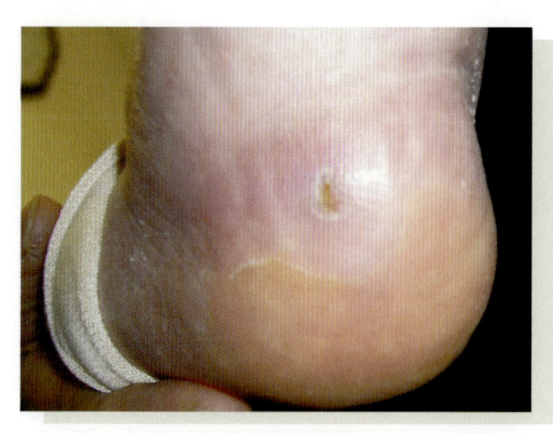

図2-47-⑥　9週経過
治癒しました.

④足外側のⅣ度褥創―感染例（図2-48）

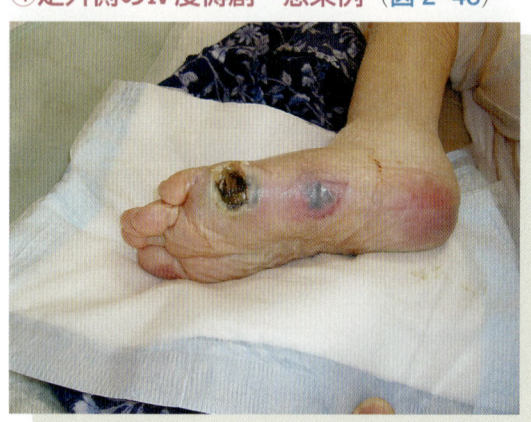

図2-48-①
左足外側に2カ所発生しました．感染合併しています．足の血流は保たれており，閉塞性動脈硬化症の所見は認められず，糖尿病はありません．
褥創と判断して，治療を開始します．

図2-48-②
壊死組織の一部を切開ドレナージしました．
穴あきポリエチレン/紙おむつで包み，ナイロンストッキングを履いてもらいました．

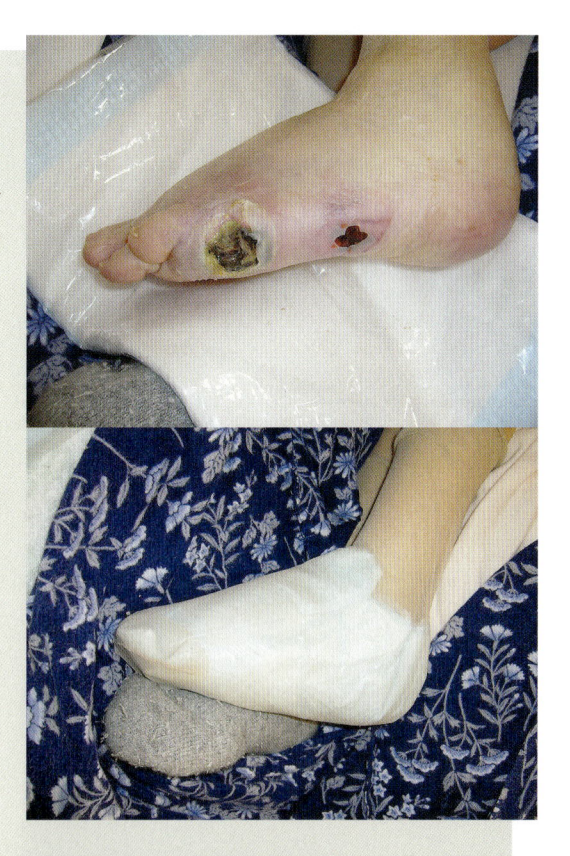

図2-48-③ 1週経過
壊死組織を少し切除します．

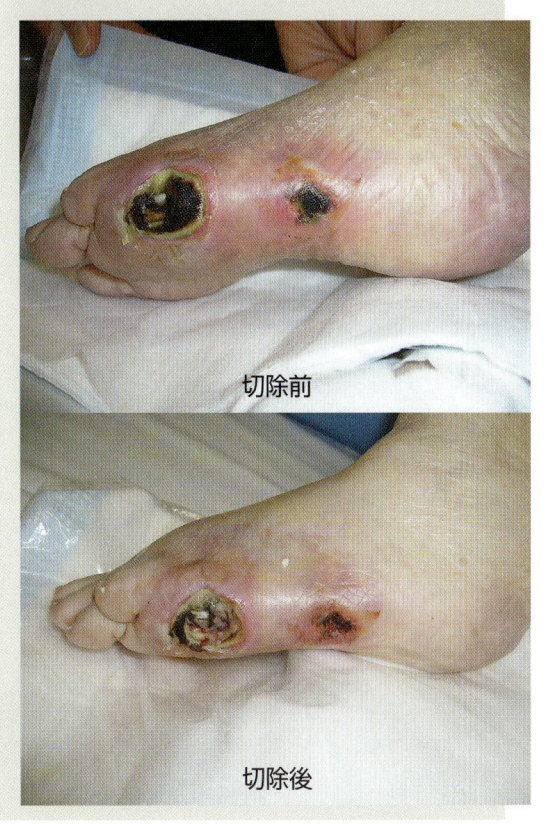

切除前

切除後

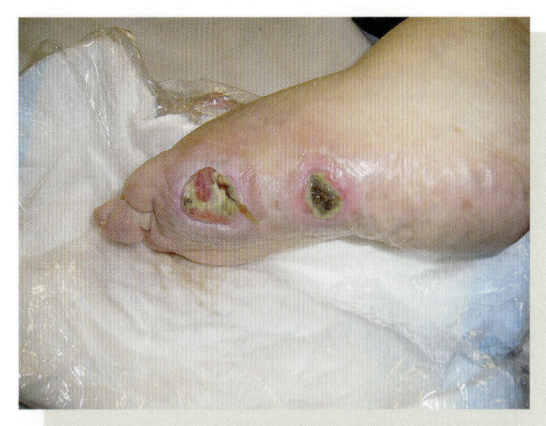

図 2-48-④　3 週経過
壊死組織の融解が始まっています．

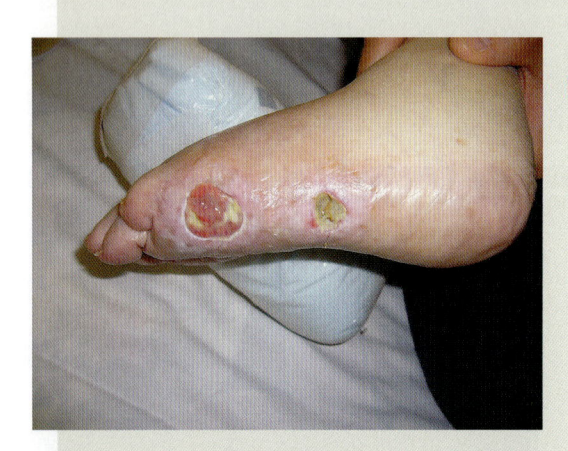

図 2-48-⑤　5 週経過

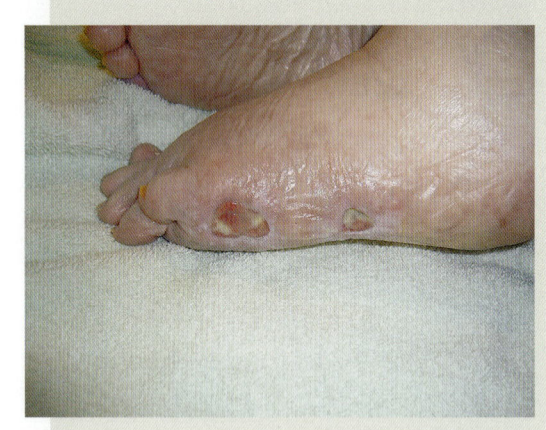

図 2-48-⑥　7 週経過
肉芽形成と創の収縮が見られます．

図 2-48-⑧ 10 週経過
皮膚の浸軟が見られます.
白癬症が疑われるので,抗真菌薬を塗布し,紙おむつを直接当てて乾燥させました.
足の浮腫があり,創感染も考慮し抗生剤内服をしました.

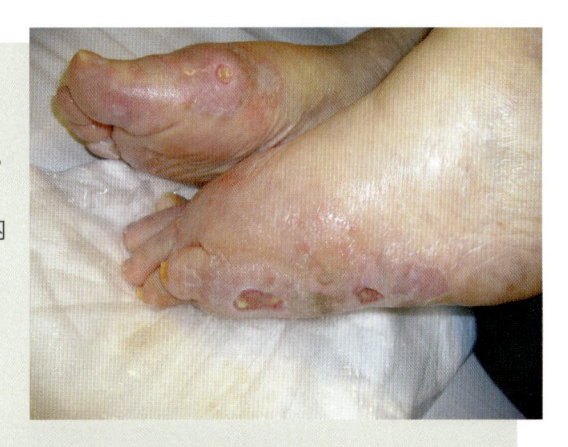

図 2-48-⑨ 12 週経過
創が小さくなりました.
周囲の皮膚もきれいになってきました.
足の浮腫も軽減しています.

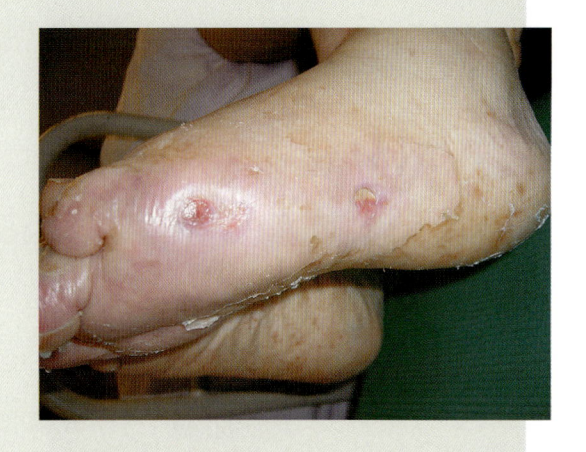

図 2-48-⑩ 15 週経過
治癒しました.

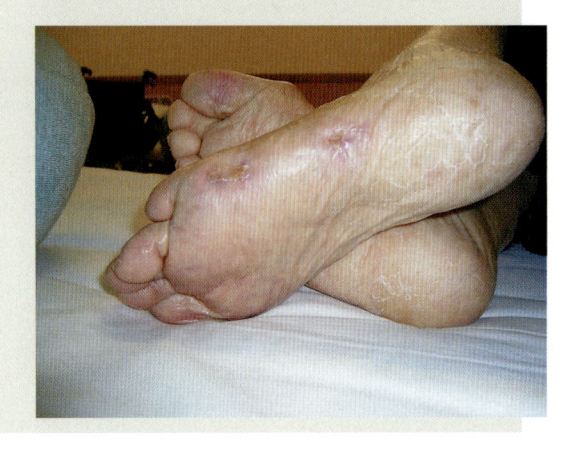

⑤ 足外果のⅢ度褥創（図 2-49）

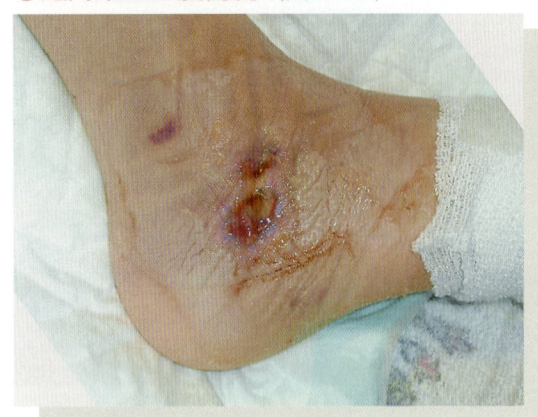

図 2-49-①　治療開始時

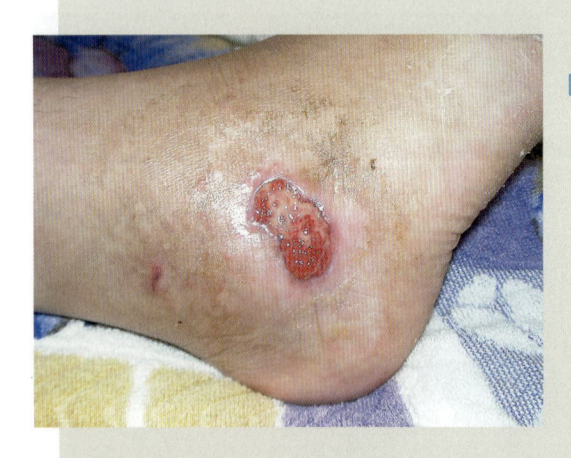

図 2-49-②　3 週経過

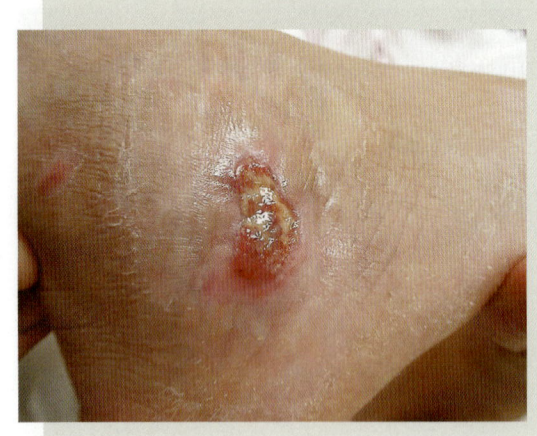

図 2-49-③　4 週経過
過剰肉芽が見られます．
アンテベート軟膏®（副腎皮質軟膏・ストロング分類）を塗布しました．

図 2-49-④ 5 週経過

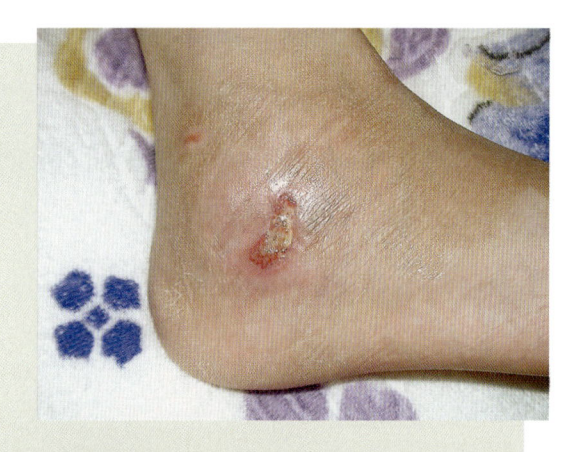

図 2-49-⑤ 9 週経過
過剰肉芽は縮小しました.

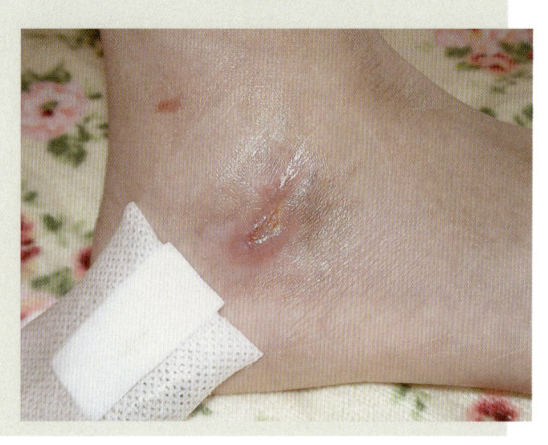

⑥ 足趾のⅢ度褥創 （図 2-50）

図 2-50-① 治療開始時

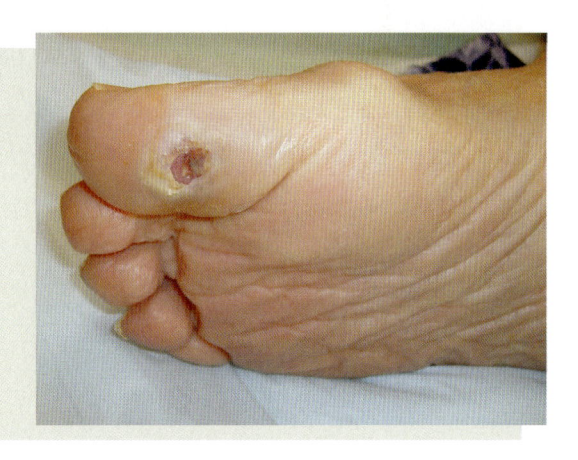

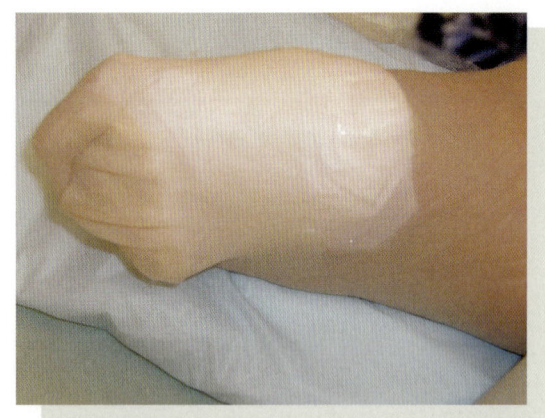

図 2-50-②
穴あきポリエチレン/母乳パッドを貼付しました.
ストッキングを履いています.

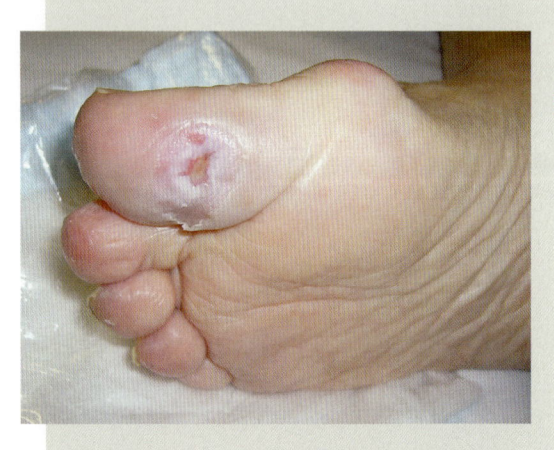

図 2-50-③　2 週経過
表皮形成が見られます.

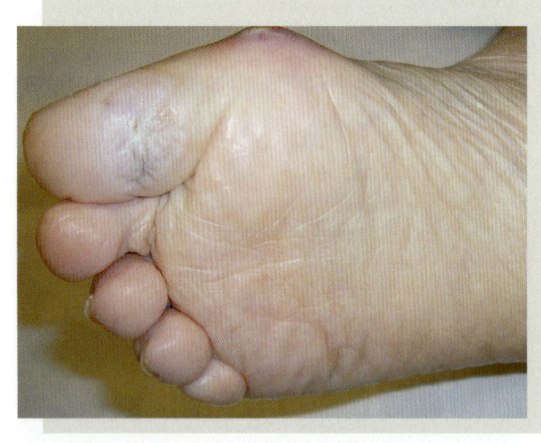

図 2-50-④　5 週経過
創は閉鎖しました.

第2章

N 閉塞性動脈硬化症（ASO）

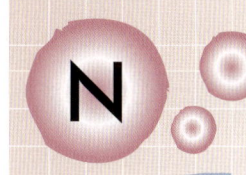

閉塞性動脈硬化症（ASO）の治療方針は次のとおりです．

- 閉塞性動脈硬化症の治療は種々の治療法を組み合わせて行うのが基本．
- 初診時の見極めが大切．
- 血管外科的評価をしたうえで，局所療法を選択する．
- 肢切断術を予定するなら，ドライドレッシングで患肢を乾燥（ミイラ化）させる．
- 切断せずに「足の温存治療の可能性に賭ける」なら，ウエットドレッシング．
- 緩和ケア（切断するには全身状態が悪すぎる）なら，ドライドレッシング．
- 患者の希望を優先させ，「足の温存の可能性」を追求する．
- 切断はいつでもできる（待てるものなら待つ）．

1 ラップ療法で治療できる ASO

治療のポイント

● 正しい治療を行う

　血流障害である ASO を有する下肢潰瘍を治療する場合，特別な局所治療があるわけではありません．ラップ療法で説かれている「消毒しない」，「傷を洗浄する」，「ガーゼを当てない」といった創傷治療の基本は，まったく変わることがありません．

● 治る ASO？　治らない ASO？　見分け方は

　創傷治療には局所の血流は絶対条件です．どんなに局所治療に留意しても，血流がなければ傷は治りません．ラップ療法は血流を改善して傷を治す治療法ではないからです．褥創を含めた下肢の皮膚潰瘍を治療する場合，まず血流障害の有無を診断することが大事です．血流障害があるかどうかは足背動脈を触れることで容易に見極められます．健常者でも約10％の症例で足背動脈を触知しない場合があるので，そのときは後脛骨動脈の触知を確認する必要があります．ここまでは血管外科の専門医でなくても診断可能です．

（武内謙輔）

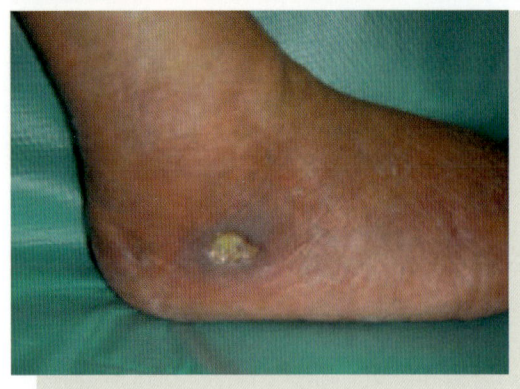

①90代男性　足外側潰瘍形成例（図2-53）　　　　　　　　　　　　　（●武内謙輔）

図2-53-①
入院時約3cm程度の潰瘍形成を認め，潰瘍底には膿苔が付着しており，疼痛の訴えがありました．入院後血管拡張剤の点滴を開始．WBC 10570，CRP 4.68 mg/dl．感染に対し第1世代セフェム系の抗生剤を投与しました．
局所治療としては，水道水で洗浄し，食品用ラップで被覆する創処置を行いました．フィブラストスプレー®やプロスタディン軟膏®は使用しませんでした．
下肢の動脈拍動は，大腿動脈，膝窩動脈まで触知するものの，足背動脈，後脛骨動脈は触知不能でした．なおドップラーにて足背動脈，後脛骨動脈の血流は聴取可能で，血管エコーを行ったところ，大腿動脈に軽度狭窄を認めるものの明らかな閉塞はなく，全身状態不良であることを考慮すると血行再建術の適応はないと判断されました．

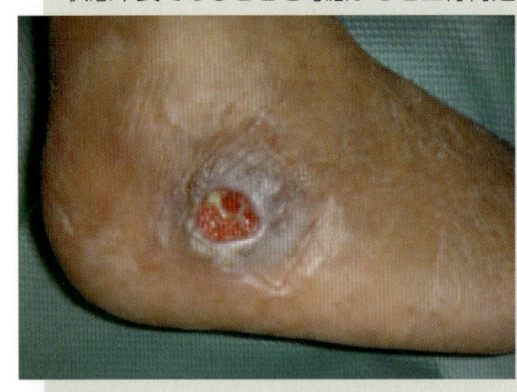

図2-53-②　**8日経過**
入院時に見られた潰瘍底の膿苔は自然にとれ，良好な肉芽組織が形成されてきています．
創処置は1日1回です，周囲皮膚の浸軟が軽度見られますが，大きな問題ではありません．入院時見られた疼痛は改善し，創処置時の疼痛もまったくないとのことでした．食事摂取は良好で血清タンパク，アルブミン値も正常範囲です．

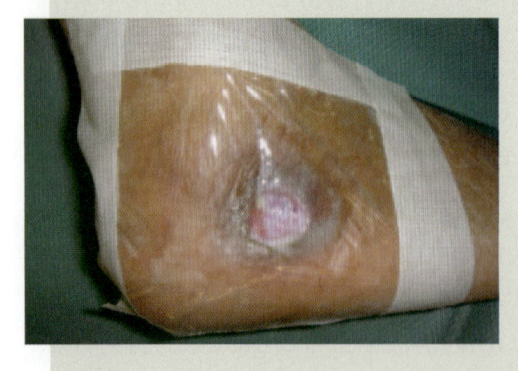

図2-53-③
ラップを当てた状態を示しました．周囲皮膚の浸軟が見られる場合は，ラップは小さく貼ったほうがよいでしょう．固定には不織布テープを使用しています．
この症例ではラップ療法を開始して数日後に肉芽形成が見られましたが，5日経過後も改善が見られない場合は治療方針を再検討する必要があります．血行再建術は血流障害を改善する有効な手段ですが，それが適応とならない症例では肢切断術が選択肢になります．

図 2-53-④ **15 日経過**
潰瘍底は肉芽組織で修復され，創収縮が見られます．

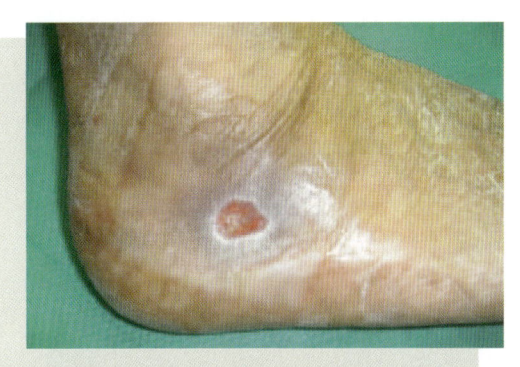

図 2-53-⑤ **23 日経過**
創閉鎖は間もなくです．

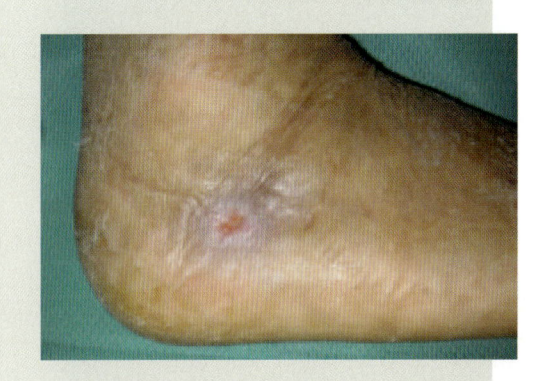

図 2-53-⑥ **28 日経過**
治癒しました．瘢痕もほとんど目立ちません．ASO のため血流が低下していたところに履物などが圧迫して生じた外傷性の潰瘍であったと推察されます．食品用ラップのように厚みのないドレッシングで「圧迫しないで治療」したためにすみやかに治癒しました．

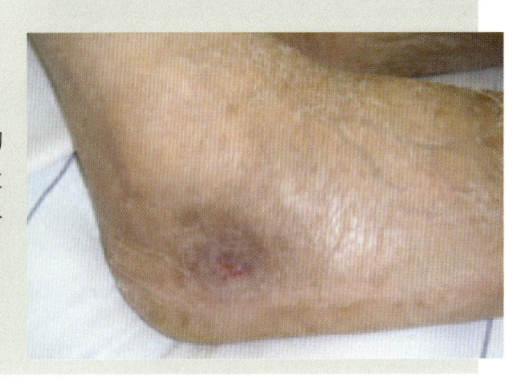

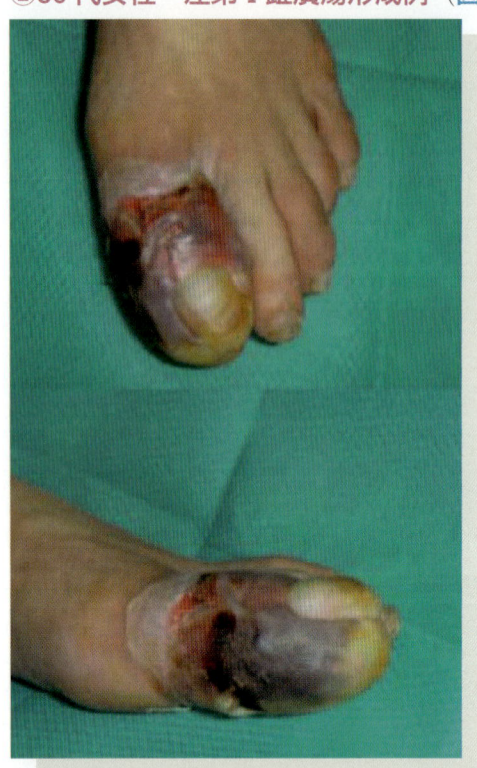

②50代女性　左第Ⅰ趾潰瘍形成例（図2-54） （●武内謙輔）

図2-54-①
糖尿病のためインスリン治療中でした．左第Ⅰ趾に潰瘍形成を生じ，当科に入院しました．HbA_{1c} 10.2％と血糖コントロール不良です．
入院時左第Ⅰ趾は壊疽の状況で悪臭を放っていました．
足背動脈はよく触知されるので糖尿病性潰瘍と診断しました．

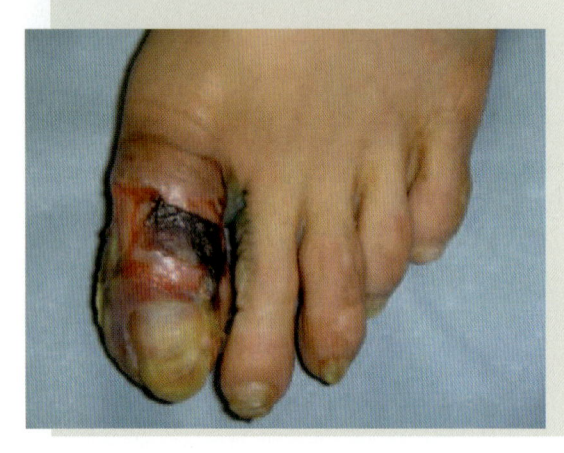

図2-54-②
浸出液は減少し，一部赤色の肉芽組織を認めました．
壊疽が疑われる場合のウエットドレッシング療法は危険を伴います．ドライドレッシングで処置しました．創を水道水で洗浄し，紙おむつで直接包みます．抗生剤を全身投与しました．

図 2-54-③
壊死組織を除去したところです．糖尿病性神経障害があるため局所麻酔をしなくても痛みませんでした．一部骨膜の露出が見られましたが，潰瘍の大部分は赤色の肉芽組織で覆われていました．
局所処置としては水道水で洗浄，被覆材を使用しましたが，ラップで処置してもよいでしょう．

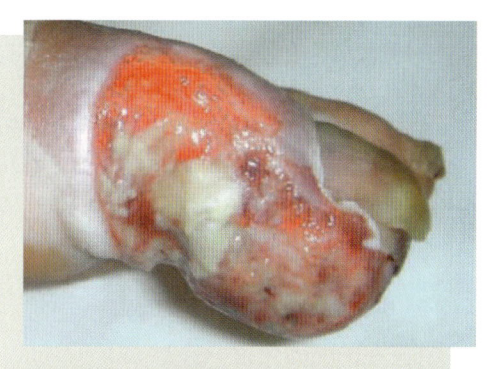

図 2-54-④　③より 7 日経過
骨膜は肉芽組織で覆われました．

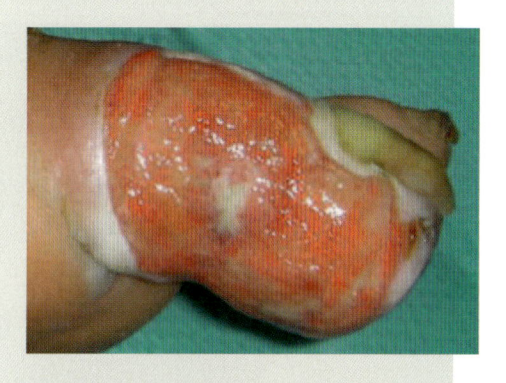

図 2-54-⑤　55 日経過
肉芽形成と創収縮が見られます．
入院中処置法を指導しました．自分で処置できるようになったので退院して，外来通院していただきました．

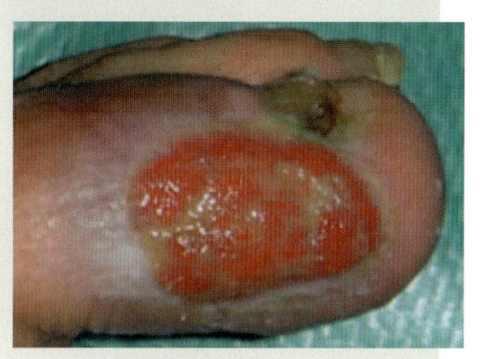

> **著者コメント**
>
> 　糖尿病性潰瘍では神経障害のため疼痛を感じないため，潰瘍が相当に進行するまで気づかれない場合が少なくありません．
>
> 　従来の壊疽の標準的な治療は，消毒をしてカデックス®，ゲーベンクリーム®などの抗菌性外用薬を塗りガーゼを当て，良くなれば良し，良くならなければやむを得ず肢切断術をするといったものでした．本例のように創に対して愛護的な局所療法をすれば，患趾肢の切断を免れる可能性があります．
>
> （武内謙輔）

③閉塞性動脈硬化症（図 2-55） （●恩田啓二）

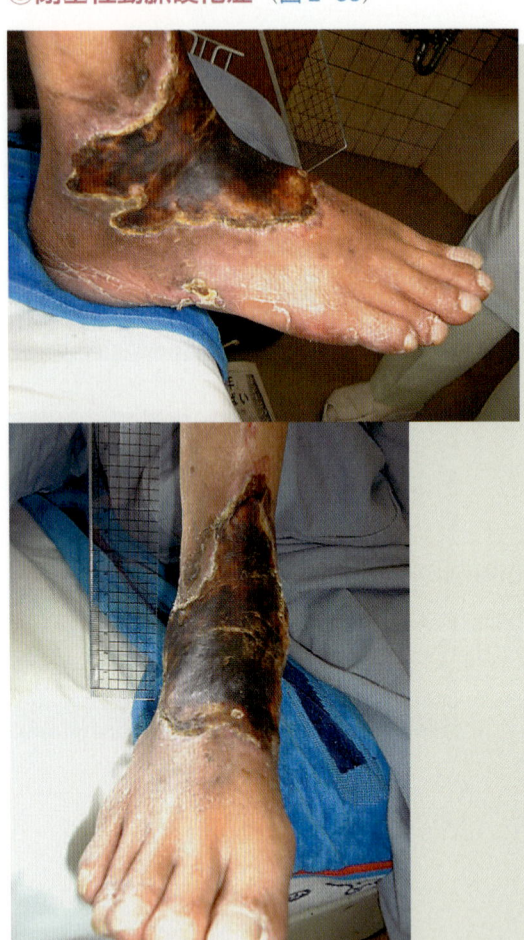

図 2-55-①　入院時

右足背に潰瘍ができ，ちょうど 1 カ月前に前医でバイパス術を受けた閉塞性動脈硬化症の症例です．血流が再開し下腿壊死を免れました．当院入院時右足背の潰瘍は黒色痂皮で覆われていました．本症例では創周囲に発赤・腫脹・熱感・疼痛がないので感染は伴っていないと判断しました．しかし今後感染の発生の恐れがあります．一般に異物があると感染が起きやすくなり，壊死組織は異物の代表なのでできるだけ除去したいものです．本症例では抗凝固剤を内服していたため黒色痂皮の外科的切除ではなく化学的デブリドマンを選択しました．図 2-36-①の処置と同様，食品用ラップで被覆する中にハイドロゲル®を少量入れておくと，出血させることなく黒色壊死組織を除去することができます．

図 2-55-② 4週経過
ラップ処置により，黒色痂皮は融解しました．乾燥した壊死組織が除去されるとジクジクして臭うようになりますが心配無用です．壊死組織で密閉された創はドレナージが効いていない創で，壊死組織が除去され開放されている創はドレナージが効いているため感染の危険の少ない創と言えるからです．
赤色肉芽の形成も見られます．炎症は軽度，足先の血流は保たれています．

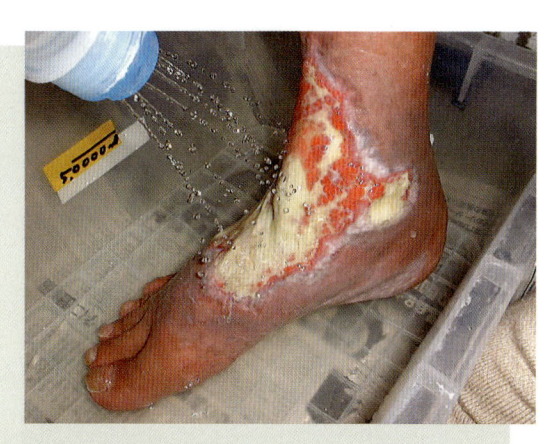

図 2-55-③
微温湯で洗浄後，食品用ラップで被覆しました．余分な浸出液が周囲に漏れ出るよう，すきまをあけています．

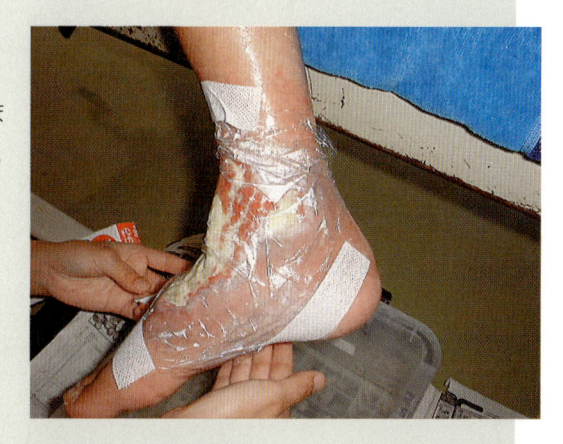

図 2-55-④
余分な浸出液を吸収するため，足全体を紙おむつで包みます．

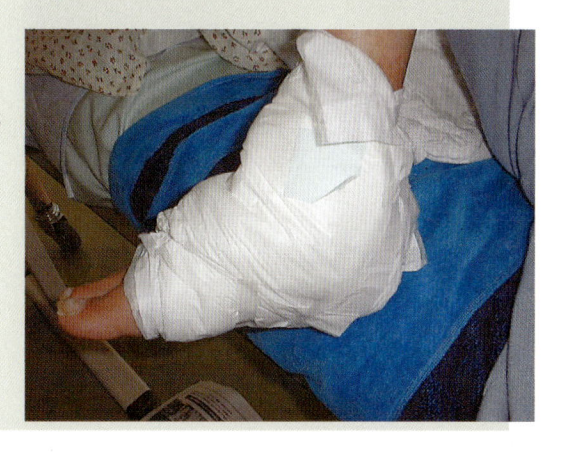

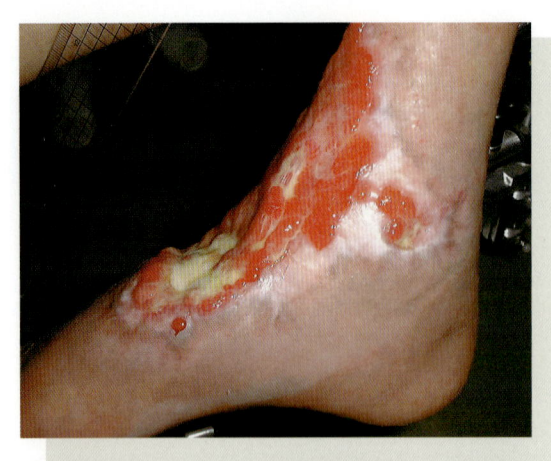

図2-55-⑤　7週経過
表皮形成がはじまっています．

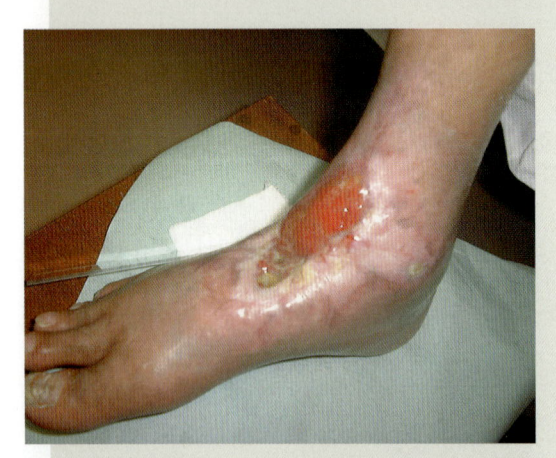

図2-55-⑥　4カ月経過
創縁から創の中央に向かって表皮形成がすすみます．

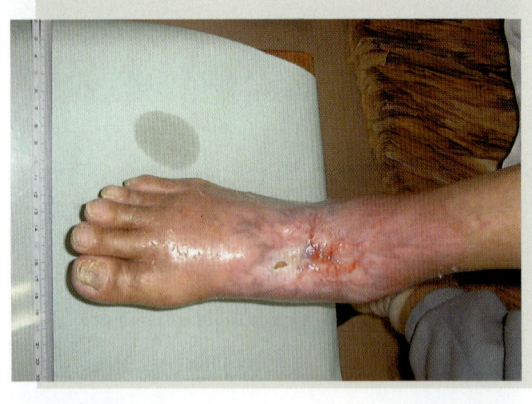

図2-55-⑦　7カ月経過
表皮化はほぼ完成しました．

2 ラップ療法で治療できない ASO 症例

①90 代女性　右前脛骨動脈閉塞症例の緩和ケア（図 2-56）

図 2-56-①
施設入所中です．
高度栄養不良です（TP7.5/Alb2.4）．
前医は褥瘡と考え，食品用ラップ処置を行っていました．

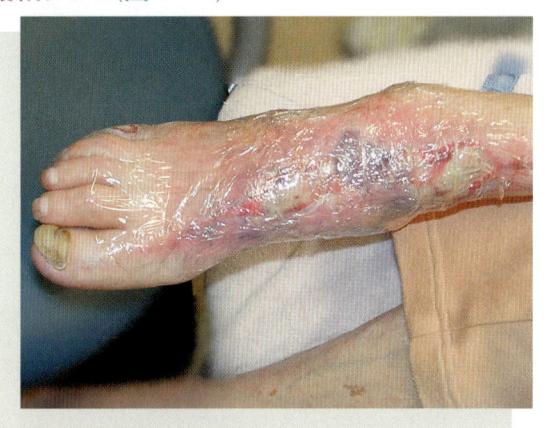

図 2-56-②
足関節周囲，足背，第Ⅴ趾，アキレス腱に潰瘍が見られます．
血管外科の診断は ASO です．

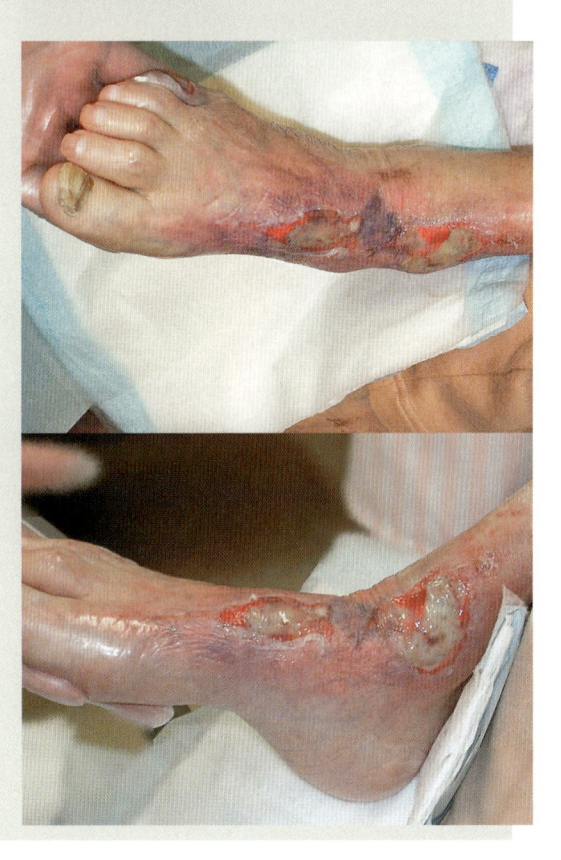

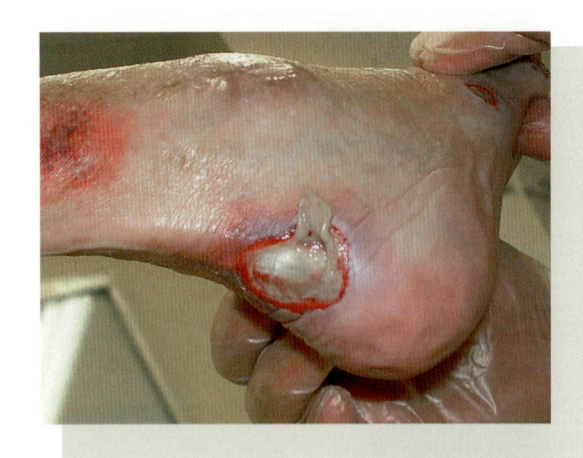

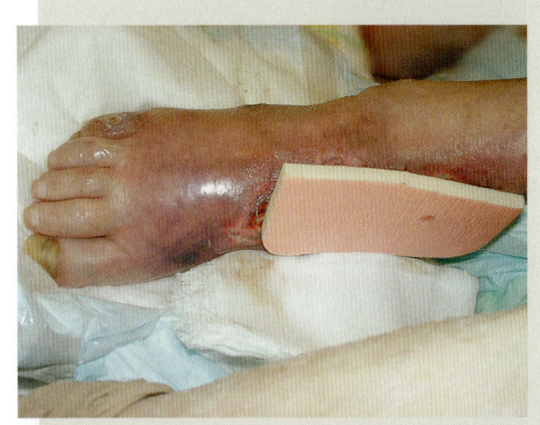

図 2-56-③　12 日経過
デブリドマン後，ハイドロサイト®を貼付してみました．

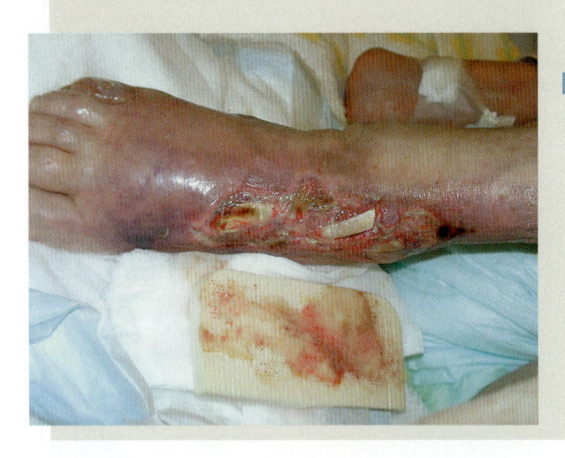

図 2-56-④
足背の浮腫が著明です．
腱が露出しています．
感染を合併した ASO には，ウエットドレッシング（ハイドロサイト®やラップ療法）は不適当です．

図 2-56-⑤
骨髄炎を合併している ASO にはウエットドレッシングは無効です．肢切断術の適応となりますが，もともと寝たきりの状態でもあり，家族は手術を希望されませんでした．
それでも緩和ケアは可能です．今度はドライドレッシング処置を行います．
水洗いし，汚れを落とします．

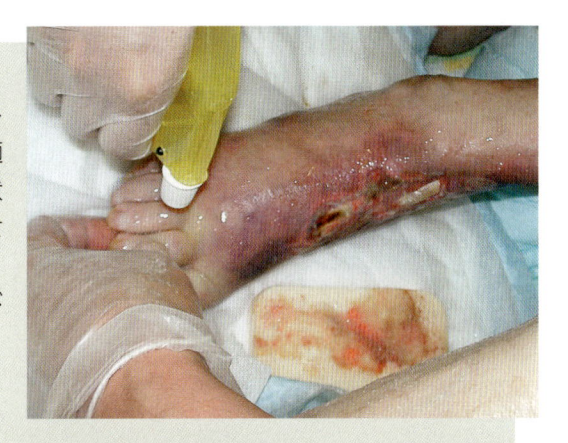

図 2-56-⑥
素足にナイロンストッキングを履きます．

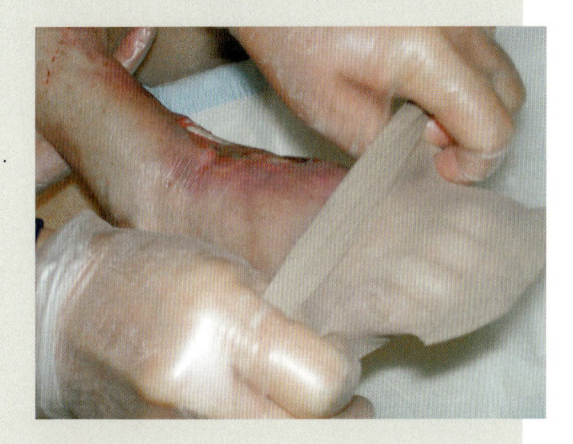

図 2-56-⑦
全体を紙おむつで包みます．

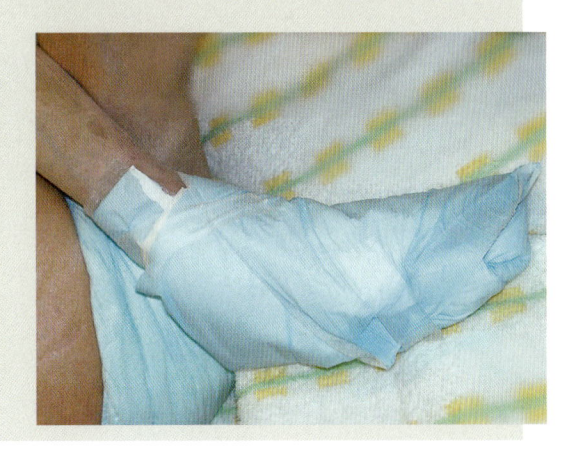

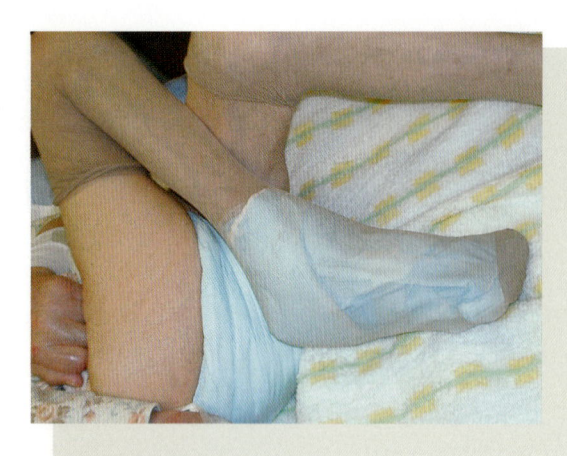

図 2-56-⑧
紙おむつの上にナイロンストッキングを履きます．

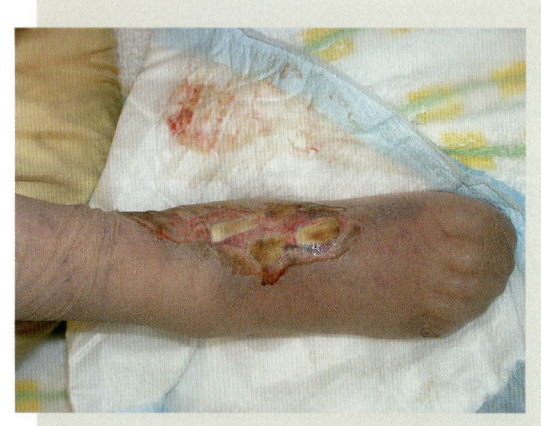

図 2-56-⑨　**処置 24 時間後**
浸出液は，紙おむつに吸収されています．
患肢の浮腫が軽減しています．

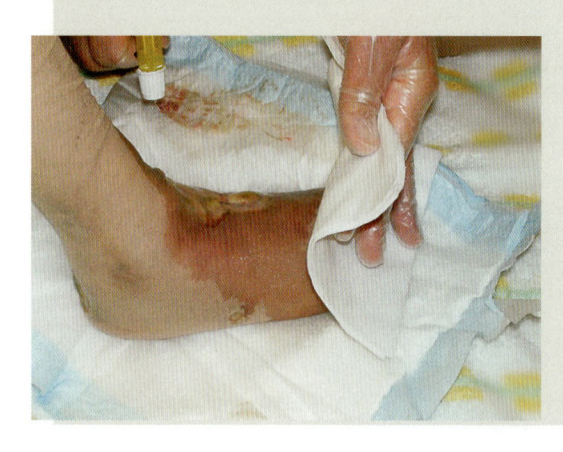

図 2-56-⑩
ナイロンストッキングの上から軽く水洗いします．
患肢が乾燥していて汚れがない場合は洗わなくてもよいでしょう．

図 2-56-⑪
水気を拭き取ります.

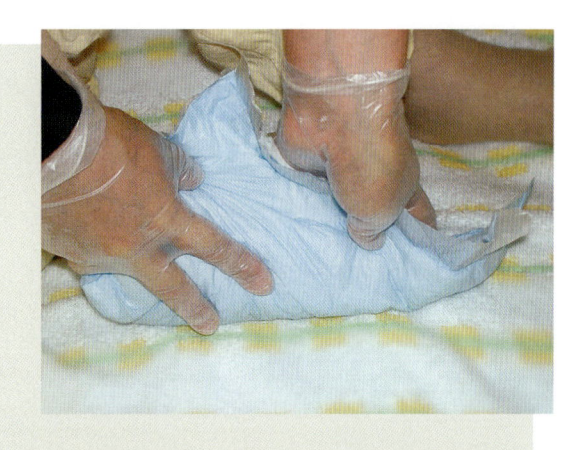

図 2-56-⑫
足全体を新しい紙おむつで包みます.

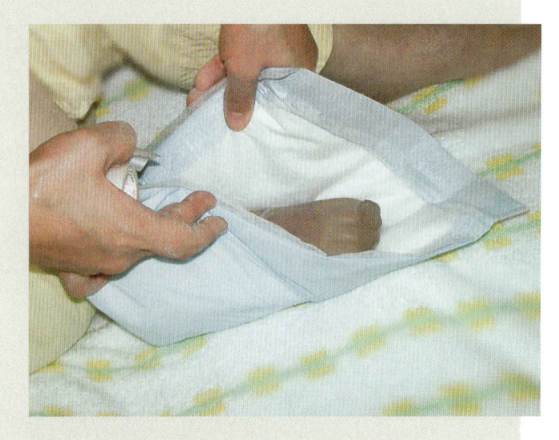

図 2-56-⑬
ナイロンストッキングを紙おむつの上から履きます.

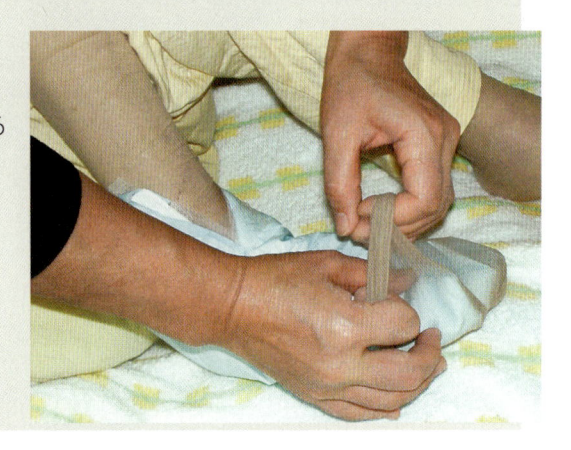

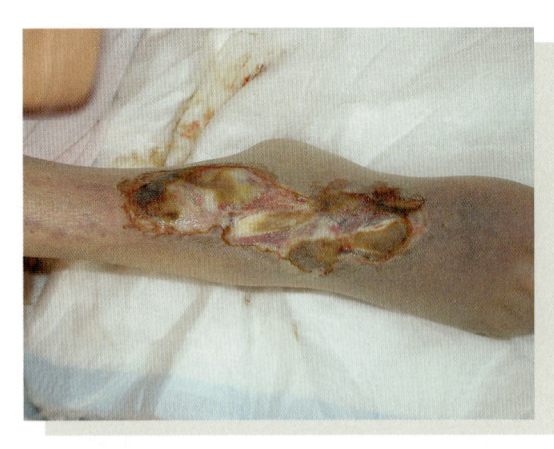

図 2-56-⑭
壊死の範囲は拡大していますが,出血はありません.
臭いや浸出液は軽度です.
施設で療養を続けましたが,2カ月後,死亡退所されました.

②右前脛骨動脈閉塞　自然離断例（図 2-57）

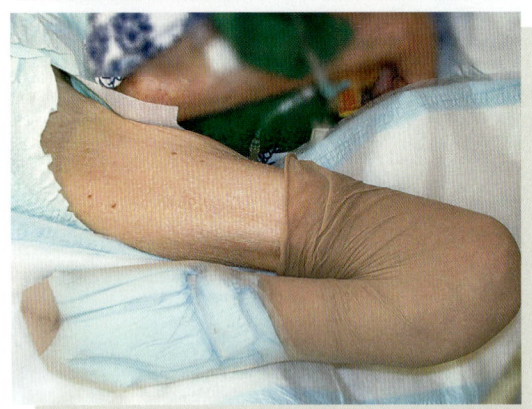

図 2-57-①　認知症,施設長期入所中
保存的に処置していた足がミイラ化したため,脛骨下 1/3 で自然離断しました.
肢切断術を希望されないため,緩和ケアを行います.
ナイロンストッキングを履かせ,紙おむつで包みます.ドライドレッシング処置です.

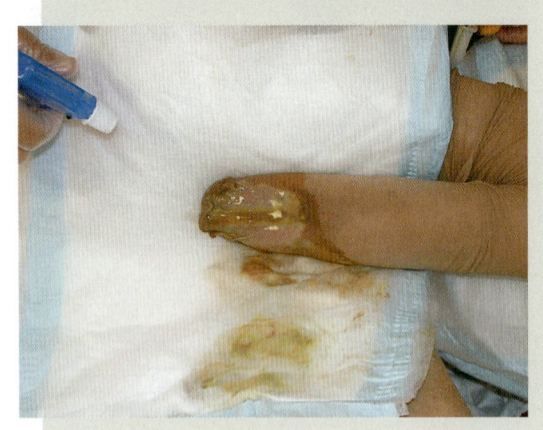

図 2-57-②
肢断端をナイロンストッキングを履いたまま水洗いします.

図 2-57-③
水分を拭き取ります．

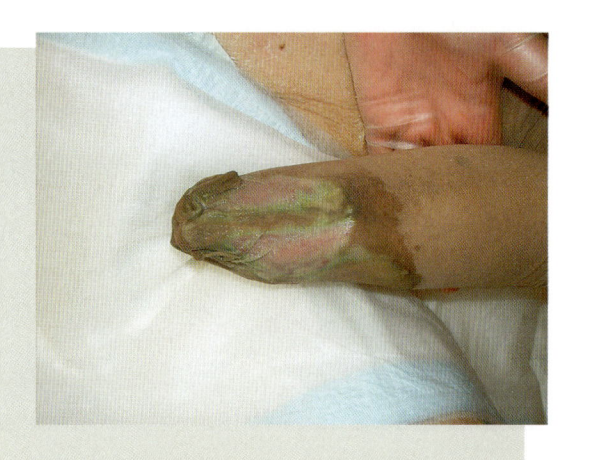

図 2-57-④
紙おむつで全体を覆い，ナイロンストッキングを重ねて履きます．
退院し，施設で療養継続しましたが，3 カ月後，死亡退所されました．

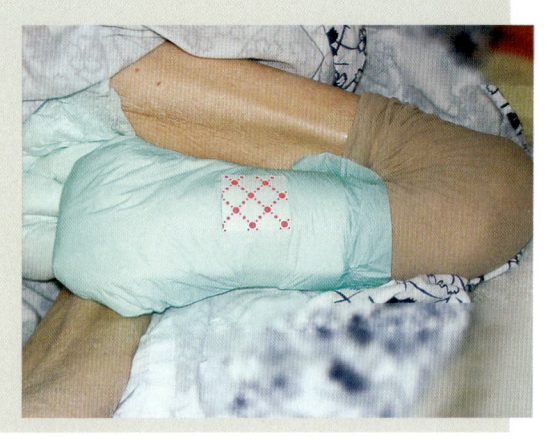

③70 代男性　左足第Ⅳ趾潰瘍形成例 （図 2-58） （●武内謙輔）

図 2-58-① 　入院時．ステロイド内服中
外傷を契機に左第Ⅳ趾に潰瘍を形成しました．近くの整形外科医院にて局所処置をされるも（消毒，ガーゼ軟膏治療），増悪したため当科外来受診しました．
第Ⅳ趾先端の色調変化および黒色痂皮形成を認めます．
浸出液はほとんど見られませんが，前医で当てられたガーゼを剥がすときに創部にくっついており痛みを有していました．

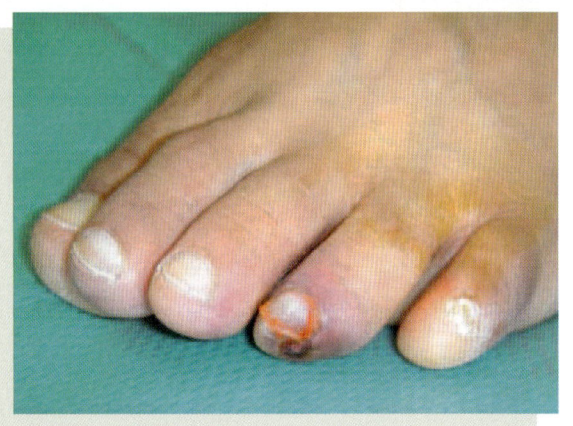

N．閉塞性動脈硬化症　205

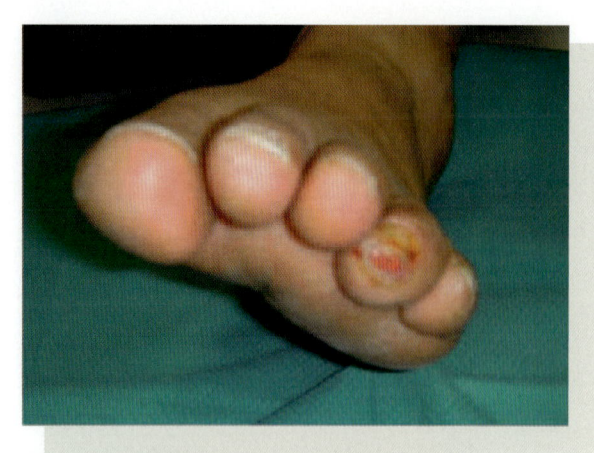

図 2-58-②
血管拡張剤の点滴を行い，局所処置としては洗浄後被覆材を使用しました．その後，壊死物質除去を行い，肉芽形成が見られるようになりました．

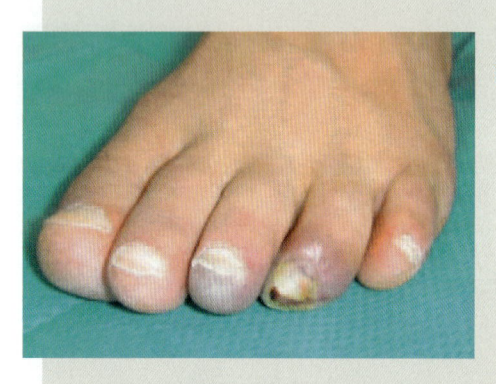

図 2-58-③
いったん退院したのち外来通院を継続，潰瘍部は表皮化が見られましたが，周囲皮膚の色調悪化が見られ再入院となりました．第Ⅳ趾のみならず第Ⅲ趾の色調変化も見られ，ASO による血流障害によるものと判断しました．
この症例では膝窩動脈は触知するものの，足背，後脛骨動脈の触知は見られず，MRA にて下腿三分枝の閉塞が見られました．
下肢上肢血圧比は 0.7 と比較的良好で，血行再建術の適応はないと判断しました．

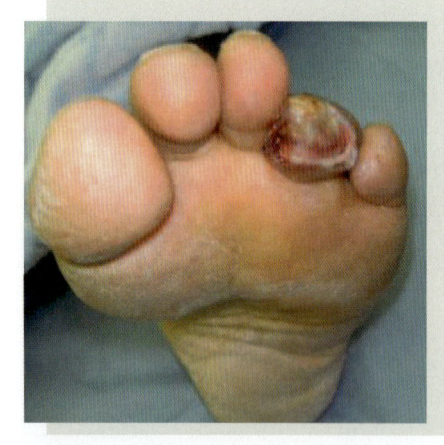

図 2-58-④
再入院後，第Ⅳ趾の壊死が徐々に進行しました．

図 2-58-⑤
疼痛が持続し，第Ⅳ趾切断術を行いました．断端部の色調は良好で治癒は良好でした．
断端部を縫合する場合，なるべく細い糸で（この症例では 5-0 ナイロン），緊張がかからないように粗に縫合することが重要です．縫合すると緊張がかかることが予想される創では，骨を十分に削ったうえで開放創として湿潤治療をするのも一つの選択肢です．

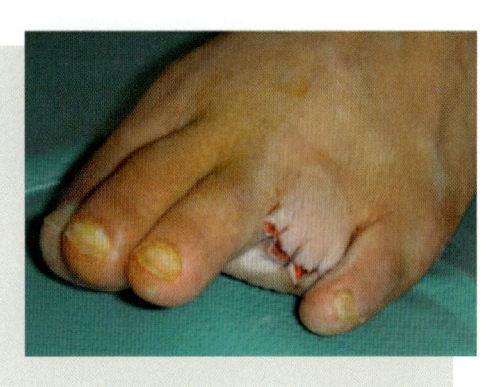

■ **著者コメント**

　図 2-58 の症例のような趾肢切断が予想される場合は，最初から医療用ドレッシング（ハイドロコロイド，ガーゼなど）で処置しましょう．現在のところ（2006 年），ラップ療法は一般的な治療として認められていないため，「ラップ療法が原因で切断されてしまった」と誤解される可能性があるからです．

（武内謙輔）

コラム

足の傷を見たら…　パルスオキシメータを当ててみましょう

　踵の褥創とされているものの中には，体圧などで血流が一時的に障害されてできる「圧迫性潰瘍」（＝本当の褥創）だけでなく，除圧しても血流が改善しない閉塞性動脈硬化症や糖尿病性壊疽など「血行障害に起因する踵の傷」が相当数含まれています．

　ラップ療法は魔法ではありません．食材が何もなければ料理が作れないのと同じ，ラップ療法といえども血流のない傷までは治せません．

　当院ではこれらを鑑別する手段としてパルスオキシメーターを利用しています．足の傷を見たらまずは足背動脈を触診し，足背動脈がわかりにくかったらパルスオキシメーターを足趾に当ててみましょう．ここでパルスオキシメーターが脈を感知しなかったら早めに血管外科に相談するべきです．

　これで下肢閉塞性動脈硬化症などの下腿壊死の始まりを踵の褥創と思い込んで治療してしまう危険が減ります．

（恩田啓二）

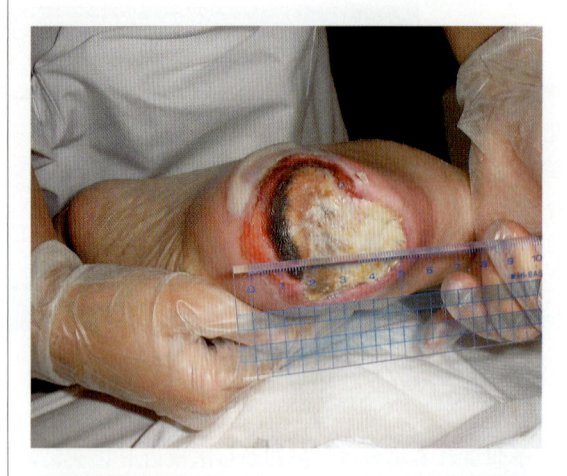

図 2-59-① 踵の"褥創"?
心筋梗塞のため循環器専門病院で人工呼吸器管理を受け,廃用症候群に対するリハビリ目的で転院してきました.転院時すでに右踵の"褥創"の周囲には感染の兆候があります.足背動脈は触れません.パルスオキシメーターを足趾に当ててみても脈を感知しませんでした.

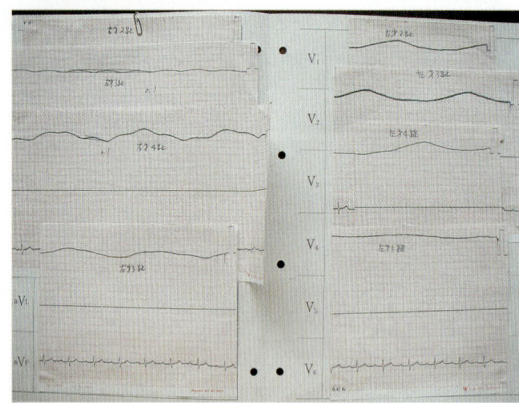

図 2-59-②
両側全趾の趾尖脈波検査を行っても波形はすべて平坦です.

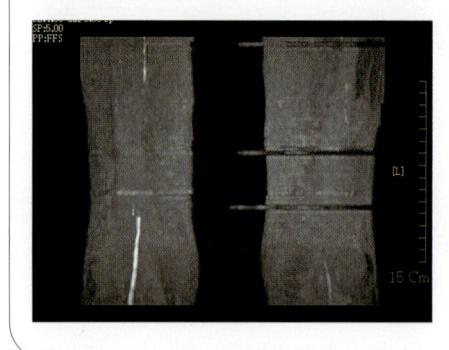

図 2-59-③
MRA では左下肢に血流は確認できませんでした.患側は右大腿部で動脈血流が遮断しており,右膝上で側副血行路が合流しますがすでに拍動はなく有効な血流ではありません.症例は踵の"褥創"ではなく閉塞性動脈硬化症による下腿壊死の始まりでした.踵の"褥創"は要注意です.

第2章 糖尿病性壊疽

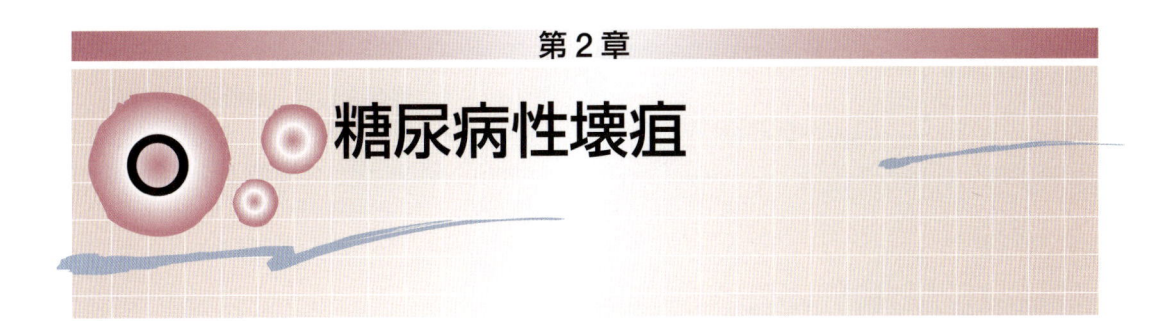

　糖尿病足病変とは，糖尿病患者の下肢に生じる感染症，潰瘍，深部組織の破壊性病変で，神経障害のさまざまな程度の末梢血流障害を合併している病変を指します（WHOの定義より）．

　糖尿病患者の多くは何らかの血管病変を有し，創治癒がしばしば困難です．ラップ療法を実施するにあたっては創傷治癒の知識と患者・家族に対する十分な説明と同意が不可欠です．

　糖尿病足病変にはラップ療法をしなくても治る創とラップ療法をしても治らない創があり，その中間にラップ療法だからこそ治る境界領域の症例が潜んでいると思われます．

　治癒するか否かは受傷原因と循環障害の程度でおおかた決まりますが，境界領域の症例を少しでも多く治癒に誘導するためには，循環改善・血糖調節をしつつラップ療法をうまく活用することがポイントになります．

①40代男性　糖尿病性腎症，左足靴ずれ，発熱（図2-60）　　　　（●李　由紀）

　既往歴：28歳時糖尿病と診断され36歳からインスリンの自己注射を開始していますが，低血糖を頻回に起こすため血糖コントロールが困難でした．HbA_{1C}は7.5％前後，クレアチニン値が2.0 mg/dlを超え下肢に浮腫を生じています．2年前より両下肢の触覚の低下がありました．

　現病歴：履き慣れない長靴を履いて長時間歩き，翌日左足の甲とアキレス腱上に大きな水疱が生じているのに気づき，当院救急外来を受診しました（受傷3日目）．グルコン酸クロルヘキシジン消毒の後ガーゼ保護され抗生剤セファクロル®内服が開始されました．翌日より39℃の発熱．受傷5日目局所に感染徴候を認めました．スルファジアジン銀クリーム塗布処置に変更し，抗生剤はセフトリアキソンナトリウム点滴に変更されました．受傷8日目，発熱が続き創の改善が見られないため入院治療することになり，このときから筆者が担当することになりました．喫煙歴なし．

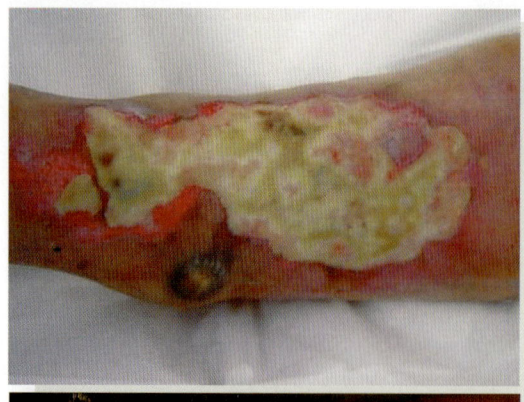

図 2-60-① 受傷 8 日目，消毒処置 5 日目．
身長 166 cm，体重 54 kg，血圧 180/90 mmHg，脈 96/分，体温 37.5℃
創周辺に発赤腫脹を認めました．
(上：左甲，下：アキレス腱上)．

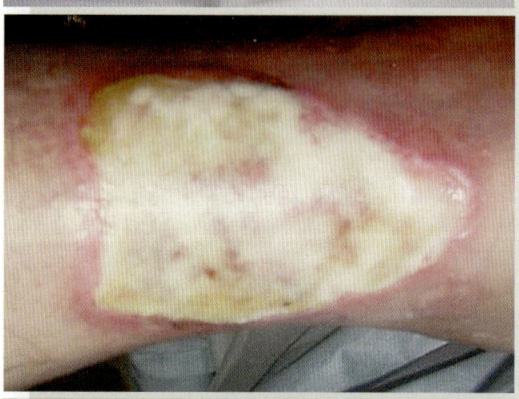

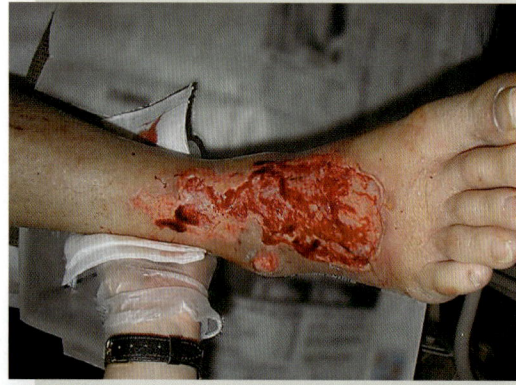

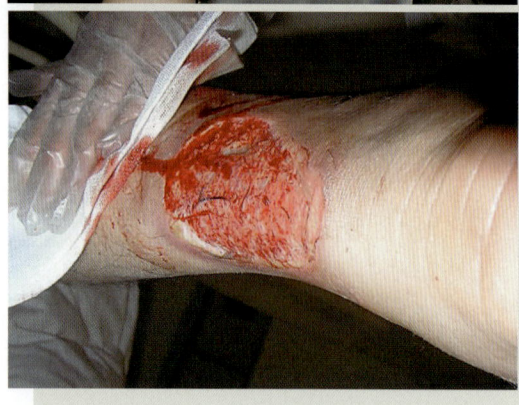

図 2-60-②
抗生剤はパニペネム：ベタミプロン 1 日 1 g を 10 日間使用しました．局所麻酔下にデブリドマンを施行しました．針痛覚は失われていました．
デブリドマン以後解熱．消毒薬を使わず毎日水道湯で洗浄し，食品用ラップ（以下ラップ）で覆い，周りからしみ出る滲出液を母乳パッドで吸収しました．受傷 27 日目の採血結果は WBC 4.0×1,000/μl，Hb 9.6 g/dl，Alb 3.0 g/dl，CRP 0.37 mg/dl と改善しました．クレアチニンクリアランス 27.6 ml/分であり食事療法とインスリン強化療法で血糖は厳重に管理しました．

図 2-60-③ 受傷 33 日目．きれいな肉芽に覆われている

　肉芽の上がりが良好のため上皮化促進を考えハイドロコロイドを貼りました．10 時間後 39℃ 発熱し，ハイドロコロイドを中止したところ解熱しました．親水性ポリウレタンフォームも 1 週間ほど使用しましたが，滲出液のため 1 日 2 回の交換が必要であり保険の範囲内での使用枚数を超えたため中止しました．

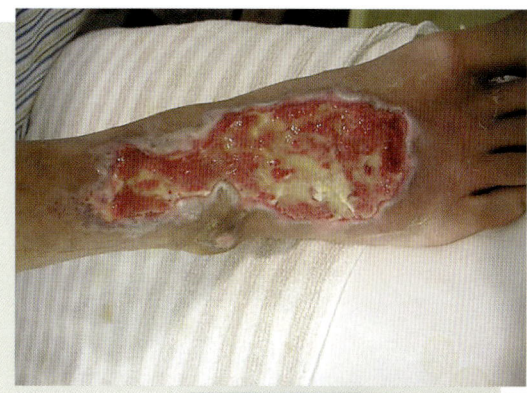

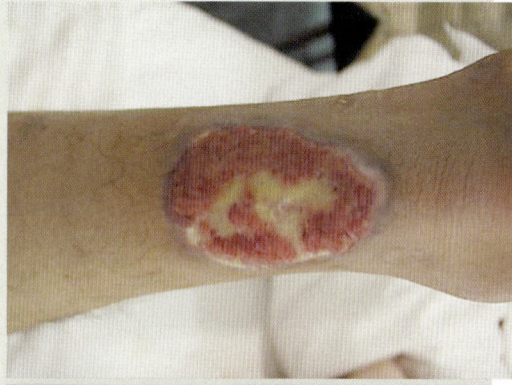

図 2-60-④
　洗浄後はラップを創の大きさに合わせてかぶせます．

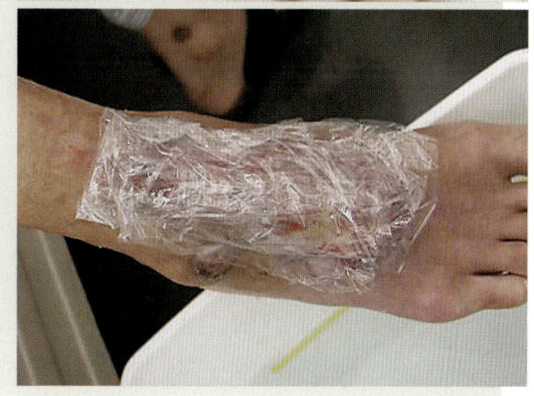

O．糖尿病性壊疽

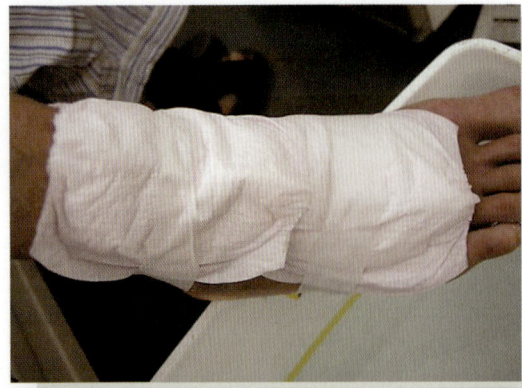

図 2-60-⑤
母乳パッド 2 枚を当て,弾性包帯で固定しました.

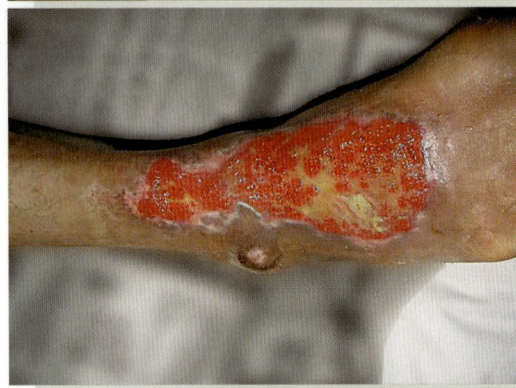

図 2-60-⑥　受傷 53 日目
肉芽が顆粒状に盛り上がっています.

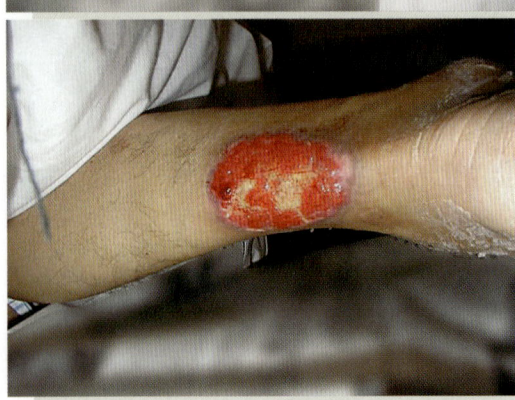

図 2-60-⑦
退院後自宅で処置を続行．受傷 113 日目，外来にて治癒を確認しました．

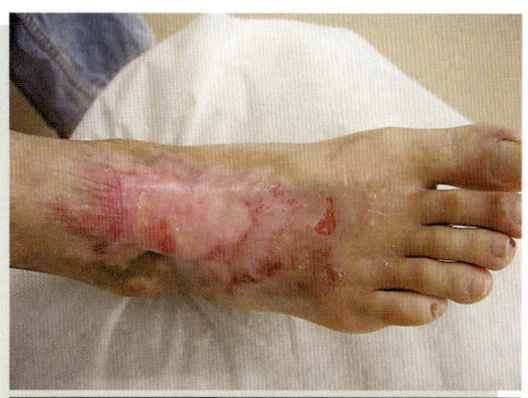

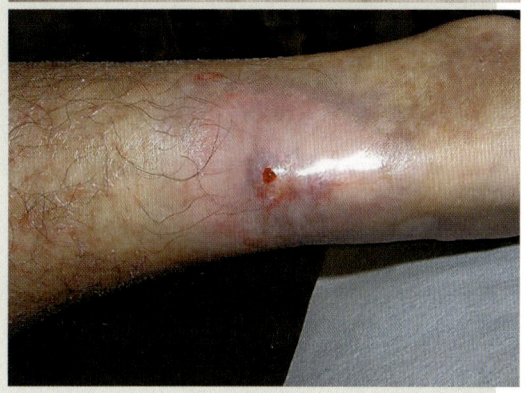

②50 代女性　左足潰瘍，発熱（図 2-61）　　　　　　　　　　　　　（●李　由紀）

既往歴：統合失調症．糖尿病を以前から指摘されているが本人は治療を拒否していました．HbA$_{1C}$ 10％前後が 5 年以上続いており靴ずれ，アテローム感染などを繰り返していました．

現病歴：靴ずれ治療で消毒に通院していましたが治癒傾向が見られませんでした．長時間歩行をした翌日足の浮腫と発赤のため当院を受診し，入院・抗生剤治療を勧めましたが拒否．3 日後潰瘍形成したため再来院し，入院治療を同意されました．このときより筆者が担当することになりました．喫煙歴なし．

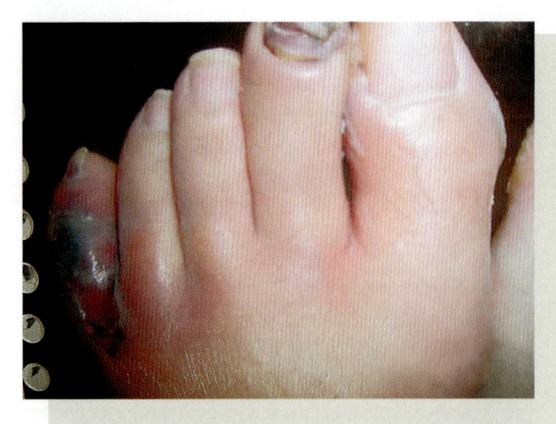

図 2-61-①
入院時所見:身長 164.3 cm, 体重 80.5 kg, 血圧 104/76 mmHg, 脈 100/分, 体温 38℃, 左足Ⅳ, Ⅴ趾間の壊死と周囲に発赤・腫脹・水疱を認めました.
検査結果:WBC 9.0×1,000/μl, 好中球 74%, Alb 3.1 g/dl, CK 202 IU/L, CRP 20.57 mg/dl, BS 373 mg/dl, HbA$_{1C}$ 9.6% 尿蛋白 (-), 尿白血球 0-2/毎
血液培養:陰性
創培養:A群B群以外のβ-streptococcus
ABI:右 1.16, 左 1.13 baPWV:右 1,646 cm/s, 左 1,655 cm/s
周囲に水泡を認め感染徴候が著明です.

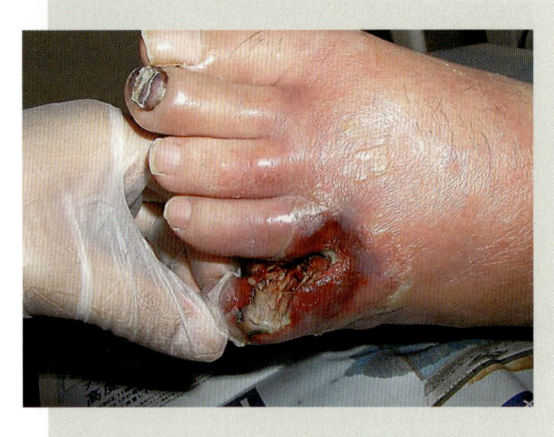

図 2-61-②
入院後経過:壊死組織除去で多量の膿が流出しポケットを伴い筋層にいたる欠損創となりました. メロペネム® 1 g/日, クリンダマイシン® 1,200 mg/日を14日間点滴, 1週間で解熱しました. 受傷18日目の採血結果は WBC 4.6×1,000/μl, Alb 3.9 g/dl, CRP 0.34 mg/dl と改善しました. 局所処置は消毒を一切行わず生理食塩水で洗浄し, 母乳パッドの中央にフィルム材を貼って創にくっつかないよう工夫して創を被覆しました. 1日2回の処置が必要でした. 食事療法とインスリン強化療法で血糖を管理し, HbA$_{1C}$は受傷33日目, 7.6%まで低下しました. 体重は1カ月で5kg減量しました.

図 2-61-③
受傷 46 日目．感染徴候はなく，創は欠損部が肉芽で覆われ良好な状態になりました．この時点で本人は入院生活に耐え切れなくなり退院を強く希望されました．退院後かかりつけ病院へ紹介し処置は消毒・ガーゼになりましたがその後治癒したと報告を受けています．

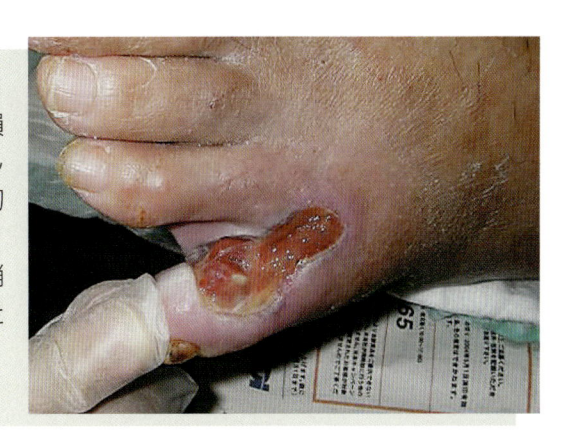

③60 代男性　両足趾先熱傷（図 2-62） （●李　由紀）

既往歴：10 年前から糖尿病を指摘されているが放置していました．

現病歴：いつの頃からか足の感覚が鈍くなっており，釘を踏んでも気がつかない程度で，入浴時に熱湯を足し湯した時足が蛇口の真下にあったようです．入浴後足趾に水疱が生じ，靴を履くと破れてしまったため夜間救急病院を受診しました．翌日にも消毒するよう指示されていましたが，たまたま筆者が担当，ラップ療法を開始しました．喫煙歴なし．

図 2-62-①　左足趾Ⅰ〜Ⅳ，右足Ⅱ趾に熱傷受傷

入院時所見：身長 159 cm，体重 54 kg，体温 35.9℃，意識清明

検査結果：WBC 7.7×1,000/μl，Hb 16.4 g/dl，plt 207×1,000/μl，Alb 4.6 g/dl，BUN 13.2 mg/dl，Cr 0.69 mg/dl，CRP 0.03 mg/dl，BS 262 mg/dl，HbA_{1C} 11.3% クレアチニンクレアランス 60.4 ml/日，尿蛋白＋，尿糖 4＋，尿白血球 0-2/毎，尿中 C-ペプチド 12.4μg/日　ABI：右 1.24，左 1.18　baPWV：右 1,923 cm/s，左 1,788 cm/s

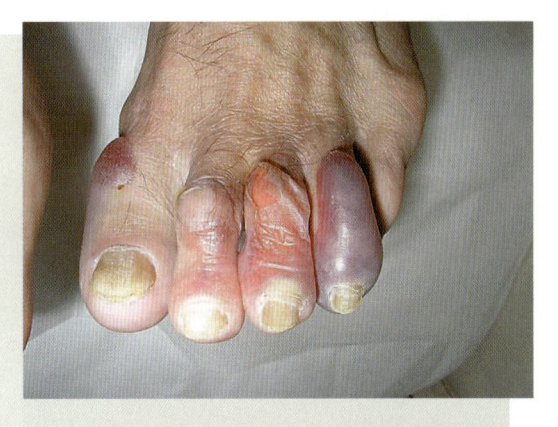

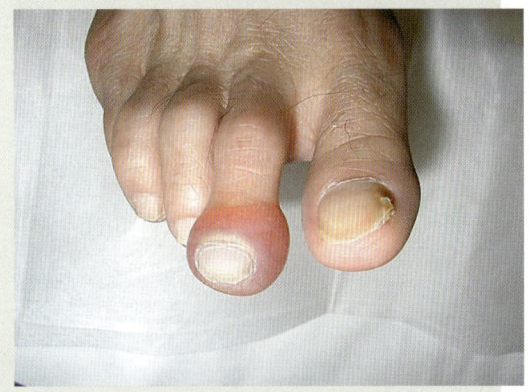

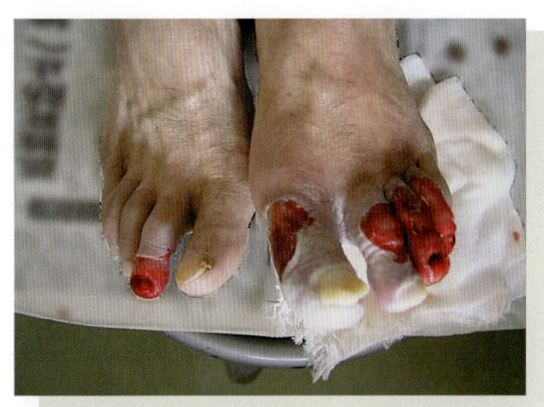

図 2-62-② 水疱が破れ表皮をはがした状態
ラップ療法とプロスタグランジン製剤内服を開始し，血糖はインスリン使用で調節しました．入院5日目破れた水疱を除去しました．

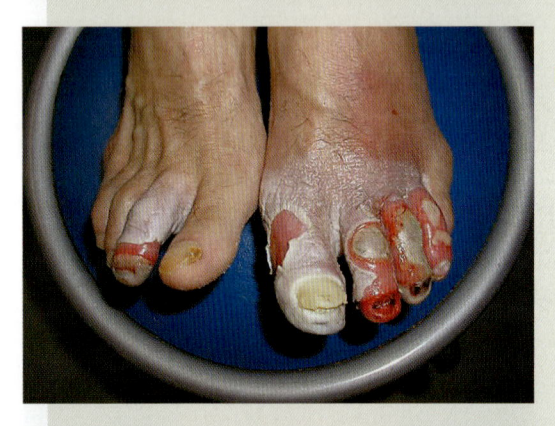

図 2-62-③
島状に壊死部分がわかるようになってきました．白くふやけている部分はラップの当たっているところです．入院7日目より38℃発熱し，熱源は不明も抗生剤セファゾリンナトリウム® 2g/日を1週間使用し解熱しました．使用入院9日目創の中心部は壊死となってきました．

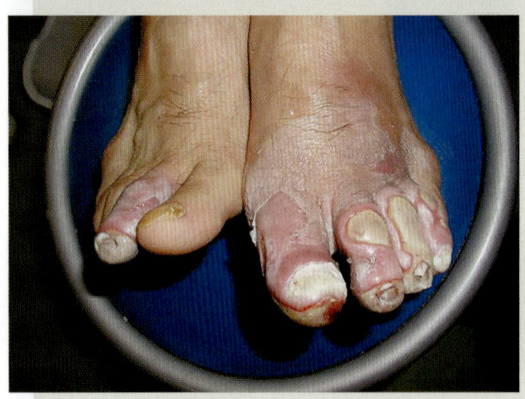

図 2-62-④ 入院24日目
壊死組織は溶ける気配がないためデブリドマンを施行しました．

図 2-62-⑤
デブリドマン後Ⅲ度熱傷と診断.「保存的治癒の可能性はかなり低い」と説明しました.

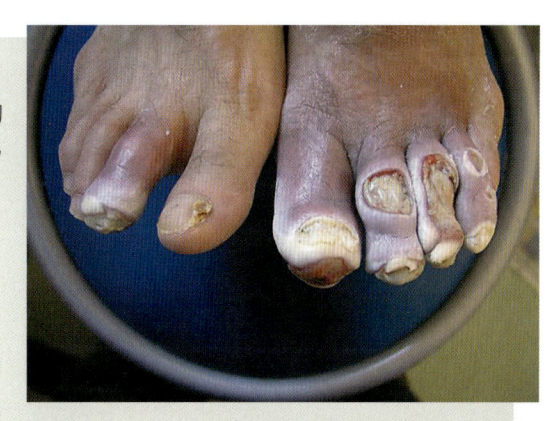

図 2-62-⑥
周囲より肉芽が盛り上がってきました.左Ⅲ趾は骨が露出したため入院 34 日目にベッドサイドで一部を削りました.

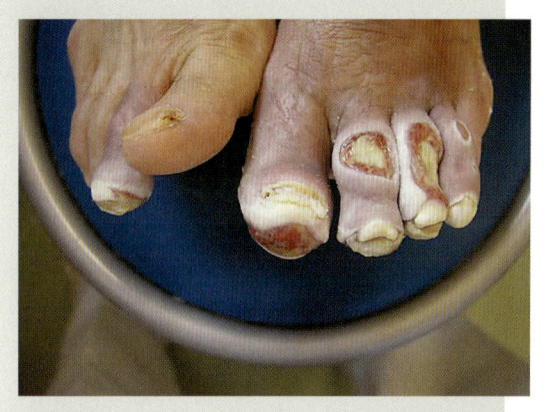

図 2-62-⑦　入院 62 日目
肉芽は創を覆い過剰に増生したため削る必要が生じてきました.

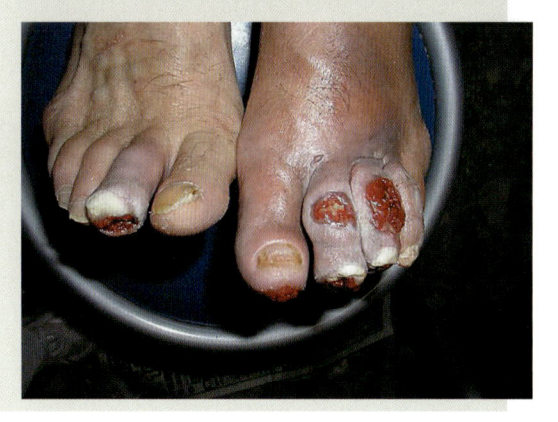

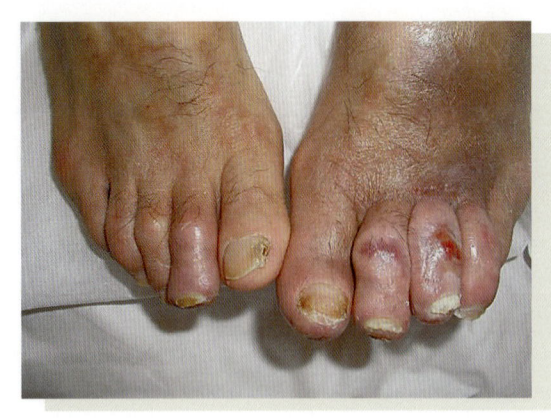

図 2-62-⑧ 治療開始後 87 日目
治癒確認しました（趾の裏は治癒後も歩行により何度か表皮剥離し，追加治療をしました）．創治療中に糖尿病教育を行い，インスリン自己注射・血糖測定ができるようになった患者は，血糖も落ち着き，以後糖尿病とうまくつきあっています．

第2章

P. 低温熱傷

①電気コタツで低温熱傷を発症した例（図2-64）

図2-64-① Ⅱ度熱傷．認知症
電気コタツに長時間入っていたため発症しました．

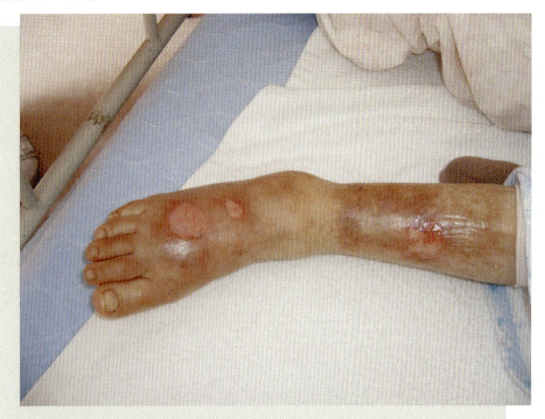

図2-64-②
穴あきポリエチレン/母乳パッドを当て，ナイロンストッキングで固定しました．

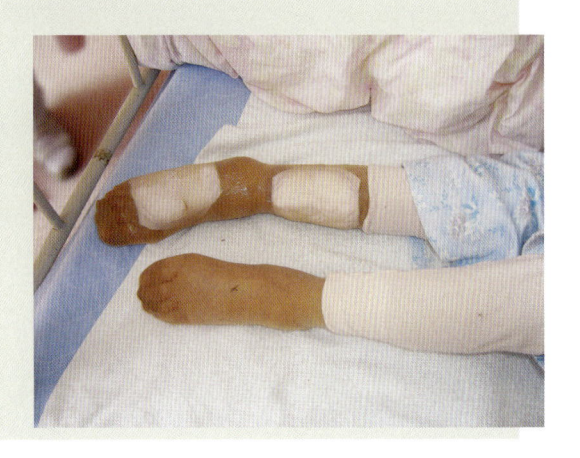

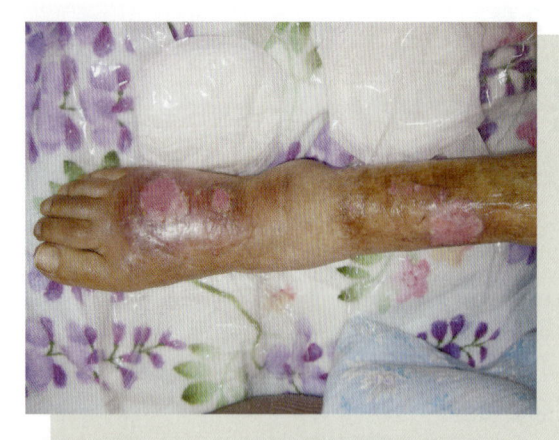

図 2-64-③　1 週経過

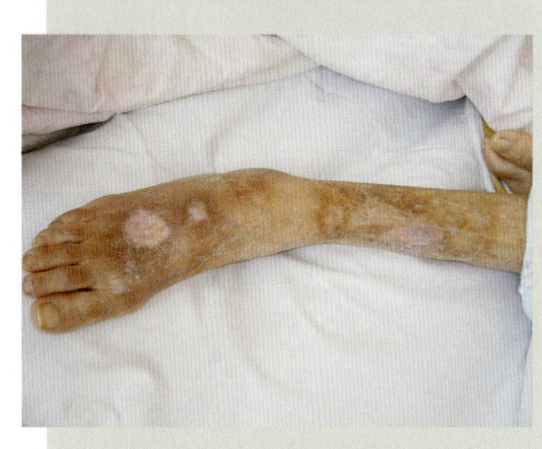

図 2-64-④　2 週経過
表皮形成が進んでいます．
足全体にワセリンを塗ります．
たっぷり塗って，よくふき取ります．

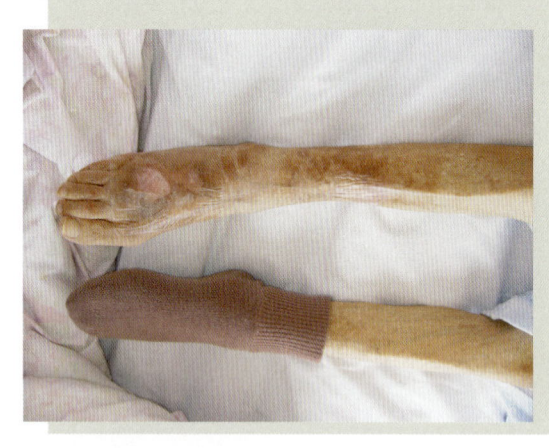

図 2-64-⑤　3 週経過
表皮が厚くなってきました．
ワセリン塗布を続けます．

第2章

Q がん終末期患者の皮膚ケア（悪性皮膚潰瘍，浮腫）

　がん終末期患者の褥創，癌性皮膚潰瘍，スキントラブルのケアは緩和医療上の難問ですが，ラップ療法でうまく解決できる事例は少なくありません．

　進行癌の患者は，栄養失調，浮腫，疼痛などのため，皮膚潰瘍を併発することがよくあります．全身状態がしだいに悪化するため，局所治療，外科的治療，栄養療法，体位変換を含むケアなどは十分に行うことはできません．そこでQOL（生活の質）改善を目標にした治療が求められます．ラップ療法は，このような切実な要求に応える処置法です．患者の負担のみならず，介護者の負担も軽減されます．体位変換をしなくても，創の保護ができます．癌性皮膚潰瘍の処置は困難とされていましたが，ラップ療法は苦痛の少ないものにします．

①乳癌の皮膚浸潤（図2-65）〔長崎市立琴海病院外科　石川浩史先生ご提供〕

図2-65-①
浸出液が多く，ワセリン・ガーゼで創を覆っていました．
ガーゼを交換すると出血し，また皮膚のピリピリした痛みに困っていました．
そこで，穴あきポリエチレン/紙おむつで処置をしてみることにしました．
患部全体を水洗いし，水道水で濡らしたガーゼで，汚れを軽く拭き取ります．
出血しやすいので，こすってはいけません．

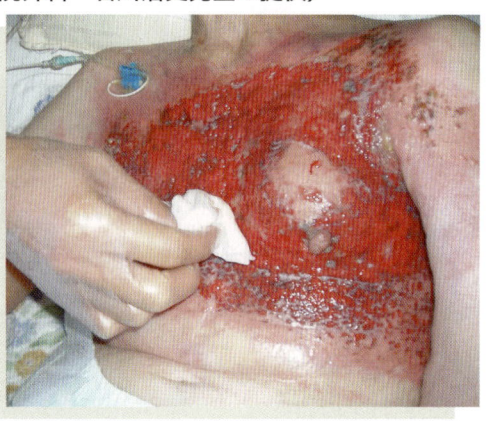

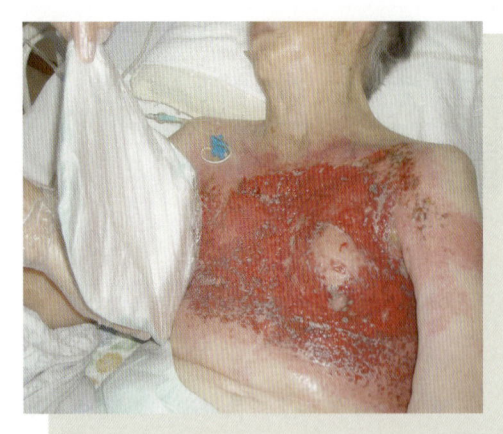

図 2-65-②
穴あきポリエチレン／紙おむつを当てます．

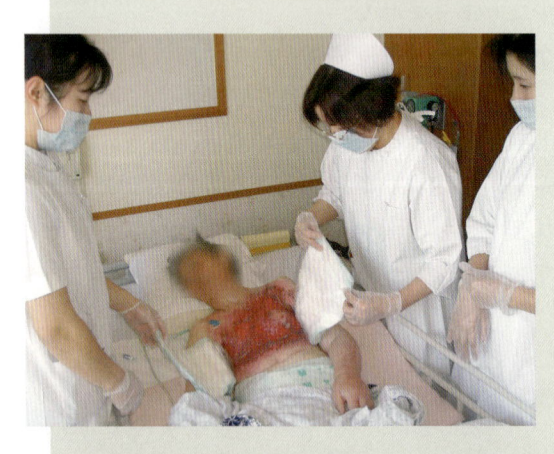

図 2-65-③
処置の様子です．

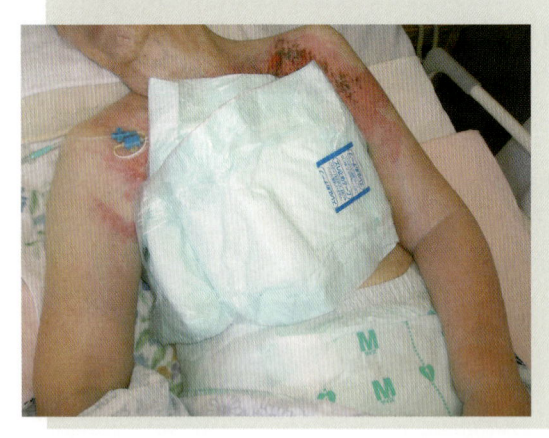

図 2-65-④
皮膚のピリピリした痛みは残っていますが，浸出液や出血に悩まされることが少なくなりました．

②乳癌の仙骨転移性骨腫瘍（図2-66）

図2-66-①
乳癌，肝臓，骨の転移があります．
痛みのため，寝返りができません．仙骨部の褥創が疑われ，診察を依頼されました．CTで転移性骨腫瘍と確認された部位に一致する潰瘍です．
食品用ラップで処置していましたが，褥創のような赤色の肉芽形成がありません．

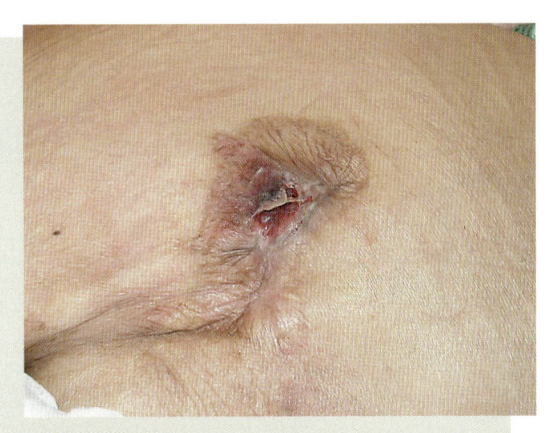

図2-66-②
温水で水洗いします．
紙おむつが潰瘍を傷つけないように，医療用フィルム／紙おむつで処置しました．

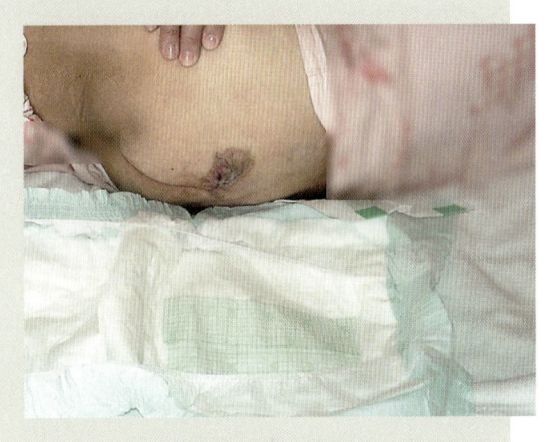

図2-66-③
おむつを履きます．

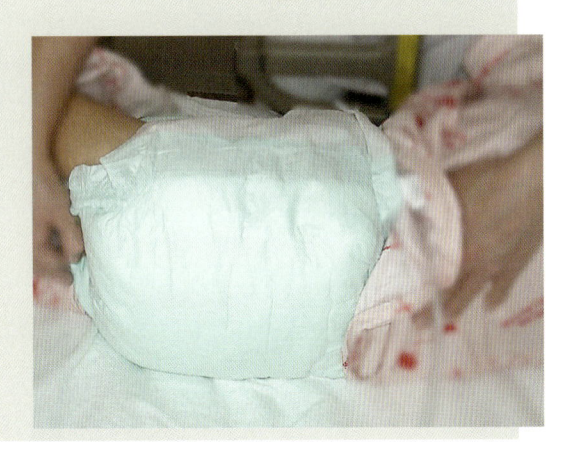

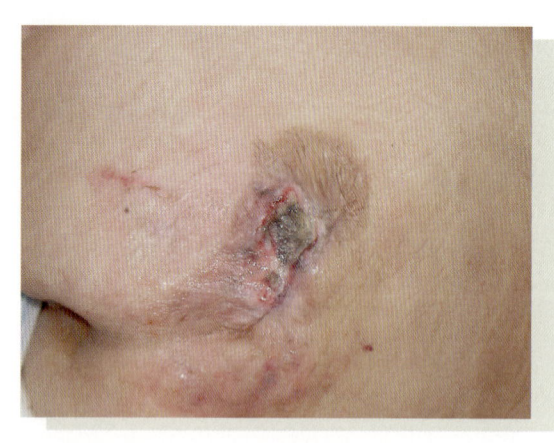

図 2-66-④　1 カ月経過
腫瘍の露出部が自壊して潰瘍形成しています.
浸出液が少しありますが,出血はありません.
臭いもわずかです.デブリドマンはしません.
同じ処置を続けます.

③下肢の癌性リンパ管浮腫（図 2-67）

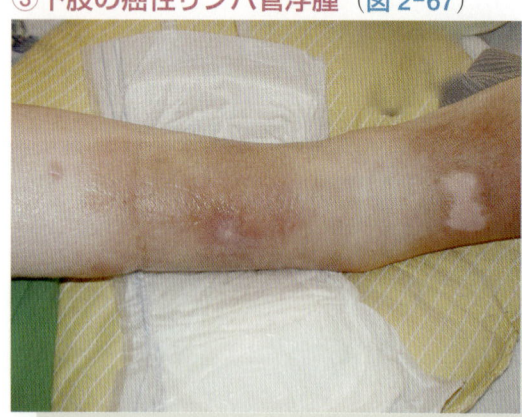

図 2-67-①
前立腺癌骨盤腔内転移のため,両下肢のリンパ管浮腫を生じました.
下腿の表皮剥離によりリンパ液が漏出します.1日にタオルを何回も交換していました（写真は浮腫が著明な時期に撮影したものです）.

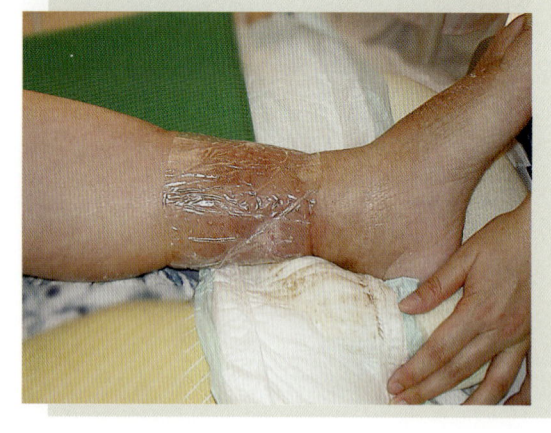

図 2-67-②
足全体を温水で洗い,穴あきポリエチレンを潰瘍の部分に当てて,紙おむつで覆います.

図 2-67-③
ナイロンストッキングを履きます．

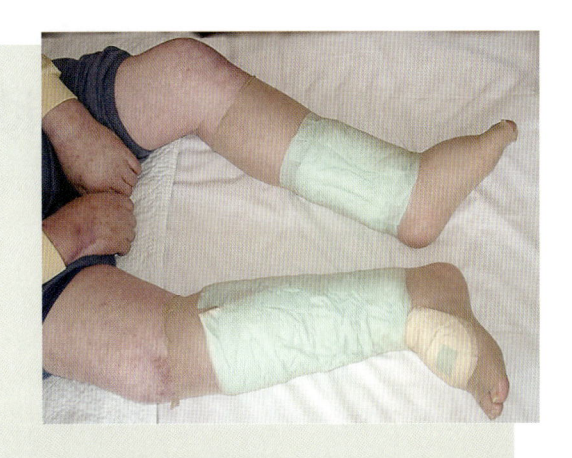

図 2-67-④
浸出液が紙おむつに吸収されています．

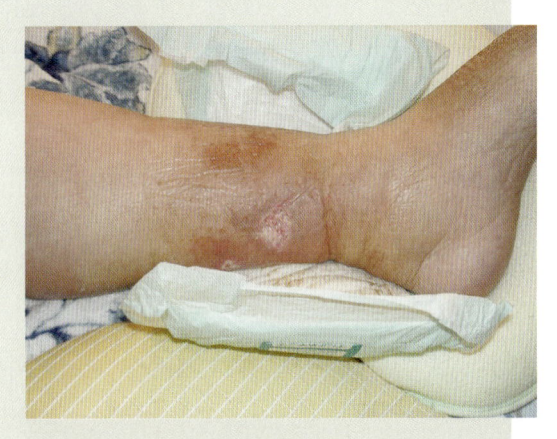

図 2-67-⑤
いろいろ工夫して，自宅に帰って1人で処置できるようになりました．
穴あきポリエチレン，母乳パッド，ストッキネット®を使っています．

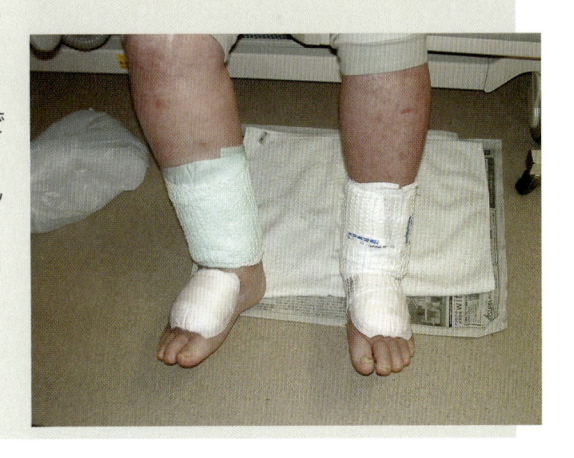

Q．がん終末期患者の皮膚ケア（悪性皮膚潰瘍，浮腫）

第2章
R. 趾（あしゆび）の潰瘍

　趾の変形が高度の場合，趾間などに潰瘍を生じます．ガーゼやドレッシング材（ハイドロサイトなど）を挟んで処置をすると，圧迫によりさらに潰瘍を深くしてしまいます．食品用ラップを使って処置をしましょう．⇒e．足趾の褥創（65頁）参照．
　ラップは薄くすべりがよいので，固く拘縮した趾の間に挟みこむことができます．

①趾間Ⅱ度褥創　爪白癬症合併（図2-68）
※本症例は処置法の紹介です．図2-68-②〜⑦は2週経過後の写真です．

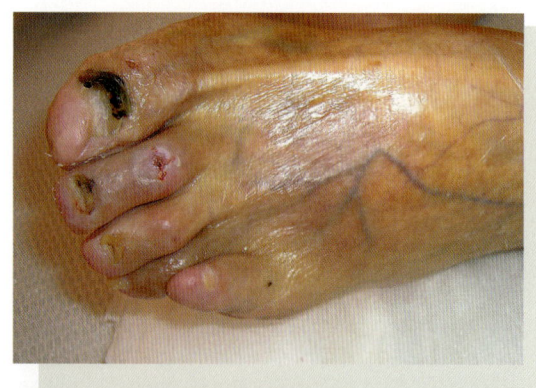

図2-68-①　Ⅱ度趾間褥創，Ⅱ趾伸側褥創．治療開始時
　Ⅰ-Ⅱ趾間，Ⅲ-Ⅳ趾間，Ⅳ-Ⅴ趾間に潰瘍が生じました．この図では趾間の潰瘍はわかりにくいですが，御容赦ください．ガーゼを挟む処置をされていましたが，痛みと出血が生じました．また，Ⅱ趾伸側に新たな潰瘍が生じました．爪白癬症を合併しています．

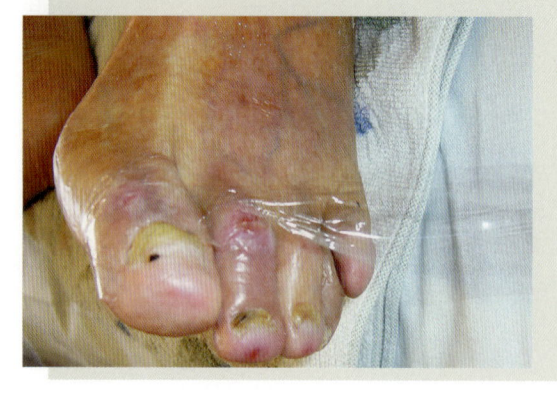

図2-68-②
　食品用ラップを巻きつけます．ラップを約5cm幅に切り，趾間に交互に挟みます．Ⅱ趾伸側の潰瘍を覆うように巻きつけます．

図 2-68-③
抗真菌薬を塗ります．
爪に抗真菌薬を少量塗布します．もう少し少なめでもよさそうです．
母乳パッドを当てます．足を乾燥させるため，穴あきポリエチレンを使わないで直接母乳パッドを当てます．
※抗真菌薬クリームは，爪白癬症にも有効です．3カ月以上続けると，ピンク色の新しい爪が生えてきます．

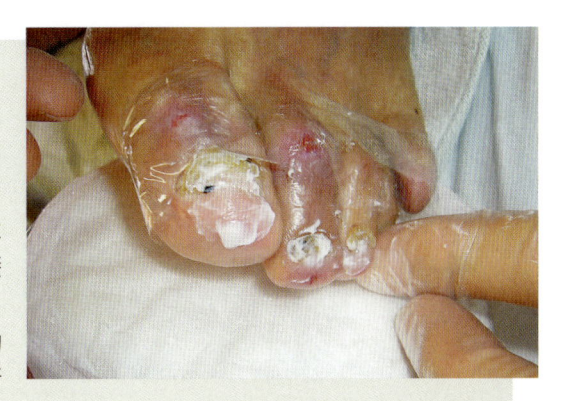

図 2-68-④
母乳パッドをテープで軽く止めて固定します．
ナイロンストッキングを履いて出来上がりです．

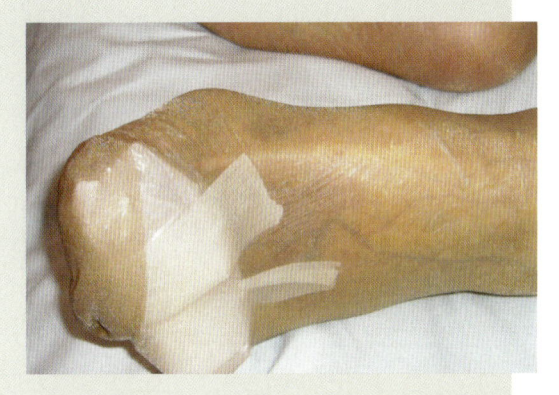

図 2-68-⑤　2週経過
趾の変形が高度です．

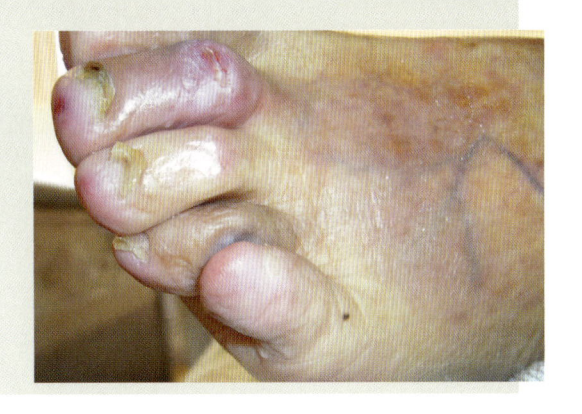

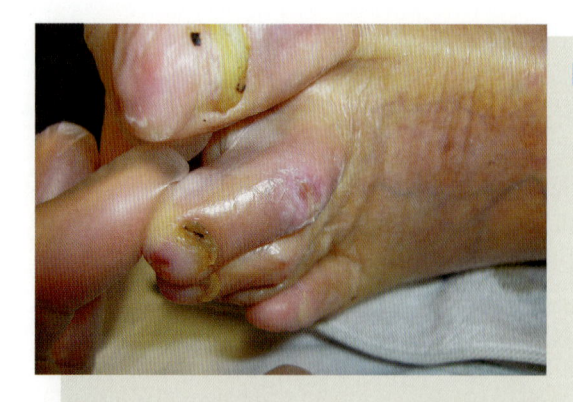

図2-68-⑥ 2週経過
　Ⅰ-Ⅱ趾間潰瘍は治癒しました．Ⅱ趾伸側潰瘍も浅くなっています．

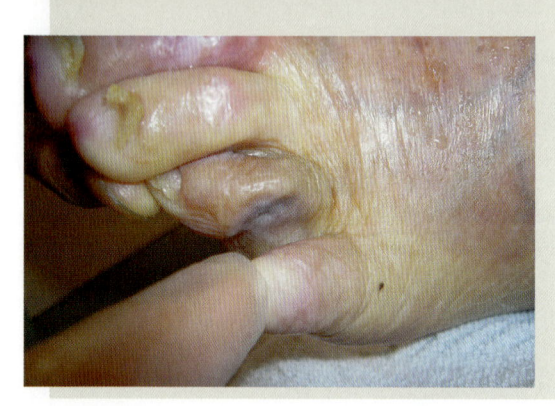

図2-68-⑦ 2週経過
　Ⅳ-Ⅴ趾間潰瘍は治癒しました．

第2章 在宅治療例

①在宅で治療している閉塞性動脈硬化症症例（図2-69）――（●中野一司, 恒松景子）

図2-69-① 80代男性 閉塞性動脈硬化症・多発性脳梗塞・失語症・慢性心不全・不整脈・神経因性膀胱
両下肢のチアノーゼ・疼痛出現し，左第Ⅳ趾に潰瘍形成しました．2月のことです．

●在宅医療までの導入の経過
　多発性脳梗塞の診断で他院神経内科に外来通院中でしたが，通院困難となりナカノ在宅医療クリニックが2週間に1回の訪問診療をすることとなりました．

●生活の状況
　一軒家に一人暮らし．同じ町内に長男夫婦が暮らしており，家族（主に長男妻）・ホームヘルパー・家政婦により介護されています．ADLは，自立歩行により排泄は行えますが，食事の準備はヘルパーが行い，入浴も介助が必要な状態です．失語症があるため，なかなか意思の疎通が難しいところもありますが，ゆっくり話すと理解されます．

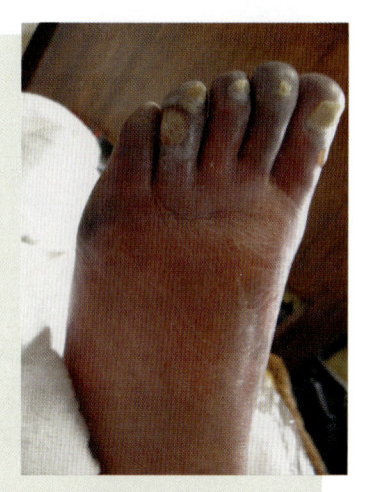

図2-69-②
長男夫婦も参加されてケアカンファレンスを行いました．

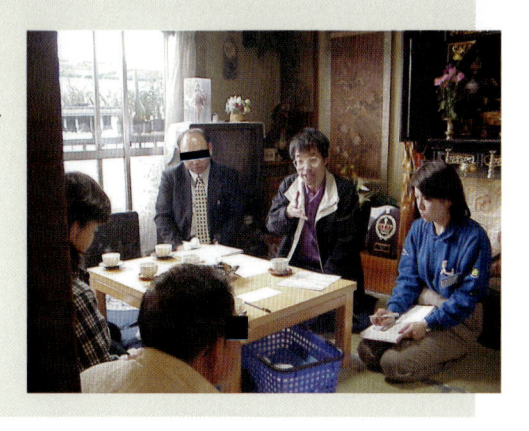

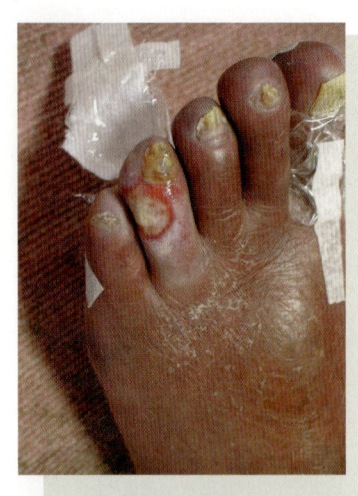

図 2-69-③
カンファレンスの結果，潰瘍に対してラップ療法を行っていくことになりました．
本人・ご家族ともできるだけ在宅で治療したい意向でした．

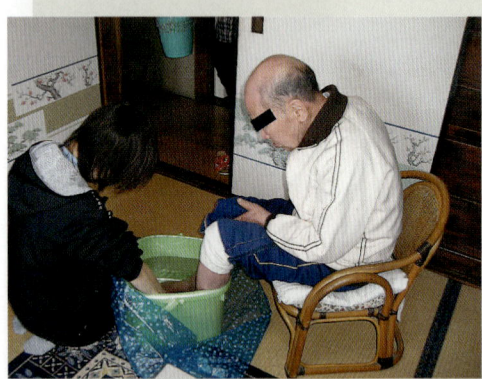

図 2-69-④
訪問看護師が足浴やラップ療法のやり方を実際にやって見せて，家族やヘルパーに指導しました．

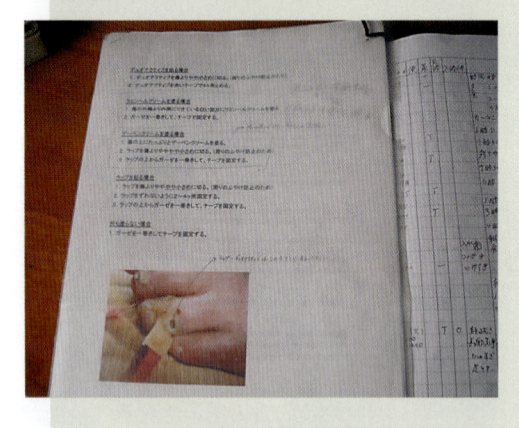

図 2-69-⑤
特別指示による訪問看護（2週間）のあとは，週1回の訪問看護プランになるため，家族やヘルパーに毎日のケアを担当してもらわなければなりません．そのためケアの方法を紙に書いてお渡しし（写真），数回にわたって説明・実施の確認を行いました．その後の連携方法としては，連絡ノートを用いて，気づいたことや経過などを記入していきました．また，急激な変化があった場合は，訪問看護ステーションへすぐに連絡してもらうように説明しました．看護師は訪問した際に，ノートにて情報収集を行い，入浴介助をしながら全身状態および潰瘍の観察を行っていき，その結果を連絡ノートに記入しました．

図 2-69-⑥
潰瘍部分の写真はデジタルカメラにて定期的に撮影し，変化がある場合は，皮膚科のドクターに，メールに添付し診断してもらいます．ラップ療法だけでなく，潰瘍の状態に合わせて，軟膏やドレッシング材も併用しながら治療を行いました．処置が変更になる場合は，連絡ノートに記入するだけでなく，家族とヘルパーステーションに電話を入れて，必ず口頭での説明も行いました．

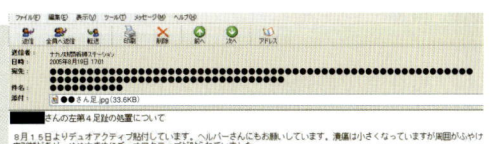

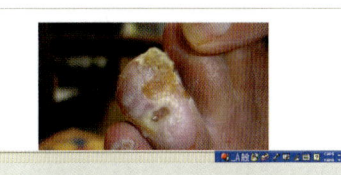

図 2-69-⑦
潰瘍は，閉塞性動脈硬化症（ASO）という原疾患のため末梢循環が悪く，また白癬があるため，周囲が浸軟しやすい傾向になり，治りは遅かったのですが徐々に改善していきました． 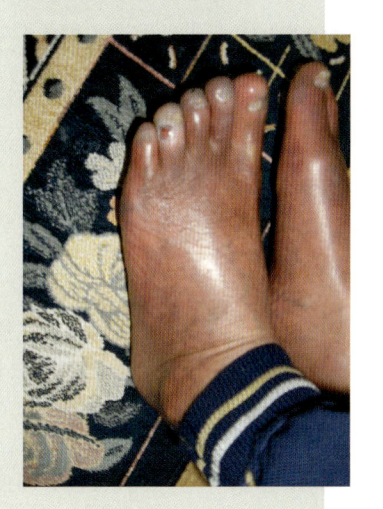
改善傾向であったのですが，その後原因不明の血豆が第Ⅰ・Ⅲ趾に発生し，右下肢にも水疱が形成されました．ケアの煩雑化に加え，寒さのために臥床がちになり右大転子部に褥創が発生したこと，保清の見直し，ケアの連携方法の再確認のため，ケアカンファレンスを実施しました．
　ケアカンファレンスには，長男妻，ケママネジャー，ヘルパー，福祉機器指定業者，看護師が出席しました．ケアプランの見直しとして，①入浴を週2回から3回に増加させ，ヘルパーが入浴介助を行うこと，②週1回の訪問看護（60分）を，入浴後の訪問看護（30分）に変更し，潰瘍の処置を行うこと，③褥創予防マットの導入の3点を話し合いました．その後の連携もうまくいき，現在は，このプランで続行中です．
平成18年4月現在，第Ⅳ趾の潰瘍は一進一退の状況ですが，血豆や水疱は治癒し，連携を取りながら悪化をさせずに，ご本人が望む在宅での治療に取り組んでいます．

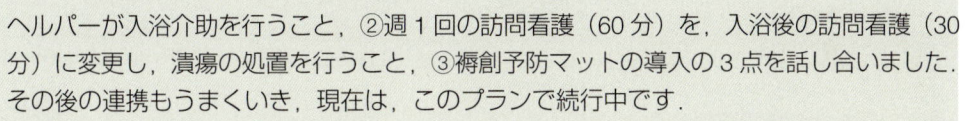

S．在宅治療例

著者からのコメント

≪在宅での視点・ポイント≫

　在宅では，医師・看護師が褥創を毎日処置できるわけではありません．アセスメントでは「誰がラップ療法をするのか」ということが問われます．

　処置を行う人に合わせた方法を組み立て，理解しやすく説明します．手先が不自由な介護者でもできるような配慮も必要な場合があります．在宅では家族や複数の職種が関わるので，連携とチームワークが大切です．在宅のラップ療法の成功の鍵は，「どれだけチームワークが組めるか」にあります．

　今回は，連携ノートや電話やメールなどを活用について紹介しましたが，全員が顔を合わせて意見を言うというケアカンファレンスも非常に重要であると考えています．

　時には，ラップがずれていたり，方法が少々違っていたりすることもありますが，医療者側が「なんちゃってラップ療法でもいいじゃないか」と気長に構える姿勢が，在宅のラップ療法を推進していく鍵になるのかもしれないと思います．

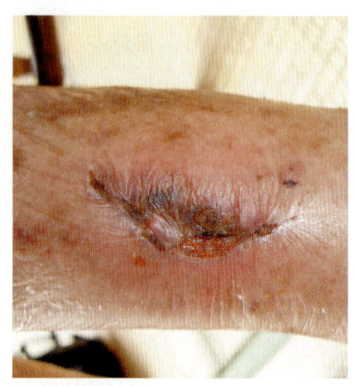

蜂窩織炎を起こしてしまった下腿

≪しろうと療法には，要注意≫

　ラップ療法の効果に感激した患者が，「これなら私にもできる」と，勘違い（？）され，ラップをぐるぐる巻きにして，数日間放置．39度台の熱で，蜂窩織炎を起こし，入院となりました．ラップ療法を施行する場合，必ず主治医に相談するよう，要注意の症例です．

コラム

在宅での取り組み

われわれは1999年9月，鹿児島市に在宅医療専門のクリニックであるナカノ在宅医療クリニックを開設しました．表は，開業にあたっての当クリニック開設理念です．

以来多くの医療・介護福祉施設と連携してきました．鹿児島市全域を地域病院と想定し，地域の訪問看護ステーションは，地域病院のナースステーション，居宅介護支援事業所は地域連携室，後方支援病院は地域病院のICU（集中治療室），ナカノ在宅医療クリニックは医局兼当直室として（図），そのためのシステム作りに邁進してきました．

「ナカノ在宅医療クリニック」開設理念と目標（1999年9月，2003年8月一部改正）

1) 訪問診療を主な業務とする．
2) 単なるクリニックではなく，本格的なケアマネジメント業務も起業する．
3) ツールとしてIT（電子カルテ・Eメール・インターネット，携帯電話等）をフル活用する．
4) 地域では，競争ではなく共生を目指す．各機関と良好な関係を結ぶことで，お互いの利益向上を図るとともに，医療全体の質を高め，地域医療の向上に貢献する．
5) 病診連携・診診連携のほか，訪問看護ステーション・ヘルパーステーション等との連携とその交通整理を推進し，これらの要となるべきシステムを構築する．〔単にペーパー（紹介状や報告書）のみの情報交換ではなく，実際に現場や施設へ行き交渉する〕
6) 医師会活動（各種勉強会，医師会訪問看護ステーション，医師会検査センターなど）と連携し，地域医療の向上を図る．
7) ケアカンファレンスの実施．
8) 在宅医療の知的集団を形成し，企画・教育・広報などの業務ができる専門家を養成する．
9) クリニック内外の勉強会を励行する．
10) 在宅医療の教育機関として機能する．

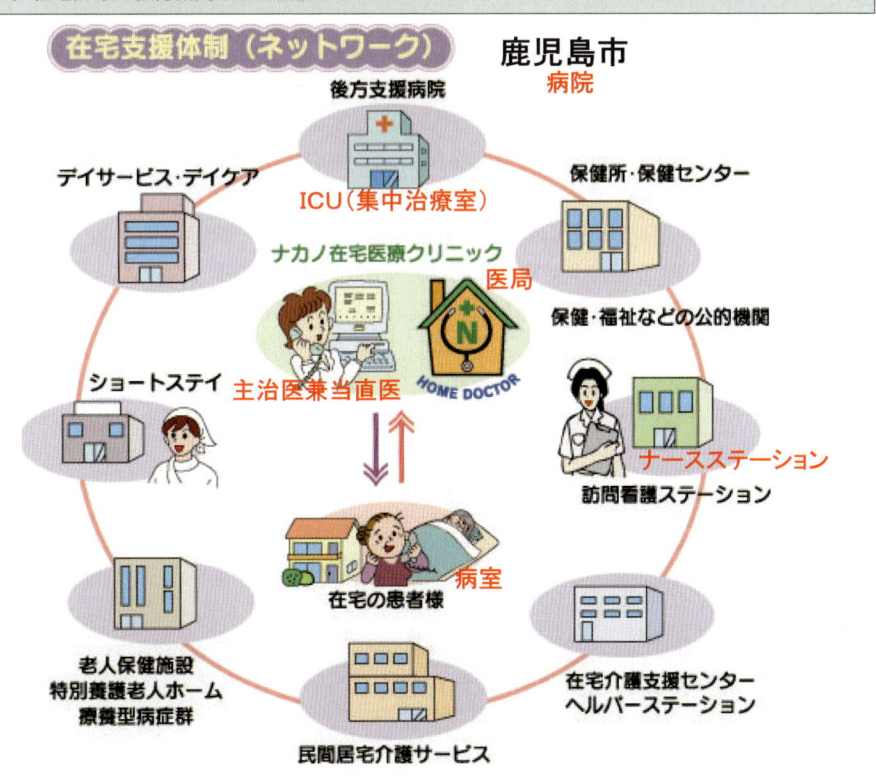

1）医療保険，介護保険の同時改定─病院から在宅への政策誘導

今回（平成18年度）の診療報酬改定で，在宅医療の前線基地として在宅療養支援診療所が創設され，診療報酬上手厚く評価されました．また同時改定により，療養型病床群（老人病院）は介護施設への転換を迫られる結果になりそうです．このように今回の改定は，病院から在宅への露骨な政策誘導で，療養型病床群（老人病院）の社会的入院を減らし，在宅療養への転換を図ろうとするものです．国の意図は財政難を乗り切るために，医療費を削減することにあります．

それでは，同じ医療サービスが行われるとすれば，個別でオーダーメイドの医療である在宅医療は，レディーメイドの病院より高コストとなるはずなのに，現在なぜ，厚生労働省は施設医療が在宅医療より高コストであると考えているのでしょうか？

それは，保険から支払われる費用が，病院医療のほうが在宅医療より高くなるように設定されているからです．病院医療の給付には，住居費（ホテルコスト）や食費が含まれていました（現在この負担は自己負担の方向で改革が進んでいる）．また，在宅医療には，介護者の人件費が含まれていません．これらのことを勘案すれば，在宅医療は実質的に高コストとなるはずです．

2）"治す医療"から"生活を支える医療"へのパラダイムシフト

一般的に，病院という場所は治療の場であるため，"看取り"という概念は馴染みません．最期まで治療をあきらめない病院（に期待する）文化が，結果的に医療費を押し上げています．例えば，認知症の高齢者が食事をしなくなったら，病院では，点滴をするか，経管栄養，胃瘻造設となります．一方，在宅医療では，流動食を口から与え，場合によっては（ご本人，ご家族の希望で）そのまま看取るということも選択肢の一つとなります（と思って，病院で点滴を拒否し，在宅で流動食だけで看取り体制で臨んだ患者の8割は元気になる，というエビデンスがナカノ在宅医療クリニックには存在します）．

誰もが普通に90歳近くまで生きる時代になったら，最期は，ご自宅で静かに終わる文化（看取りの文化）をそろそろ取り戻してもよいのではないか，と在宅現場で働きながらしみじみ思います．

今回の在宅療養支援診療所の要件には，"在宅での看取り数の報告"も盛り込まれています．病院医療を在宅（地域）に持ち込むことが在宅医療ではありません．このような，"治す医療"から"生活を支える医療"への医師たちの意識改革こそ，究極の医療費削減の切り札と考えます．そのための最前線基地である在宅療養支援診療所の創設は，大いに評価したいところであり，またこの在宅療養支援診療所を機能できる施設に育て上げていく大きな責務がわれわれに課せられていると考えています．

3）もう一つの医療費削減法─規制緩和

病院という場所は，権威的な管理組織です．病院では医療行為は医師が行うことになっており，例外的に医師の管理下で，看護師が医療行為の補助をすることが許されます（業務独占）．

在宅医療の現場には，常時24時間看護師がいるわけではありません．喀痰の吸引やインスリンの自己注射など，介護者（家族）にしていただくことになります．現

在，介護者の代行をするホームヘルパーには，（限定された行為を除き）原則的に医療行為は許されていません．在宅現場で7年も仕事をしている立場から言わせていただけば，家族が行うレベルの医療行為ができずして，プロのホームヘルパーといえるのか，と思うのです．家族が行うレベルの医療行為は，ケアの一部としてホームヘルパーに許可されるべきと考えます．もちろん，事前の教育訓練は必須です．

　医師，看護師，介護職などの人材不足の時代です．業務独占にしがみつく時代ではありません．医師は医師の仕事に，看護師は看護の仕事に特化し，他職種でもできる業務をどんどん権限委譲し，異職種が互いに連携すれば，業務が合理化できます．言いかえると，よい仕事を楽に，しかも安く提供できるということです．在宅医療の普及のためには在宅医療のコストを安くすることが不可欠です．限られた医療・介護資源を合理的に利用することは，医療職・介護職の生活の質を高めることにもつながります．

　ラップ療法は，究極の医療費節約療法です．高価なドレッシングや薬剤を使いません．食品用ラップや水道水など材料費のかからない治療法です．労力（これもコストです）も要りません．おむつ交換のついでにやるだけです．また，ラップ療法は，褥瘡の治療（医療行為）を，ケアにしてしまったという，在宅医学上の功績があります（傷のおむつ交換は医療行為ではなく，ケアである→だからヘルパーでもOK→医療費削減に貢献）．ラップ療法が全国に普及すれば，年間数百億円の医療費が節約できるはずです．ラップ療法考案者の鳥谷部俊一先生は，厚生労働省から表彰される資格が十分あると思います．

　医療従事者が，正しい知識と経験を共有すれば，医療費を安くできるのです．

（中野一司）

第2章 気管切開

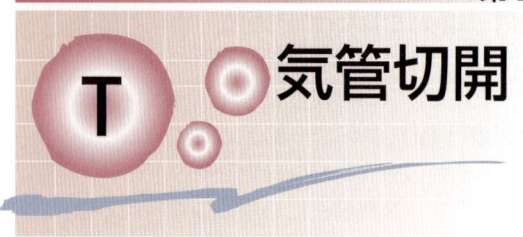

ウエットドレッシング（ハイドロサイト®）で気管切開孔の処置を行います（図2-70）．
以下のような利点があります．
・切開孔周辺の皮膚のびらんが改善します．
・不良肉芽が発生しません．
・痰が少なくなります．
・固定用のひもをきつく締めつける必要がなくなります．

①気管切開孔周囲の皮膚潰瘍

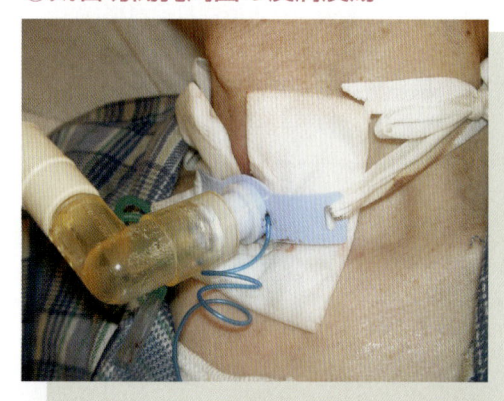

図2-70-①
気管切開孔周囲を生理食塩水で洗浄しガーゼ保護する処置をしておりました．切開孔周囲の出血，びらん，膿性浸出液があるため，処置法を再検討しました．

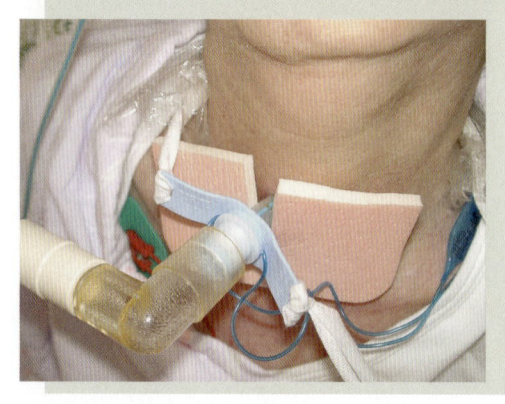

図2-70-②
ハイドロサイト®がクッションになります．

図 2-70-③
気管切開孔周囲のびらんが消失しました．固定用ひもによる損傷を防ぐために，食品用ラップをまいています．

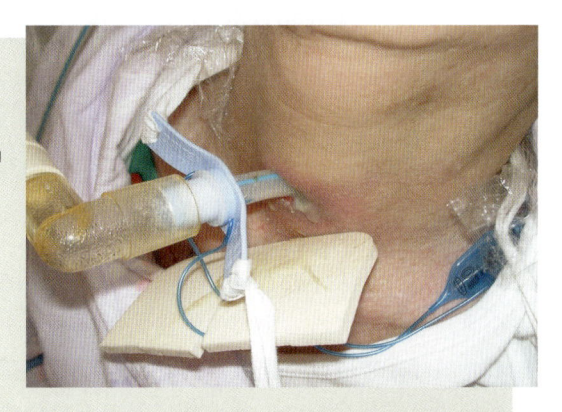

図 2-70-④ 4 週経過

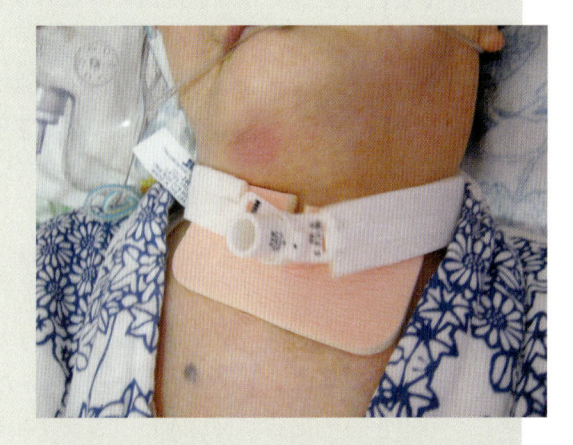

図 2-70-⑤ 4 週経過
浸出液は少なくなりました．切開孔周囲のびらんや不良肉芽は見られません．

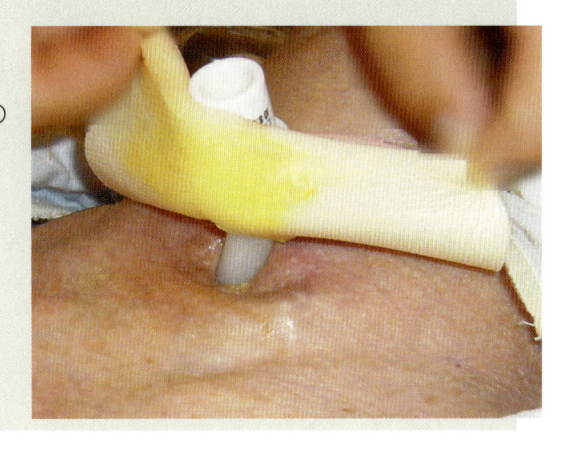

> **資料**

褥創の予防・治療についての説明と同意書

○○病院　院長
褥創対策委員会

　褥創（瘡）・床ずれとは，ふとんに接触している皮膚が，すれや圧迫によって血のめぐりが悪くなってできる傷です。自力で寝返りを打てない状態になると，一定の部位に力が加わり続け，皮膚には血液が流れなくなり壊死が生じます。これが褥創です。○○病院では褥創対策委員会をつくり，病院内のみならず地域での褥創の予防と治療および研究に取り組んでいます。

　最近褥創の研究が進み，次のようなことがわかってきました。

1. 圧力を分散させるエアマットレスや体位変換などによって褥創の発生を減らすことができるが，最大限の努力をしても患者の全身状態が悪ければ発生してしまうことがあります。
2. 病院を受診する前にできかかっていた褥創があたかも受診後（入院後）にできたように見える経過を辿ることがあります。
3. 褥創の治療法はこの数年間で大きく進歩しましたが，患者さまの全身状態が悪ければ必ずしも治らないこともあります。褥創の治療法はいまだ発展途上です。
4. ○○病院では褥創の患者さまにプラスチックフィルム（食品用ラップ，穴あきポリエチレンなど）を用いたウエットドレッシング療法を実施しております。（鳥谷部俊一：褥創治療の常識非常識―ラップ療法から開放性ウエットドレッシングまで．三輪書店，東京，2005．鳥谷部俊一：これでわかった！褥創のラップ療法―部位別処置事例集．三輪書店，東京，2007．）。

　また安全性と有効性を確認するための検査，記録，撮影をしております。許可いただければ結果を外部に発表させていただきます。発表に際して，個人のプライバシーは十分に保護されるよう配慮されます。どのようなかたちで発表されるかについては，担当医または褥創対策委員会担当者にお尋ねください。

平成○○年○○月○○日

説明者氏名（職名）
患者本人氏名
代理人氏名（続柄）

著者略歴

鳥谷部　俊一（とりやべ　しゅんいち）

1979年	東北大学医学部医学科卒業
1996年	鹿島台町国民健康保険病院に勤務中，褥創のラップ療法を考案
1997年	第36回全国自治体病院学会（山形市）で最初のラップ療法治療症例を発表
2001年	ウェブサイト「褥創のラップ療法」を開設
2004年	相澤病院総合診療部統括医長
2005年	相澤病院褥創治療センター統括医長
2011年	大崎市民病院鹿島分院診療部長

著者のウェブサイト　http://www.pressure-ulcer.net/

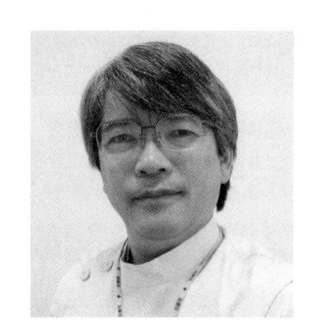

これでわかった！褥創のラップ療法
　―部位別処置事例集

発　行　2007年1月30日　第1版第1刷
　　　　2012年2月25日　第1版第3刷Ⓒ

編著者　鳥谷部俊一
発行者　青山　智
発行所　株式会社　三輪書店
　　　　〒113-0033　東京都文京区本郷6-17-9　本郷綱ビル
　　　　☎ 03-3816-7796　FAX 03-3816-7756
　　　　http://www.miwapubl.com
印刷所　三報社印刷　株式会社

本書の無断複写・複製・転載は，著作権・出版権の侵害となることがありますのでご注意ください．

ISBN 978-4-89590-263-2　C3047

JCOPY　＜(社)出版者著作権管理機構 委託出版物＞
本書の無断複写は著作権法上での例外を除き禁じられています．複写される場合は，そのつど事前に，(社)出版者著作権管理機構（電話 03-3513-6969，FAX 03-3513-6979, e-mail: info@jcopy.or.jp）の許諾を得てください．

■ 褥創に悩む脊損患者さんへ今スグ応用できるknacks満載！

褥創治療の常識 非常識
ラップ療法から開放性ウエットドレッシングまで

鳥谷部俊一　慈泉会 相澤病院 褥創治療センター

もう、高価なドレッシングはいらない！？一枚のラップが、褥創の常識を変えた。
従来の治療法では

- ○教科書通りに治療して体位変換もしているのに、どうしても治らない…
- ○定額医療では高価なドレッシングは使えない…
- ○栄養を良くしようと無理に食べさせたら肺炎になり、褥創がかえって悪くなった…
- ○創によって治療法を変えなさいといわれても、創の見方がわからない…
- ○創処置の時、患者さんが痛そうな顔をする…
- ○褥創の処置と体位変換に人手を取られて、重症患者さんに目が届かない…
- ○在宅患者さんの褥創は人手もドレッシングもないので治せない…

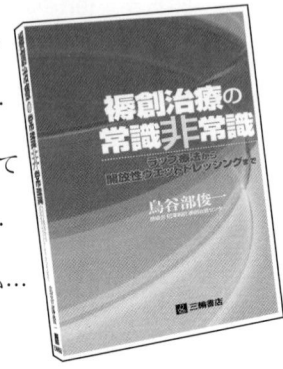

ラップ療法なら
- ●何年も治らなかったポケットがたった1週間でふさがった！
- ●高価なドレッシングは使わない！
- ●栄養がとれない老衰の患者さんでも治ってくる！
- ●どんな創にも対応できる！
- ●創の見方が分かるようになり、治り方が予測できるようになった！
- ●処置のとき、患者さんに気持ちいいと言われた！
- ●処置の時間わずか3分、体位変換も不要。患者さんの話をゆっくり聞ける！
- ●在宅患者さんの褥創も治せる！
- ●予防もできる。このごろ重症の褥創を見かけなくなった！

浅い創、深い創、感染創、ポケットのある創も、みんなラップ療法。
これを読めば創の見方がガラリと変わる、目からウロコの一冊！
褥創発生のメカニズムから治癒理論と実際の処置までをやさしく解説し褥創との新しい付き合い方を提案する、高齢化社会の必読書。

◆主な内容◆

序にかえて―褥創予防治療対策の光と影
ラップ治療事始
開放性ウエットドレッシング宣言
第1章　創傷治療の基礎知識
第2章　ラップ療法の創傷治療理論
第3章　ラップ療法による治療例
第4章　だれにでもできる褥創の予防とケア
第5章　ラップ療法のQ&A
おわりにかえて
特別寄稿―ラップ療法をもっと知るために
資料編

●定価 2,940円（本体2,800円＋税5%）　A5変型　頁350　2005年
ISBN978-4-89590-234-2
お求めの三輪書店の出版物が小売書店にない場合は、その書店にご注文ください。お急ぎの場合は直接小社に。

〒113-0033
東京都文京区本郷6-17-9 本郷綱ビル
三輪書店
編集 03-3816-7796　FAX 03-3816-7756
販売 03-6801-8357　FAX 03-3816-8762
ホームページ：http://www.miwapubl.com

■「創傷治療Part2」、今度は熱傷だ！ 感染創だ！

創傷治療の常識非常識2
熱傷と創感染

夏井　睦　石岡第一病院傷の治療センター

ご好評いただいている『創傷治療の常識非常識』続編、ついに刊行！
　本書では、前回取り上げられなかった熱傷の局所治療についてまとめられている。ここに提示された方法で、救急外来を受診する熱傷患者の多くは問題なく治療できるはずである。
　もう一つのテーマである創感染は、発症メカニズムに対する推論と、それに基づく治療原理の提案である。これは現在主流であるSSI（手術部位感染）対策へ疑問を投げかけるものであり、同時に、細菌学的な見地から創感染を見直す作業でもある。なぜ術後の離開創からは黄色ブドウ球菌が検出されるのか、なぜ厳密な無菌操作をしているのに褥瘡からMRSAが検出されるのか、MRSAが検出された創の治療としてバンコマイシンを投与するとカンジダが検出されるのはなぜか、本書を読めばそれらが一元的に説明できるようになる。
　本書を貫いている主張は、EBMがすべて、エビデンス（＝過去の論文）あらざれば医学にあらず、といった「エビデンス万能」の風潮に対する疑問である。本書はエビデンスのないさまざまな仮説を提案する。そして、仮説の提案なしには新しい医学は決して生まれないのである。

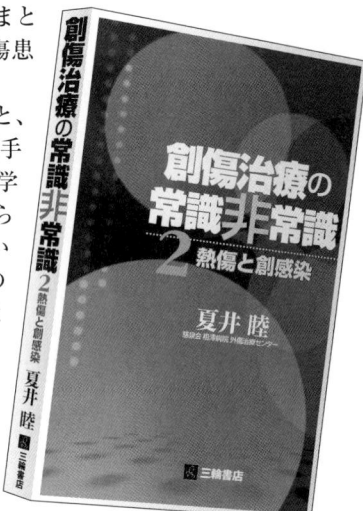

●定価2,940円（本体2,800円＋税5％）　A5変型　頁145　2006年　ISBN978-4-89590-241-0

■主な内容

第1章　エビデンスはどこにある？
　地動説とEBM／RCTはレベルの低い証明法である／数学はすべての科学に君臨する／医学の問題を物理で解く／針小棒大化ツール／性善説なのか性悪説なのか／データは一人歩きする／診断名という名の迷宮／それならどうするか／エビデンスは過去にあり／人跡未踏の地に地図はない／CDCが変わったから…／エビデンスは青い鳥か／科学を目指して

第2章　熱傷治療の常識非常識
　1　熱傷治療の常識非常識
　2　小児熱傷での問題点
　3　Ⅱ度熱傷はなぜⅢ度熱傷に移行するのか

第3章　熱傷治療の症例14
第4章　創感染の常識非常識
　1　はじめに
　2　術後縦隔炎から考える
　3　術後創感染の原因
　4　さまざまな術後創感染について
　5　MRSA感染について
　6　術野の消毒は必要なのか
　7　感染の場
　8　皮膚常在菌について

【好評既刊】

■「傷を消毒して、ガーゼを当てる」それは、反医療行為です!!
創傷治療の常識非常識　[消毒とガーゼ]撲滅宣言

夏井　睦　石岡第一病院傷の治療センター
●定価2,940円（本体2,800円＋税5％）　A5変型　頁160　2004年　ISBN978-4-89590-202-1

お求めの三輪書店の出版物が小売書店にない場合は、その書店にご注文ください。お急ぎの場合は直接小社まで。

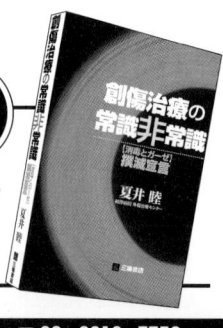

〒113-0033
東京都文京区本郷6-17-9 本郷綱ビル

三輪書店

編集 ☎03-3816-7796　FAX 03-3816-7756
販売 ☎03-6801-8357　FAX 03-3816-8762
ホームページ：http://www.miwapubl.com

■ "そこが知りたい" あなたの、明解！感染症マニュアル

そこが知りたい！
感染症一刀両断！

監修　古川恵一（聖路加国際病院内科感染症科）
著　　西原崇創（聖路加国際病院ハートセンター内科）

こんな感染症治療を一刀両断！
① 熱、CRP高値、これらのみで抗菌薬投与を行っていないだろうか？
② いつも決まった抗菌薬を投与して、多剤耐性菌を増やしていないだろうか？
③ 不適当な検体、標本を使って評価、診断を行っていないだろうか？

　どの専門領域であっても誰も感染症治療から離れることはできない。
　しかし、感染症治療について、何がわからないのかがわからない、なにをどう勉強してよいのかわからない、と悩んでいる人も多いだろう。
　本書はマニュアル的構成でありながら専門でない人にも理解しやすいように、感染症診療では避けることのできない微生物系臨床検査、細菌や抗菌薬の特徴といった知識もコンパクトに、わかりやすくかつしっかりとまとめられ、きちんとした基礎医学的知識と感染症を疑った時の考え方とアプローチのための思考力を身につけられるつくりになっている。本書を理解すれば、感染症診療・治療に関する十分な知識と臨床力、そして応用力を身につけることができるはずである。
　もちろんマニュアルとしての使い勝手もよい。例えば、臨床の現場で髄膜炎を疑われる患者さんを前にして何を考え、何を投与したらよいのか、知りたいときにさっと本書を開いてもいいし、「腸内細菌科って腸内に常在する細菌のこと？」「クラリスロマイシンに静注薬ってあったっけ？」「どの薬剤がどの系統か？」「培養結果の細菌が本当に感染しているのかわからない!!」というようなさっと確認したいときにパッと開くのもよい。
　感染症について理論的で説得力のある治療を行うために、これから感染症を学ぶ学生や研修医をはじめ、自信をもって感染症治療を行いたいと思っている臨床医の方にも、また臨床検査技師や薬剤師の方にもぜひ、手にとってほしい一冊。

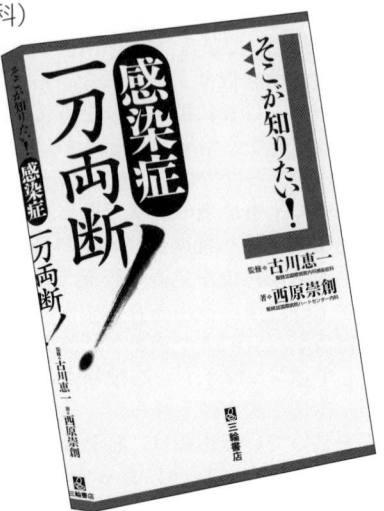

■ 主な内容

其の1	感染症を疑った時の基本的考え方と診断までのアプローチ	其の7	各種感染症に対するEmpiric therapy
其の2	グラム染色の意義・方法・解釈	其の8	妊娠・授乳期の抗菌薬療法
其の3	培養検査　検体の採取から保存、解釈まで	其の9	抗菌薬のアレルギーについて
其の4	臨床で遭遇する機会の多い、知っておくべき細菌の基礎知識	其の10	抗菌薬の併用療法
其の5	各種抗菌薬の分類	其の11	感染症におけるステロイド療法
其の6	代表的な抗菌薬の特徴	其の12	MICとMBC
		其の13	腎機能障害時の抗菌薬療法の原則
		コラム	

● 定価2,940円（本体2,800円+税5%）　A5変型　頁216　2006年　ISBN978-4-89590-175-8

お求めの三輪書店の出版物が小売書店にない場合は、その書店にご注文ください。お急ぎの場合は直接小社に。

〒113-0033
東京都文京区本郷6-17-9 本郷綱ビル

三輪書店　MIWA SHOTEN

編集 ☎ 03-3816-7796　FAX 03-3816-7756
販売 ☎ 03-6801-8357　FAX 03-3816-8762
ホームページ：http://www.miwapubl.com